ジョン・コーエン

流産の医学

仕組み、治療法、最善のケア

藤井知行監修
谷垣暁美訳

みすず書房

COMING TO TERM

Uncovering the Truth About Miscarriage

by

Jon Cohen

First published by Houghton Mifflin Company, 2005

目次

Ⅱ　謎

Ⅲ　希望

推薦の辞

「はるばる砂漠を越えてきたというのに、ほんのひと口の水しか飲ませてもらえなかった──そんな気持ちだわ」一一年に及ぶ不妊治療の末、初めて身ごもった子を自然流産した私の患者はそう言った。たいていの患者は自分の気持ちをこれほどはっきりとは語らず、胸にしまっておく。だが流産を経験した人は、皆、同じ気持ちに違いない。流産という現象は、まれではない。医師によって確認された妊娠の一五％は流産に終わる。そして、生殖可能年齢のカップルの三〜四％は何度も流産を経験する。統計的には決してまれではないこととはいえ、子どもを失った親は驚き悲しむ。患者の気持ちに寄り添う医師なら、そういう嘆きはしょっちゅう聞かされて、耳朶にしみついている。だが、患者のほうはどうかというと、自分たちと同じ悲しみや熱望、とまどいを経験した人がたくさんいるのだと悟る人はごく少ない。こんな思いをしているのは自分たちだけだという孤独感は、事態をいっそう悪くする。

本書の著者、ジョン・コーエンは自分自身も胎児の父親として、何度も流産を経験した。彼は、流産がもたらす心の傷をなまなましく描き出す。最初の流産の際の驚きに始まり、原因究明をめぐるジレンマ、治療についてのためらい、必死のあがきを経て、最終的には運命を受容する過程を詳細に追っていく。コーエンは『サイエンス』誌に寄稿するライターとして、予防接種からHIV／エイズの蔓延までさまざまな問題を追求してきた。貧困がどれほど医療費をかさませるかという問題を扱ったこともあり、科学だけでなく社会問題についてもすぐれた手腕を発揮した。前作の『暗闇の銃声』(*Shots in the Dark*) は全米サイエンスライター協会のサイエンス・イン・ソサエティー賞を受賞した。本書が十分な調査のもとにわかりやすく書かれ、参考文献を豊富に引用しながらも退屈さを感じさせないのは当然と言えよう。記述内容の正確さは、信頼するに足る。本書は、子どもが欲しいのにもてないでいるカップルや、流産を経験したカップルにとって役に立つだろう。とりわけ、何度も流産した後で治療を受けようと思い、治療法を選ぼうとしている人たちは本書から貴重な助けを得るだろう。

本書は三部に分かれており、それぞれ「母なる自然」「謎」「希望」というふさわしい題がついている。第Ⅰ部「母なる自然」では複雑きわまりない生殖系についてわかりやすく、しかし決してレベルを落とさず説明し、精妙にデザインされた母なる自然のシステムを鮮やかに描き出している。コーエンは正常な生殖プロセスをいきいきと描写すると同時に、次の第Ⅱ部「謎」に書かれていることを理解するのに必要な知識を与えてくれる。第Ⅱ部「謎」では、生殖障害を研究することの難しさに焦点があてられる。コーエンは研究者たちの研究の進展に自分自身の体験を絡ませて話を進めていく。読者は流産治療の歴史の中で、どのような問題が生じてきたか、そしてそのために現在、流産に悩むカップルを治療する医師がどんな困難な状況にいるかを知ることになる。

第Ⅲ部「希望」では、効果の有無が検証されていない治療法を受けるかどうかの選択を迫られる人たちが描かれる。流産総数のうち少なくとも半数は、経験に基づく治療でもホルモン療法でも免疫療法でも防げない。しかし、おそらくはそれでよいのだ。研究によれば、流産した胚・胎児の五〇%に染色体異常が見られるという（七〇%にのぼると主張する論文もある）。それらの子どもが仮に流産しなかったとしたら、生後すぐ死んでしまうか、精神的・身体的に重い障害を背負うかのどちらかだろう。とはいえ、こういう事実はカップルにとって受け容れがたい。たいていのカップルは（確率を無視して）胎児の染色体は正常であっただろうと考える。コーエンと同じように、何度も流産をくりかえすカップルは多い。コーエンが自分の経験を交えて描くこの第Ⅲ部を読み進めるうちに、読者はしだいに理解するようになるだろう――なぜこの人たちが、面倒でお金のかかる、おそらくはむだな治療を受けようとするのかを。たとえば、免疫グロブリン経静脈注射が明確な利益をもたらすことが、うまくデザインされ、きちんと実施された研究によって立証されたことは一度もない――まったく益がないということを証明した研究はあったが。科学の世界の「標準」である「無作為化臨床試験」で効果を否定する結果が出ていても、流産に悩むカップルは、試験の実施の仕方に問題があったのかもしれない、もしかしたら自分たちには効くかもしれないと希望を抱いて、この治療法を試す。免疫グロブリン経静脈注射にかぎらず、益のない治療法を勧められるままに次々と受けるカップルが跡を絶たない。コーエンはそういうカップルを責めたり、揶揄したりしない。それどころか、彼らが、科学的証拠が示唆することから目をそむけ、その治療法が自分たちには特別に効くだろうと考える心理を描写し、その藁にもすがる思いをわかってあげてほしいと訴える。私は、『セサミ・ストリート』の寸劇を思い出した。アーニーが片耳にバナナをさしこんでいるのを見て、バートがわけをたずねる。アーニーが答えていうには、セサミ・ストリートにワニを近づけないためだという。「でも、セサミ・ストリートにワニなんか一匹もいないだろ」とバートが突っこむと、アーニーは言う。「だからさ、バナナが効いているんだよ」せっかく身ごもった子どもを失うというのはとてもつらい経験だということもあって、多くのカップルは何もしないよりはたとえ無効と証明された治療法でもやってみたいと考える。それらの治療法は彼らにとって、まさにアーニーのバナナと同じだ。

コーエンは流産治療という問題をよく知っている。刊行されている医学文献から、この分野の論文を探して読んだだけでなく、論文執筆者に連絡をとって会ったりもしている。また、本書の随所に載っているように、流産を専門とする臨床医へのインタビューも数多く行なった。コーエンは医師という役割の陰に潜んでいる生身の人間を引き出して、読者に呈示する。医師たちの発する意見からは、その人となりがにじみ出ている。治療法の科学的根拠が薄弱であっても、医師たちがそれを自らの確信の強さによって補強してしまう場合があることも、はっきりと見て取れる。読者は登場する医師ひとりひとりの診察室を患者として訪れたような気がするだろう。このようなインタビューは、患者にとって興味深いだけでなく、研究者も楽しめるだろう。まるで自分のことを書かれているような気がするに違いない。

子どもを失うのはつらいものだ。赤ん坊が、まだ妊娠判定検査薬のような生化学的方法でしか検知できないほど小さくても、つらいことに変わりはない。流産をくりかえすカップルはその回数を重ねるごとに、新しい医師から前の医師の助言と食い違う助言を与えられるたびに、悲しみを深めていく。良い意図のもとに発せられたものであっても、医師の忠告が患者たちをさらに追いつめることがしばしばある。患者たちの求めている答えはもともと存在しないからだ。なぜ、医師も患者も、これほど多くの、有効性が立証されていない療法に甘んじているのだろう？　なぜ、流産はこれほどたくさんの怪しげな療法を生んでしまったのだろう？　藁にもすがる気持ちになっている患者が相手とはいえ、そのような療法が横行するのは、いったいなぜなのだろう？

こういう危機的状況を招いた原因は、英国の研究者パーシー・マルパスによる一九三八年の論文にあるかもしれない。マルパスはカップルが自然流産を経験した場合、次もまた同じことをくりかえす危険率がどのくらいかを、流産経験回数が一回・二回・三回・それ以上の場合について、それぞれ算出した。その結果によれば、四回目の流産をする確率は、九〇％以上だという。マルパスと同時代の米国人、ニコラス・イーストマンは、同じ計算法を米国人女性に適用し、四回目の流産をする確率を九五％と算出した。イーストマンの執筆した産科学の教科書が好評だったため、「習慣流産（habitual abortion）」についての彼の概念が産科学界に広まった。その結果、何十年もの間、大勢の女性たちが、三回流産したのだから、次も流産するのはほぼ確実ですよ、と教えられた。

一九六一年にマギル大学の大学院生だったドロシー・ウォーバートンが、女性たちに直接、出産や流産の経験について質問するまで、この誤った概念は訂正されなかった。実のところウォーバートンの調査によれば、一回でも生産〔生きている子どもを出産すること〕したことがある女性の場合、流産を経験してもそれをくりかえす確率はわずか三〇％だった。この確率は、流産を四回くりかえした後でもさほど変化しない。また、生産を一回も経験したことのない女性の場合も、この確率はわずかに（おそらく三五〜四〇％程度に）上昇するにすぎない。

しかし、二六年間も誤解がはびこったおかげで、実体のない概念や無効な治療法が山ほど生まれてしまった。流産する可能性が九〇%以上と考えられるのに、仮説にもとづく治療を受けた患者の流産率が三〇%（現実の流産率）だったなら、医師も患者も当然同じ結論を出すだろう――その療法が流産率を減少させたのだという結論を。臥床安静療法もこういう考え方に従って、効くとされ、四半世紀以上もの間、出血のあった妊婦は無意味にベッドに寝かされた。そしてさらに重要なことだが、幼い子どもの面倒をみるためにベッドを離れた女性が流産した場合、自分自身を責めることになった。
コーエンは流産という経験をいきいきと呈示しつつ、流産の科学と流産をめぐる感情、そしてウォーバートンのような科学者の人となりを描き出す。綿密な調査にもとづき、生彩に富む筆致でつづられた本書は、流産にかんする出版物のなかで屈指のものである。患者にも医師にも、心からお奨めする。

医学博士　サンドラ・アン・カーソン
産婦人科学教授
ベイラー医科大学生殖補助医療プログラムディレクター

I

母なる自然

8

1　生育不能

シャノンと私のケース

妻のシャノンが初めて流産を経験したのは、一九九六年の春のことだった。当時、シャノンは三七歳で、私たちはカリフォルニア州サンディエゴに住んでいた。その日はよく晴れて温かい土曜日だった。

医師が「自然中絶」と呼ぶ世界への、とまどいと悲痛な思いに満ちた旅は、電話の呼び出し音とともに始まった。私たち一家は、泊まりにきていた私の両親とともに、ベランダでのんびりとブランチをとっていた。松林が私たちの上に木陰をつくり、遠くに太平洋が見える。もうじき六歳になる娘のエリンは、散りつもっている松葉の上にすわって人形とおしゃべりをしていた。私は親たちがしきりに話しかけてくるのを受け流しながら、新聞を読んでいた。彼らとしては、せっかく週末に訪ねてきたのだから、新聞を読むよりしゃべりたかったのだろう。そこへ電話が鳴り、シャノンが席を立った。

シャノンは私の両親とそつなくやっていたが、私の母が、二番目の子どもはどうなっているのか、と知りたがるのに、うんざりしていた。それは私も同じだった。悪気はないのだが、訊き方が無神経すぎるのだ。「いいニュースはないの？」母は毎月、訊くのだった。私のいとこが体外受精に成功したことまで、わざわざ報告してくれる。「ただ待っているだけじゃだめよ。ほんとは、ずっと前に始めるべきだったのよ。専門医に診てもらったほうがいいんじゃない？　精子に問題があるのかも。体外受精はどう？　お金のことは、私が助けてあげるから。あなたたち、二番目を作るべきよ。このまじゃ、エリンがかわいそう。ひとりっ子だなんて。うちの子どもたちは、遊び相手がいなくて寂しい思いをすることなんかなかったわ。あなたたち、何か打つ手があるはずよ」

そんなわけで、一週間前エリンに電話をかけさせて、ママのおなかに赤ちゃんがいるの、とおばあちゃんに報告させたとき、私もシャノンも嬉しくてたまらなかった。妊娠したといってもまだ四週だったので超音波検査では何も見えなかったが、尿による家庭用妊娠判定検査の陽性の結果が、血液検査で裏づけられていた。出産予定日も教えてもらった。私の母は金切り声をあげた。それは、文字どおりの金切り声だったが、嬉しさのあまりの叫びだった。母は私たちに、妊娠三か月*になるまでは、誰にも話さないほうがいいわよ、と釘を刺した。そのくせ自分は、「とうとうやったのね！」と何度もそこへ話を戻した。

母に妊娠を知らせた数日後、私たちはロサンジェルスの伯母夫婦の家を訪れて、過ぎ越し《パスオーバー》の祭のディナーをともにした。妊娠のニュースは、エリンがあっというまに、いとこたちにばらしてしまったし、シャノンがエリンを身ごもったときは万事順調だったので、私たちは母の忠告を無視して居合

＊　本書で「妊娠 n か月」と記述する場合、月数はカレンダー上の月を月を数えている。四週間をひと月とする、いわゆる妊娠月数とは多少のずれがあるので注意されたい。

わせた五〇人もの親戚におめでたを祝ってもらった。シャノンは医師である伯父に、少量の出血があるけれども、かかっている産科医から、よくあることでたいていは心配ないと言われた、と打ち明けた。伯父もその産科医と同じ意見で、「うん、大丈夫だろう」と言った。

シャノンの出血は続いた。シャノンと私は、妊娠初期に見られる出血について知識を得ようと、本を読みあさった。こういう出血を、医師はよく「切迫流産」という恐ろしげな名前で呼ぶ。だがこれとは別に、胚が子宮内に着床することによって、出血が起こることがあるとわかった。そういう場合は、鮮やかな赤い色の出血が二、三日続く（シャノンの血は茶色で、すでに数日続いているので、これにはあてはまらない）。性交後に出血が起こることもある。妊娠によるホルモンの変化のために、子宮頸管が以前より露出して傷つきやすくなるからだ。また、妊娠期間中ずっと原因不明の少量出血が続くものの、母子ともに何の問題も生じないという場合もある。データの出所によって異なるが、妊婦の一五％か二五％か三五％かは妊娠中に少量の出血があり、さらにその二五％か三五％か五〇％かは流産するという。

産科医のなかには流産防止のために臥床安静を指示する人もいるが、ほとんどは何もしない。なぜ積極的な処置を取りたがらないかというと、ひとつには一九七〇年代に表面化したジエチルスチルベストロール問題のためである。ジエチルスチルベストロールはＤＥＳという略称の方がよく知られているが、エストロゲンというホルモンの合成版で、一九四〇年代から五〇年代にかけて流産防止薬としてよく使われた。ＤＥＳが実は流産率を「上げて」いるのではないかと疑問を呈する研究報告が一九五〇年代に現れはじめたにもかかわらず、六〇年代にはいってもなお、さかんに使われた。一九七一年になると、ＤＥＳを投与された母親から生まれた女児がのちに、珍しい種類の膣ガンにかかる率が高いという研究が報告された。この研究論文が出たあと、米国食品医薬品局（ＦＤＡ）は医師に対して、ＤＥＳを妊婦に処方しないよう勧告した。さらにこの後の研究で、ＤＥＳが、それを投与された女性から生まれた女子の不妊症や、男子、女子双方における生殖器異常（生殖能力への影響については不明）の原因となること、またＤＥＳを服用した母親は乳ガンにかかりやすくなる可能性があることがわかった。最近では、ＤＥＳを投与された女性の孫の健康に対する影響も懸念されている。

ロサンジェルスからもどった日、シャノンは産科医に行き、血液検査を受けた。妊娠六週になると、ヒト絨毛性ゴナドトロピン（ｈＣＧ）の分泌量がどんどん増加しているはずだ。家庭用妊娠検査薬は妊娠するとｈＣＧがふえることに着目したもので、ｈＣＧの尿中濃度が一定以上になると陽性反応を示す。ｈＣＧは、プロゲステロンとエストロゲンという二種のホルモンを生産し続けるよう身体に命じ、それによって妊娠の持続を可能にする。プロゲステロンとエストロゲンは、胚が着床しやすいように子宮内壁の準備を促進し、月経を止める。医師は、もし胚が健康なら、ｈＣＧ量は二、三日ごとに倍増しているはずだと言った。

土曜日の朝の電話は、その産科医からだった。「たいへん残念ですが、血液検査の数値は増えていません」医師はシャノンにそう言った。「これでは生育不能です。二四時間以内に流産するでしょう」

土気色の顔をしてベランダにもどってきたシャノンは、私をわきに引き寄せ、涙をこらえてささやいた。「おふたりに帰っていただいて」それからシャノンは家の中に入ってソファの上に倒れこみ、背中を丸めた。

午後になると、強い痙攣性の痛みがシャノンを襲った。夕暮れ前に、妊娠初期の流産の特徴である大量の出血が始まった。それは、あたかもとめどなく続くかのように思われた。


ヒトの子作りが非効率的であることはよく知られている。妊娠しようと努力している女性がうまく妊娠するのは、平均して月経周期四回に一度である。一九八八年に発表された記念碑的な研究によれば、妊娠の三一％は流産に終わるという。したがって通常の性生活があり、避妊をしていない女性が、満期出産に至る妊娠をする率は、月経周期一回につき一〇％以下である。人類が人口過剰問題で悩んでいるのが不思議なくらいだ。

シャノンも私も、子作りについて深く考えたことがなかった。私たちはシャノンが三一歳になったとき（私は彼女より、五か月若い）避妊をやめ、その直後の月経周期でシャノンは妊娠した。私はおめでたのニュースを職場で公表し、ぼくがシャノンを見つめただけで、妊娠しちゃったんだ、とばかなジョークを飛ばした。同僚の女性のひとりが席をはずした。後で本人から聞いたのだが、この女性は夫との間に子どもができないことで悩んでいたという。私は、妊娠・出産に関する教訓その一を学んだ。「本人にとってはめでたいニュースでも、万人にとってめでたいニュースだとは限らない」

シャノンと私は妊娠・出産についての本を買いこんだ。シャノンの初めての妊娠は、うちのコーヒーテーブルに山と積まれたそれらの本の記述どおりに進行した。私たちは超音波検査のたびに子宮の中を覗けること、ふたりの創作物である赤ん坊に備わっている人間の特徴を、ひとつひとつ確かめられることに感動した。医師がシャノンのおなかにマイクを当てると、赤ん坊の心音がはっきり聞こえてうれしかった。私たちはベビー用品店へ行き、ベビーベッドだけでなく、一歳児用のビーチチェアまで買った。万事順調に運ぶだろうと信じて疑わない、喜びにあふれた時期だった。

実際、万事順調に運んだ。エリンはワシントンDCのコロンビア女性病院で生まれた。手の指一〇本、足の指一〇本がそろい、ほかにも何も問題がなかった。次の子がほしくなったら、また避妊をやめればいいだけだと私たちは思っていた。

すぐに二番目がほしいとは思わなかった。シャノンも私もハードな仕事をしていたし、家族をふやす前に、私たちふたりの故郷のカリフォルニアへ帰りたかったのだ。それに、出産の間隔は四、五年あけたほうがいいとも思っていた。そのほうが、子どももひとりひとりに十分な配慮が行き届くだろうから。

一九九四年、カリフォルニアへ戻った私たちは予備の寝室のある家を借り、もう一度避妊をやめた。だが二、三か月過ぎても、妊娠の兆候はなかった。産婦人科医は心配無用だと言った。前の妊娠のときと比べると、奥さんは五歳年を取っているから、妊娠する可能性は月経周期一回につき二五%から一〇%へと下がっています、でも一年かければ妊娠しますよ、と。

しかし、何も起こらず一年が過ぎ、私たちは、何か問題があるのではないかと強く疑いはじめた。ぼくに原因があるのかもしれない。潰瘍性大腸炎の治療のため、ときどきステロイド剤を使っているから。ううん、私のせいかもしれないわ。片頭痛用の強い薬を服用しているから。卵《らん》が問題なのかも。

ぼくの精子のせいだろうか。不妊治療の専門医を受診した方がいいかしら。お袋の言葉に耳を貸して、体外受精を試してみるべきだろうか。私たちはこんなことをあれこれ考えて、へとへとになった。お互いに、原因は相手の側だったらいいのにとひそかに願い、それが後ろめたかった。いったん専門医を受診したら最後、苦しいわりに効果があるとは限らない高額治療を、次から次へと受けざるをえなくなるのでは、という心配もあった。だが数か月後には、私は専門医を訪れるべきだという気になって、なんとかシャノンを説得しようとしていた。

もちろん、一九九六年の春には、そんな心のすれ違いがすべて解消した。シャノンの妊娠検査が陽性と出たときには、ふたりとも心からほっとしたものだ。だが、それをあざわらうかのように流産が起き、私たちは、子作りなんて簡単だと思いこんでいた自分たちの愚かさを思い知らされた。

六か月後、いっそうせっぱつまった気持ちになったシャノンは、友人の勧める専門医を受診することを承知した。初診の際、この感じのいい女性専門医は、私たちののんきさに驚きを示した。「あなたがたは受胎率が低いのですよ」と彼女は言った。女性が三五歳を過ぎると、一回の月経周期の中で妊娠しやすい期間が、ぐっと短くなってしまうのだそうだ。私たちは妊娠の可能性が激減するのは三五歳からではなく、四〇歳からだろうと考えていた。「受胎率が低い」というレッテルを貼られたのはショックだった。その知見はどういう文献に載っているのですか、と私が訊くと、医師はいやな顔をした。

その専門医の提案によって、シャノンはクロミッド（クエン酸クロミフェン）(1)を服用し始めた。クロミッドは卵の成熟と卵巣の外への移動、すなわち排卵と呼ばれるプロセスを促進する不妊治療薬である。私も専門医のアドバイスに従って精子検査を受けた。精子数は正常だ、というのが、ラボからの答えだった。しかし、精子の泳ぎっぷり――「運動性」という上品な言葉が使われた――はあまり感心できない、とのことだった。クロミッドを二、三周期服用しても効果がなかったため、私たちはさらに金をつぎこんで、子宮内人工授精を行なうことにした。

卵巣周期に基づいて慎重に選んだその日の朝、シャノンはエリンを車に乗せて学校まで送っていった。その間に、私は精液を滅菌容器に採取するはずだった。ところがシャノンが家を出た直後に雑誌編集者が電話してきて、私の書いた記事について急を要する質問をした。シャノンが帰宅したとき、容器は空っぽのままだった。シャノンは顔色を変えて怒った。

「信じられない！　私は自分の体を痛めつけなきゃいけないのよ。あなたがやることなんてたったひとつしかないのに、それすらできないなんて！　行く途中でやってちょうだいね」

「そんなことむりだよ」

「車に乗って」シャノンはぷりぷりして言った。

というわけで、高速道路を走っている間に、私はことに取りかかろうとした。だが、簡単にできるわけがない。何しろ、女房が横目で見ながらくすくす笑いをしているし、ピーコートを膝にかけているとはいえ、朝のラッシュで道が混んでいて、マイカー通勤者たちがコーヒーをすすっているのがまともに見えるのだ。一五分後に高速道路を降りたときも、たいして進捗《しんちょく》していなかった。

「もうっ、ちゃんとやってよ！」シャノンがどなった。私は何とかやりとげた。が、まさにそのとき、自転車に乗った男がじろじろ、こっちを見ているのに気がついた。

私たちは容器をクリニックに届け、ラボが精液に授精処置のための処理を施している間に、朝食をとりに出かけた。クリニックにもどると、シャノンは薄っぺらなホスピタルガウンに着替え、診察室の台に横たわった。医師が私の精液を注射器に吸引して、カテーテルにつなぐ。看護師の一団と私が見守る中、医師はカテーテルを少しずつ挿し入れて、シャノンの子宮頸管まで届かせると、注射器のピストンを押して、卵子をめざす旅に私の精液を送り出した。これは愛の営みではない。単に、赤ん坊を製造しようとしているだけだ——私はそう思った。この人工授精は失敗に終わった。私は当然だという気がした。

次の周期の排卵日をねらって、もう一度子宮内人工授精を試みた。ちょうどクリスマス・イヴだった。クリスマスの魔法が働いて、うまく行くのじゃないかとわくわくした。しかし、今度もだめだった。

副作用の危険を小さくするため、クロミッドを連続して服用できる周期数は六回までとされている。春には、その最後の周期が来てしまった。私たちはこの最後の回で、子宮内人工授精をくりかえす代わりに、もっと自然な方法に頼ることにした。いや、クロミッドを投与されていたのだから、半自然と言うべきだろう。はたして、シャノンの月経が遅れた。だが今度は、一五ドルの家庭用妊娠判定キットを急いで買いに走ったりはしなかった。経験から学んだのだ。もしかしたらと思ってすぐ検査キットを買うと、悪魔を解き放ってしまうことを。月経が遅れているということには、あいまいさのはいる余地があるが、尿の検査キットにはそれがない。私たちはいったい何度、検査キットのドラマに心惑わされたことだろう。キットの試験紙が陽性を示すことを必死に期待して、時計の秒針を見つめては、期待をぺしゃんこにされた――検査結果によって。そして何度裏切られても懲りずに確率無視の楽観主義にしがみつく自分たちの愚かさによって。はずれの宝くじを握りしめながら、夢に金をつぎこんだ自分自身に腹を立てる人のような気持ちを、何度味わったことだろう。

五日後、妊娠判定キットを使わないという決意はくじけた。私たちはそのとき、メキシコで休暇を過ごしていた。さんざん探しまわったあげく、さびれた薬局で埃のつもった箱に積んであるキットを見つけた。飛びつくようにそれを買い、白いスティックがシャノンの尿に反応してうれしい「+」マークを表示しないかと、どきどきしながら待った。まもなく表示されたのは「−」――だが、期待のあまり、頭のおかしくなった私たちは思った。これは、ほんとうは「+」なのだ。明るいところで見れば、うっすらはいった縦線が横線と交わっているのが見えるはずだ、と。

私たちの宝くじは当たっていたのだろうか。それともはずれだったのだろうか。帰りの飛行機の中で、シャノンはほんの少量、出血した。そしてほどなく月経が始まった。かかりつけの医師の判断によれば、これは二度目の流産だった。


数か月が過ぎ、妊娠や流産といったことは、日々の生活のあわただしさに紛れていった――少なくとも、私はそう思っていた。ところがある夜、シャノンが目に涙をため、マスカラの黒い筋をほおに伝わせて、「今日が何の日かわかってる?」と尋ねた。はて、結婚記念日だったかな? 「私たちの赤ちゃんが生まれるはずだった日よ」シャノンが言っているのは、最初の流産のことだった。シャノンは声を上げて泣いた。私がしっかりと抱きしめても、シャノンの泣き方はいっそう激しくなるばかりだった。それはまさに、愛する者を失った慟哭だった。

私は流産の落胆を引きずっていなかった。荒縄のような神経の持ち主ということになるのかもしれないが、私には、二、三週間しかおなかにいなかった赤ん坊のことを妻がそこまで悲しむのが理解できなかった。男と女では――当然ながら――流産の受けとめ方が違う。そのせいで、ただでさえ困難な状況に、さらにもうひとひねりが加わる。シャノンのそばにいる私は、シャノンにとって流産がどれほど痛手だったか、誰よりも間近から見てきたはずだ。だが、シャノンの喪失感を正しく理解しているかどうかということになると話は別だ。流産経験のある女性ならきっと、誰でも私より正確に、それを理解するだろう。女は自分の体で流産経験を生きる。男はどれほど妻を愛していても、外から見守ることしかできない。生まれなかった赤ん坊の誕生日に対して、シャノンがどうしてそんな強い思いを抱くのか、私は最初、ぴんと来なかった。だが、やがて、女性にとって流産はそれほど重い意味をもつのだと納得した。

シャノンにとっての流産は、親にとっての最悪の悲劇――実際に呼吸をし、親の胸に抱かれ、親の目をのぞきこんでいる子どもの命が失われること――には遠く及ばないにしても、性質としてはそれと同じ悲しみをもたらした。だが私にとっては、流れてしまった胚は、あくまでも胚にすぎなかった。シャノンにとって、それは、息子か娘だった。運命がもっと優しければ、いまごろは、初めての乳を飲ませているはずだったのだ。シャノンにとって、その感覚はむごいほどリアルだった。シャノンのつらさはその後、しだいに薄れていった。だが、悲しみが完全に消えることはないだろう、と私はいまも思っている。

一九九七年の秋、シャノンと私は、ロサンジェルスまで車を走らせて、ジャクソン・ブラウンのコンサートを聴きにいった。一九八〇年に私たちが出会って恋に落ちたころ、いつも流れていたのは彼の曲だった。私はコンサートの次の朝から、内戦のまっただ中のコンゴへ三週間出張することになっていた。その夜は、ふたりの不安が、恋の思い出とないまぜになって、神秘的で運命的な雰囲気がかもしだされた。

私がコンゴから無事に戻ると、シャノンは月経が遅れていると言った。最高にすばらしかったあの一夜に、赤ん坊ができたのだろうか？ 宇宙の摂理の働きだろうか？ 私は普通なら、そんなばかげたことは信じないたちだが、このときは、ちょっとそんな気になった。シャノンは私の誕生日を待って、妊娠検査キットを使った。検査結果は、はっきりとした陽性だった。「お誕生日おめでとう！」シャノンは検査スティックをかざして、ゆらゆらさせながら、そう言った。

シャノンは陽性の結果を示している検査スティックを、医師のところにもっていった。「こういうお話を聞くときって、ほんとに嬉しいです」看護師はそう言い、確認の検査をするので尿を採ってください、と指示した。シャノンが尿を提出したあと医師と話をしていると、看護師が来て言った。

「残念ですが、陰性です」

医師の説明で、妊娠に関する私たちの知識に新たな一項目が加わった。「化学的流産です」とのことだった。生化学的反応を検知する妊娠検査スティックがなかったら気づかずに終わったはずの妊娠が多数あるのだそうだ。奥さんの年齢と生殖歴を考えると、妊娠して、無事出産までこぎつける可能性は、およそ三％です、と医師は言った。
その確率の厳しさと、二年間に三回流産したこととを考えあわせて、シャノンはもうおしまいにしようと決めた。「じゅうぶんに楽しい人生だわ」シャノンはそう言った。「私はもうすぐ四〇歳。あなたがいて、私たちの間には、子どもがひとりいて。これ以上、欲を出すのはやめましょう」私はまだ希望を捨て切れなかったが、妻に同意した。自然が明らかに、私たちに与えたがっていないものを欲しがってやっきになるのはやめよう、と。

確かに、世の中にはふたり目の子どもを持てないなんてことより、もっと深刻な悲劇がたくさんある。私はこういう結果になって満足だと納得する理由を無理やり考え出し、やがて自分の運命を受けいれた。もしシャノンと私が、どうしても子どもをもうひとりほしいのなら、すでに、養子縁組の道を考えているはずだ。だがそういう選択肢が、私たちの頭をかすめたことは一度もなかった。エリンはまだ八歳だが、考えようによれば、親元で暮らす時期の半分近くが過ぎている。子どもの巣立ちは、私たちにとって自由をとりもどすことを意味する。私は赤ん坊を間近に見るたびに、赤ん坊とはどんなに世話の焼けるものか、どんなに親の睡眠時間を奪うものかを思い出した。それに、子どもがもうひとり生まれたら、ベッドルームふたつにバスルームひとつの家では狭すぎるだろう。大金をかけて改築か新築をしなければならなくなる。

それなのに、シャノンが別の専門医に行ってみようと言い出したとき、私は大喜びした。なぜだろう？　それは、希望がおとなしく眠りについてはいなかったからだ。そいつはベッドの中に横たわりながらも、私たちが誘う声を聞けば、すでに荷物を詰めこんだスーツケースを手に、飛んでいこうと待機していたのだ。

シャノンの気が変わったのは、サンディエゴでいちばん有名な生殖医療専門医にかかってめでたく出産した旧友と、話をしたことからだった。「とにかく、そのお医者さんに会って話を聞いてみましょう」と、シャノンは私にもちかけた。

専門医のクリニックに入ってすぐ目についたのは、場所柄、当たり前なのだろうが、掲示板からはみ出すほどたくさん貼られた赤ん坊の写真だった。四五分待った末に診てくれた男性医師は、私たちが体外受精を試みた場合の成功率は二八％だと請けあった。私は医師に言った。成功率が二八％なら、失敗率は七二％ということですね。それに、私たちの問題は妊娠しないことではなく、出産日を迎えられないことなのです、と。

「ええ、それはわかっています」と医師は答えた。「しかし奥さんは四〇歳ですから、一卵巣周期当たりの妊娠率を高めることによって、貴重な時間を節約できるのです――費用は一回につき約一万ドルかかりますが」その投資をする前に、シャノンと私の生殖機能に隠れた問題がないかを調べるため、一連の検査を受けることに私たちは同意した。最初にしなくてはならないことは、私の精液サンプルを採取することだった。

このクリニックでは、サンプル採取を所内で行なうよう求められた。指定された日に行ってみると、診察室の裏側の特別の待合室で、ほかの男性二、三人と一緒に待たされた。私たちは互いに目を合わせないようにした。やがて私の名前が呼ばれ、私は看護師に案内されて、AV機器の備わったバスルームにはいった。そこにはテレビデオにポルノビデオがひと山、そしてたくさんの雑誌（ぼろぼろになった七〇年代の『ハスラー』を含む）があった。「急がなくていいですからね。どうぞごゆっくり」と看護師は言った。はい、どうも。

次の診察日、医師は、私の精子は正常のようだから、シャノンの子宮卵管造影を行ないたいと言った。私もシャノンも初めて聞く検査で、そのものものしい響きからして無理もないのだが、シャノンはこわがった。医師の説明によれば、この検査は子宮内人工授精のときと同じように、カテーテルを子宮腔に挿入する。それから造影剤を子宮内へ注入して卵管を満たし、卵管の詰まりがないかどうかをX線で調べる。痙攣性の痛みは多少ありますが、それほどつらくはないと思いますよ、と医師は言った。

処置室の準備が整うまで、私たちは階下《した》へおりてコーヒーを飲んだ。シャノンは平静を失い、慰めようもないほど泣いていた。「わたし、やりたくない」と、シャノンは言った。「もう、いいよ。おしまいにしよう」と私は答えた。ふたりで医師にそう言うと、医師はそれはお考え違いだと言い、いつでも再予約してください、としつこく勧めた。「私たちはこの検査をやりたくないんです」と、私ははっきりと言った。その後、クリニックからは再予約を促す電話があった。おまけに、この医師は、赤ん坊たちの写真入りクリスマスカードをうちに送りつけてきた。

一九九九年六月、シャノンと私は、ソノマ〔カリフォルニア州西部の郡〕にあるマタンザス・クリーク・ワイナリーが毎年催す「ワインとラベンダーの一日」に参加した。このワイナリーには二エーカーものラベンダー畑がある。ラベンダーは香りのよいハーブで、昔から多くの文化圏でその癒やし効果が賞賛されてきた。私自身は、ワインの癒やし効果のほうがまさっていると思うが。私たちは近くの丘のバンガローを借り、コンバーチブルのレンタカーを借りて、子ども抜きのロマンティックな週末を満喫した。子作りは予定に入っていなかった。

ワインのおかげかラベンダーのおかげか、その相乗効果か、あるいは満月の影響だったのか、シャノンはその週末に妊娠した。尿による妊娠検査は九九％正確だが、このときの結果が陽性と出ると、私たちはもうひとつ検査キットを買い、検査をやりなおした。結果は同じだった。かかりつけの産科医での血液検査も陽性だった。まだ超音波で心臓の拍動を確認するには時期が早すぎたが、産科医〔私たちがひそかに「ガキ」というあだなをつけた二〇代の男性〕は、超音波画像に「生命体」が見えると言った。「おめでとう」医師は機器の向こう側から首を伸ばして、シャノンの顔を見た。「妊娠ですよ」

過去の失敗にもかかわらず、私たちは周囲に話しはじめた。あんまりすばらしいニュースだったので、黙っていられなかったのだ。今度ばかりは、黙っている必要はないだろう。きっと何もかもうまく行く。シャノンと私は、そう言いあった。

二週間後、シャノンはまた超音波検査を受けに行った。私たちははっきりと承知していた——この検査で、心拍が確認できれば、九五％の確率でシャノンは健康な赤ん坊を生むことができる。私は出張でサンディエゴを離れていた。シャノンがクリニックの階段から電話を寄こした。シャノンは取り乱していた。「赤ちゃんが確認できなかったの」シャノンは声をあげて泣いた。「言われたわ。『生育不能です』って」

どうか間違いであってくれ——私たちは運命と交渉した。ほんとうであるはずがない。あのガキは、何もわかっちゃいないんだ。今度の赤ん坊は、いったん諦めたあとに申し分のない状況で授かった、申し分のない子どもなのだ。シャノンは四一歳。おそらくこれが最後のチャンスだ。この子はどうしても育ってくれなくては。どうしても。

シャノンは流産せず、乳房がどんどん大きくなっていった。私たちは、また「ガキ」のところへ行って、確認のための超音波検査を受けた。医師はスイッチを入れ、それからはっとしてもう一度目を凝らした。「これ、どうなっているのかな」「ガキ」はそう言いながら、画面にぼんやりと見える小さな塊を指さした。「とにかく階下《した》のもっと大きな機械で見たほうがいいですね」高性能の超音波検査機は、ふたつの胚らしきものを映し出した。だが、心拍はない。超音波の画像を、あなたの上司の先生に診ていただきたい、と私たちは食い下がった。その日の午後、年配の産科医が電話をかけてきて、「ガキ」の診断を裏づけた。医師たちはいずれも、頸管拡張子宮内容除去術〔掻爬ともいう〕が必要だという意見だった。これは、子宮頸管を拡張してから、キューレットという手術用のスプーンを使って子宮の内容物を掻き出す処置だ。

シャノンは掻爬など受けたくなかったので、流産が起きるまで待つと言った。妊娠一二週の、よりによって労働記念日《レイバーデー》〔米国では九月の第一月曜日。「レイバー」には「労働」のほか「分娩」という意味もある〕の週末に、とうとうシャノンは吐き気と痙攣性の痛みを感じはじめ、流産した。シャノンは掻爬をしないですんだことを天に感謝した。

二か月後の一九九九年一二月、シャノンの月経がまた遅れた。私もシャノンも、妊娠検査キットを買いに走る気はなかった。だが、二、三週間経つと、その決意も崩れた。検査スティックは、速やかに陽性を示した。私たちはエリンに話さなかった。シャノンは医者に行かなかった。四回続いて流産したのだ。五回目もだめに決まっている。時間の問題だ。私たちはそう決めこんだ。
私たちが認めようと認めまいと、流産は失敗を意味していた。私の体のせいなのか、シャノンの体のせいなのか、それともふたりの生化学的相性が悪いのか。理由はさほど重要ではない。とにかく、私たちはどんなにがんばっても、子宮内に九か月間とどまってくれる胚をつくることができなかったのだ。私たちが養子縁組という考えに、まったくといっていいほど心惹かれなかったのは、この挫折感のせいかもしれない。私たちは単にもうひとり子どもがほしかったのではない。呪いのように思われるものを打ち破り、専門家たちを見返してやりたかった。ひと口に言えば、成功したかったのだ。だが四回の流産を経て、挫折感にすっかり打ちのめされていた。そのため、私たちはふたりとも、この五回目の妊娠に対し、一歩引いた感覚をいだいた。その頑《かたくな》さは、実は、希望を抱かなければ挫折もしないだろうという気持ちから来ていた。「否認」〔心的防衛機制のひとつ。現実を認めることを拒否する〕とでも「プラグマティズム」とでも、好きなように呼んでくれてかまわない。私たちは、もう二度と心の中に、曲芸飛行士を下宿させまいと決心していた。吐き気をもよおす宙返り《ループザループ》飛行や樽型横転《バレルロール》は、もうまっぴらだった。

だが今度の妊娠は、これまでの流産したケースと違った。ちょうどエリンのときと同じように、本に書いてあるとおりに進行していった。シャノンの乳房は柔らかく大きくなった。出血はまったくなく、つわりが始まった。私たちはまた、妊娠判定キットをふたつ買った。二回とも、ほとんど瞬時に陽性反応を示した。シャノンが初めて医者に行ったときには、もう九週になっていた。看護師が超音波スキャンをしている間、私たちは食い入るようにモニターを見つめた。ふたりとも、霧がかかったような超音波画像をかなりうまく読むことができるようになっていたが、お目当てのものは見つからなかった。だが、看護師は見つけた。「ほら、ここですよ」と、胎児の脈打つ心臓を指さした。

心拍と妊娠反応が確認されたあと、クリニックは、私たちをハイリスク妊婦担当の産科医にふりあてた。医師は自分で超音波スキャンをして、「この子は、最初から順調ですね」と言った。

二〇〇〇年八月六日、シャノンは私たちの息子、ライアン・イスラエル・コーエンを産んだ。

本書について

ライアンの誕生によって、私たち自身の流産との闘いは終わった。だが、この問題はなおも、私の心をとらえて離さなかった。山ほど聞かされたでたらめのことを考えるとなおさらだった。私は、自分たちが流産で苦しんだときにまさにこんな本がほしかった、と思う本を自ら書くことにした。

取材を始めてまもなく、私はびっくりするような事実を発見した。「反復自然流産既往女性」――つまりシャノンのように三回以上連続して流産を経験した女性が、再度妊娠した場合に、満期出産にこぎつける確率は、現在七〇％に近い。こんな重要なことをそれまで誰ひとり教えてくれなかった。この背後にどういう生物学的な仕組みが働いているのか、私には見当もつかなかった。私は流産との長い闘いの最中以上の熱意をもって、流産のことを調べた。流産というごくありふれた事象にまつわる多くの神話と、人体に宿る最大級の神秘を慎重に解明しようとする科学的研究とを分離したかったのだ。

流産の原因を探るために、私は生殖の旅――精子と卵子が結合して受精卵になり、胚となって着床し、胎児となって育っていく――のひとつひとつの段階をたどっていき、その驚異に引きこまれた。ヒト以外の種《しゅ》では、生殖の成功率がずっと高い。生殖生物学者、とりわけ最先端クローン技術の研究者たちは、胎児を満期で誕生させるために何が必要かについて、手がかりを探り出しつつある。

科学的研究により、流産の半数は胎児の染色体異常が原因であることが証明されている。また、女性の年齢が上がるにつれて、卵子がもちよる染色体に異常がある頻度が高まることも、はっきりと立証された。最近、ますますふえている三〇代後半や四〇代で子どもを産もうとする女性たちにとって、実に重大なことだ。私は、染色体異常の問題と女性の加齢との接点――今日《こんにち》、流産についての単独の原因としては、もっともよくあげられていること――についての理解を深めるために、そういう研究にたずさわる研究者たちと、研究に参加しているカップルたちの両方に取材した。

さらに、流産と異常免疫反応を結びつける多くの学説にも興味をもつようになった。ほかにも、コーヒーから市販鎮痛薬のアドヴィルやアルコールまで、ありとあらゆるものと流産の関係を示唆する研究がたくさんある。真実はどこにあるのだろう？　そして、ホルモンや子宮の形態異常、感染症などはどのように影響するのだろう？

流産の科学について調べれば調べるほど、わかっていないことがあまりにも多いことに驚かされた。なぜこれほど多くの未検証療法が一般にもてはやされているのか、なぜ効果がないと証明された後でさえ人気が衰えないのか。おそらくその理由のひとつは、確実な治療法がないということだろう。科学者たちによる最初の問題提起は、一九五〇年代のDESにかんするものだったが、この療法が禁止されるのに二〇年もかかった。流産の分野は医学の中でもないがしろにされやすく、今日でも西部開拓時代のような野蛮さがまかり通っている。何しろ「一流」と言われる臨床医の中にも、反復流産〔二回以上の連続流産〕をしている女性にパートナーの男性のリンパ球を注射するよう勧める人がいるくらいだ。最近の優れた大規模研究では、この実験的療法を受けた被験者はプラセボ〔偽薬〕を与えられた被験者より、流産率が高かったと結論づけている。それなのに場所によっては、いまなおこの療法が提供されているのだ。どうしてこんなことが起きるのだろう？

シャノンのように流産をくりかえし、医療の助けを求める女性たちは、ほとんどが生殖医療クリニックに行き着く。だが、反復流産治療に全力を注ぐクリニックも世界中に一〇あまりあり、こちらのほうがはるかに適切なケアを受けられる。私はそれらのクリニックを切り回す臨床医たちと話をし、彼らの多くの科学的著作を読んでみて、彼らがおおぜいの同業者たち（その多くは生殖医療クリニックで巨額の利益をあげている）の見落としている問題について、鋭い見識をもっていることに興味を引かれた。また、流産の論文ではほとんどの場合、反復流産が主役になっていることもすぐにわかった。

この本においても、やはり反復流産が主役となる。流産を二回も三回も、あるいは私が会ったある女性のように一七回も経験した女性は、ほかの人にとって貴重な考察の機会を提供する。意外なことに、ほとんどの女性は流産しても、二度とふたたび流産することはないのだが、一方で反復流産も、研究者たちが主張してきたほどまれな現象ではない。少々細かい話になるが、現在の流産検知技術によって次のような数字が明らかになっている。受胎の五〇％は挫折する――言い換えれば、全妊娠件数の少なくとも半数は不首尾に終わる。妊娠しようと試みる女性のうち、おそらく二五％は二回流産し、一二・五％は三回流産するだろう。私がこのグループの女性たちに焦点をあてるのは、この新たに明らかになった現実と、もうひとつは、流産の謎に挑む科学者たちにとって、その謎をとく鍵は、この女性たちを研究することにあるのかもしれないという事実による。流産の謎が解明されれば、それはもっと幅広い層の人々の益になるだろう。

最後に、私は流産で苦しむ人々を精神的にサポートするネットワークにも関心を抱いた。活動は主に、ネット上のチャットを通じて行なわれる。過酷な運命によって絶望のどん底に落とされた痛ましい話もあれば、私たちの体験のようなハッピーエンドの話もある。参加者ほぼ全員が、死にふれた体験だけがもたらす、率直で明快な物言いをしている。

病気は人を結びつける。たとえばエイズや乳ガン、糖尿病をめぐって形成された連帯を見てほしい。

だが、流産の場合はごくありふれたことで、病気とは言えない。生きていくために治療が必要な症状でもない。この孤立した位置が、流産について話し合うことのタブーや科学的に未解明なことの多さとあいまって、つらい体験に苦しむ人の孤独感や混乱をいっそう深めてしまう。私はこの本を読んだ人たちが、もっとオープンに流産体験を語れるようになること、そして現在の科学でわかっていることと、わかっていないことを正確に識別できるようになることを願っている。

私は自分自身やほかの人たちの個人的な体験談と、私が探し出したもっとも信頼できる科学的研究とを織り交ぜ、本書を三部に分けて書いた。第Ⅰ部「母なる自然」では、まず私の個人的な体験と執筆の動機を説明し、次いで生殖に関する生物学の基本を検討する。流産を起こす最大の単独要因である遺伝子の研究にはとりわけ注意を払った。第Ⅱ部「謎」においては、遺伝子的に正常な胚や胎児に流産をもたらす原因について、おもな学説のいくつかを詳しく紹介し、そういう流産を予防するためのさまざまな医学的介入方法について深く検討する。第一に目を向けるのは、流産の免疫性要因と治療法だ。これには理論上のものも、効果を立証されたものや無効を立証されたものも含まれる。第二に、内分泌の問題を取りあげる。ここでも、やはり現在行なわれている多くの実験的治療法に批判の目をむけ、さらにエストロゲンの合成版であるＤＥＳが一般的な流産予防薬となるに至った経緯を冷静に分析する。ＤＥＳは奇形を生じさせる原因となった。しかし、奇形は自然な状態でもしばしば起こる。第Ⅱ部の終わりの章では子宮奇形の及ぼす影響と、子宮奇形を正そうとする試みに焦点をあてた。第Ⅲ部の「希望」は、流産の研究者たちが悪者と決めつけ、厳しく批判した環境上や生活習慣上の因子の長いリストとともに始まる。次に、それぞれ別の国にある、三つの流産専門クリニックを紹介し、そこで行なわれている最先端を行くケアと、それまでの章で説明したさまざまな問題を抱える患者の実例を描き出す。そして最後に、私が知りえた多くの流産体験談の中でも、きわだっている四つの物語を紹介して本書の締めくくりとする。

男が書いた流産の本を、女性が読みたがるだろうか――私は、何度もそう尋ねられた。うーん、読んでくれるんじゃないだろうか。それに、流産の本は女性しか読まないわけではないし。流産とは身体的に、また情緒面でどんな感じがするものか、流産の悲しみはどう処理すればいいのかを説明することを狙った本ならば、流産経験のある女性ライターこそが、ユニークで説得力のある洞察を提供できるだろう。だが、私がいちばん興味をもつ問題にかんしては、男女の別による条件の違いはない。人間の身体がどう機能しているかを解明し、何らかの機能不全が起きたときにそれをカバーする方法を考え出す、ということにかけては、男女いずれかの性が、より多く知っているということはないからだ。流産はなぜ起きるのか？　有効な治療法はどれか、望みがありそうなのはどれで、無効なのはどれか？　男の研究者も女の研究者も同じように、これらの謎を解明しようと必死の努力を重ねている。私の知るかぎり、どちらかが有利ということはない。

私は息子のライアンが思いがけない授かり物であり、奇跡とさえ言えること、また流産と闘う多くのカップルがハッピーエンドを迎えるとは限らないことをよく承知している。しかし、流産を経験しながらも希望を捨てていないカップルに対しては、こう言いたい――あなたたちが思うほど見通しは暗くないかもしれない、と。そして、子どもが欲しくてたまらない個々のカップルがその夢を実現できるかどうかは別として、本書の最終的な結論は、私たちはみな生殖に関する運命を受けいれなければならないということだ。どんなに努力しても、その運命を、望みどおりにコントロールすることは不可能だ。

2　スライドガラスにとらえられた流産

命の最初の八週間

命はその始まりから死をかわしつつ生きていかなくてはならない。

女の胎児は五か月の時点で一生分の卵をすべてつくり終えている。それ以後は、数が減る一方だ。ふたつの卵形の卵巣の中に宿った約七〇〇万個の卵は、まだ科学者にも知られていない理由で、じきに自然消滅を始め、それが女性の生殖可能期間が終わるまでずっと続く。女の新生児の卵巣には、一〇〇万〜二〇〇万個の卵しか残っていない。思春期に達するころには、二〇万〜三〇万個ほどになっている。これらの卵は、競って卵巣の表面に移動しようとするのだが、成功するのは女性の全生涯を通して、わずか四〇〇〜五〇〇個にすぎない。閉経の年齢は人によって異なるが、卵巣内の蓄えが約一〇〇〇個にまで減ったときである。

流産の理解は、このような事実と密接に結びついている。ひとつの卵がどのようにして生育可能な胎児になるのかを科学が詳細に解明すればするほど、臨床研究者が流産の効果的な予防法を発見する可能性も高くなるだろう。

卵が競争に勝って、卵巣をおおう細胞の壁をなんとか通り抜けると、新しい世界が開ける。卵はまず、卵胞という保護嚢を破って出る（この卵胞はのちに受精が起こると重要な役割を果たす）。卵はおびただしい数の細胞に包まれており、通常は卵巣のすぐそばにある、卵管の端についた繊細な指で拾いあげられる。この指が、湿り気を帯びたじょうご形の広い開口部へ卵を取りこむと、卵管の内壁をおおう細かい繊毛がそれを引き継ぐ。卵は一〇センチばかりの道をゆっくりとたどって、人体内保育器である子宮に運ばれる。卵の直径はヒトの髪の毛の約一〇分の一だ。ほとんどの場合、卵がこの旅の途中で紳士の訪問を受けることはなく、子宮内膜がはがれ落ちて月経が始まる。卵がその後どうなるのか、現在の研究ではまだわかっていないが、おそらく分解されて、その破片は、小さじ八杯ほどの月経血に混じって排出されるのだろうと考えられている。

だが、もし卵が卵巣の表面に出てくる前の五日以内、そして出た後の一日以内に性交をすれば、話はうって変わってドラマチックになる。

卵の場合と同じく、精子も圧倒的大多数は、子どもをつくるのに近いところまでもいかない。男性が女性の膣に射精すると、精液に含まれる平均二、三億匹の精子が、居心地の悪い異郷の浜辺に降り立つ。精子はまず、多くの教科書が「苛酷」と表現する膣内の環境に直面する。膣内は、精子を焼き殺しかねないほどの強酸性なのだ。精子はこの殺し屋をかわすため、前立腺が与えてくれたアルカリ液のユニフォームを着ており、これが（一時的にせよ）酸から守ってくれる。精子はしっぽをふることによって進み、子宮への入り口である子宮口まできたところで、たいていの場合は濃い粘液の栓に阻まれる。しかし月経周期の半ばには、粘度が低く、精子にとって優しい粘液が生じるので、精子は入り口を通り抜けることが可能になる。

さて精子はこの粘液をくぐり抜けながら、子宮頸管を内壁の深いひだに沿って通り抜け子宮へと進む。子宮は西洋ナシを逆さにした形で、幅がわずか五センチ、長さが七・五センチほどだ。このころになると、精子軍団は数十万に減っている。精子は、卵子を受精させられるようになるために、成熟しなければならない。まずは子宮が手を貸して、身だしなみを整えてやる。子宮内の生化学物質が、選り抜かれた精子の膜の一部を取り除き、超活性化するのである。激しく勢いづいた精子は、遊園地でバンパーカーを乗り回す子どものようにめちゃくちゃに動き回っているうちに、子宮の収縮に導かれて、二本の卵管へ進んでいく。出発時は数億いた精子だが、卵管までたどり着けるのは、わずか二五〇ほどだ。

一方、卵は卵巣と情報交換をする。その方法についてはほとんど未解明だが、化学的信号を送って卵管に収縮を起こさせ、究極の婚姻行為へと精子を駆り立てる。成熟した精子が使命を果たすためには、卵子のまわりをびっしりと取り囲む細胞群を突き抜けて、透明帯という透き通った球形のゼリー状の外膜に達しなければならない。それから、超エリート戦闘機乗りよろしく、精緻をきわめたやり方で、この透明帯に向けて酵素の小さな粒を発射する。この酵素は、精子の頭部先端に格納されていたものだ。二〇分後、酵素と鞭のようにしなるしっぽの助けを借りて、精子は透明帯に穴をあけ、卵子のいる奥まった聖所に入り込む。精子の頭が卵子の細胞膜と融合すると、精子はしっぽをふり捨て、遺伝子の荷を降ろす。それと同時に透明帯は固い殻に変化して、後からやってくるほかの精子すべてを退ける。

到着する精子は二三本の染色体をもっているが、卵は四六本もっていて、二三本の染色体のそれぞれと同じものが、もう一本ずつある。減数分裂として知られるプロセスにおいて、四六本は二三本ずつの、二組のまったく同じセットに分かれ、ひと組は極体と呼ばれるゴミ袋に入れられる。こうしてようやく、男性の二三本の染色体は、対になるダンスパートナーを見つけることになる。少しばかりくるくると踊りまわった後、染色体は手足をからみ合わせながら究極の交わりを行なう。接合子（受精卵）の誕生である。まるでこの誕生を祝うかのように、卵子は極体を放出する。余ったDNAがいっぱい入った小さい風船のような極体は、流れ去って消えていく。

生命はいつから始まるのか、という複雑でやっかいな議論はさておき、いまのところわかっているのは、ヒトの接合子の約半数は卵管を通る旅を終えて子宮内壁に着床する前に死んでしまうということだ。現在の科学ではまだ、このような死を検知する仕組みがないので、ほとんど注目されないが、これは取りも直さず最初期の流産なのだ。生き残る接合子について言えば、この芽生えたばかりのヒトを形容する言葉がたくさん作り出された。といっても、生殖医療クリニックができるまで、科学の世界から外へは出なかったが。

およそ一日経つと、健康な接合子はふたつの細胞に割れる。このそれぞれを卵割球《ブラストメア》と呼ぶ。ブラストメアは語源的にはギリシア語で、「芽の一部」を意味する語だ――こうして命が芽吹きはじめる。接合子は同じようにのんびりしたペースで分割を続け、四個、それから八個と卵割球が増えていく。受精後三〜四日で、一六〜三二個の卵割球のかたまりになり、ラテン語で「桑の実」を意味する桑実胚《モルラ》という言葉で呼ばれる。この桑実胚は子宮の中を二〜三日間浮遊し、子宮内壁をおおう膜の中にある腺の分泌物から栄養をもらう。さらに数回の分割をくりかえすと、重大な変化が起きる。桑実胚は胚盤胞《ブラストシスト》、つまり「芽の袋」になるのだ。

受精のおおよそ六日後になると、胚盤胞は孵化する――そう、文字どおりに卵の殻を破って孵《かえ》る。そして子宮内膜への着床が始まる。胚盤胞内の特別な細胞（表面に微細な毛のある細胞）が、子宮内膜から伸びた花のような形状の組織に接触し、その毛が小さな「花びら」とからみあっていく。それから胚盤胞内の少し種類の異なる細胞（トロホブラスト）が子宮内膜に侵入し、その細胞組織中に切りこんでいく酵素を出して、胚盤胞がいっそう深く根を張れるようにする。

胚盤胞が子宮内膜に侵入するのに呼応して、さまざまな生化学物質が行き来して、胚がしっかり定着できるように手助けする。卵巣では、かつて卵細胞を包んでいていまは破れている卵胞がプロゲステロン（黄体ホルモン）を放出し、子宮が胚盤胞を受け入れやすくしてやる。白血球や免疫系メッセンジャーの安定した流れは、腫瘍のように自分勝手にどんどん大きくなるこの攻撃的な新顔を受け入れてやるよう、母体に助言する。人によっては、着床時に少量の出血があることもある。

受精後一〇日になると、受胎産物は子宮内壁に完全にもぐり込む。母親の血管（らせん動脈）が、胎盤のもとになる絨毛組織から伸びた蔓《つる》に寄り添う。受精後二週間の時点で――このころ、母親は初めて月経が遅れていると気づくだろう――胎芽は羊水に満ちた風船の中に、護られて浮かんでおり、胎盤には血管が密に集まって、胎芽に栄養を供給する用意が整っている。胎芽に「原始線条」と呼ばれる一本の線がくっきりと現われる。この線こそ、細胞のかたまりにすぎなかったものが、個々の身体の部分へと変化していく最初の印である。また、胎盤はヒト絨毛性ゴナドトロピン（ｈＣＧ）を分泌する。このホルモンは着床があって初めて体液中に生じるものであり、妊娠判定検査薬はこれに反応して陽性を示す。

そして胎芽に、おなじみの身体の各部位がつくられはじめる。三週目には神経系が現われ、のちに脊髄や脳となる管を形成する。のちに心臓になるS字形の器官が生じて、体液を送り出しはじめる。四週目の胎芽は、両脇に手足の芽を生やしたごく小さなシュモクザメのようだ。大きさは一センチ未満、重さは一グラム未満。五週目までに、胎芽に目や鼻のくぼみができる。六週目には、骨が硬くなり始め、鼻の先や、下あご、手足の指がはっきりと見分けられる。母親に月経が来ないのはこれで二回目。次の週には生殖腺ができる。脳波が検知されるようになり、ひざやひじが形をなしてくる。八週目以後、胎芽は胎児と呼ばれることになる。ヒトとして不可欠な構造がすべてそろうからだ。

流産の九〇%以上は、受精後八週目までに起きる。

人生最初の八週間の様子がこれほど鮮明にわかるのは、おおぜいの発生生物学者たちが何十年にもわたって築いた研究成果のおかげだ。しかし、流産の研究に熱心な研究者は多くはいなかった。ひとつには、芽生えたばかりの生命が崩壊するところを捉えるのが途方もなく困難なせいもある。だが、一部の学者が研究を進めた。私はその人たちを苦労して捜し出した。


何度も流産をくりかえすたびに、何が起きたのか、どうすべきなのか、もうひとり子どもをもてる可能性はどのくらいかについて、専門医からわけのわからないたわごとを山ほど聞かされて、シャノンも私もいらだちがつのってきた。医師によって、まるっきり説明が違うだけならまだしも、私が、参考にしたいから科学文献を教えてくれと頼んでも、誰ひとり情報を提供してくれなかった。なかには、急に「偉いお医者様」モードになって、過去の流産についてくよくよ考えてもしかたがない、それよりもまたトライしなさいとのたまう輩《やから》もいた。私たちは事実が知りたかったのに。ある日、私はふと科学的事実を探り出すのを仕事にしようと思いついた。科学文献の海に自ら飛びこんで、真相を探ろうではないか。

流産においては卵の生成がとても重要な意味をもつので、私はまず、女の胎児は受精後五か月目までに七〇〇〇万個の卵子を作りだすという、よく言われる「事実」を調べてみることにした。いったい誰がどうやって、その数を発見したのだろう?

いつくかの科学論文が、一九六三年の『英国王立協会　生物学会誌』に掲載された論文(1)に触れていた。これはただひとりの著者によって書かれたもので、共同研究がほとんどである現代生物学においては異例なことだ。著者は英国のバーミンガム大学のT・G・ベイカー。彼はこの論文で、胎児五六例、新生児五例、思春期前一五例の「標本」に光を当てている。非常に説得力のあるこの論文は、受精後わずか五か月の間に、卵の数は六八〇〇万個に達し、これが頂点であることを示している。出生時までに四八〇〇万個が死に、七歳では三〇〇万個しか残っていない(2)。

ほどなく著者のテリー・ベイカーと連絡がとれ、電話で話すことができた。「資料は、豊富にもっていますよ」現在はヨークシャーのブラッドフォード大学名誉教授であるベイカーが言った。この人は、どうやってその「標本」を集めたのだろう、と私は不思議に思った。その多くは流産によるそうだ。「研究生活を通して、座右の銘としてきた言葉があります。『自然が生み出す間違いは、われわれを非常に重要な発見に導く』」私自身、流産の謎を追う過程で、この言葉を何度も反芻することになった。ベイカーによれば、英国では中絶に関する法律がゆるやかであるぶん、標本収集が容易だそうだ。

ベイカーの論文が発表されて、ヒトの女性が卵をつくり壊していくプロセスについての科学的認識が大いに変わった。私自身も経験したが、その新しい認識は流産が起こる理由や、女性の年齢が高くなるにつれて流産が増加する理由の根本を理解する助けになる。私は、科学の世界で中絶と流産（医学用語では流産を「自然妊娠中絶」と呼ぶ）が重なり合っていることにも興味をもった。この現象は、テリー・ベイカーの研究だけに見られるものではなく、それをはるかに越えた広がりをもっている。

胚の発生と流産のメカニズム

ワシントンDCの陸軍病理学研究所の薄暗くだだっ広い部屋。何列も並んだファイルキャビネットには七〇〇もの胎芽からなる驚くべきコレクションが収められ、人間の生がどのように始まり――そして早すぎる死を迎えるかを、きわめて詳細に見せてくれる。「カーネギー発生学コレクション」という名で知られる、このコレクションは一八八七年にまで遡るヒトの胚の標本で、受精時から八週間の間の各段階の発達を、見事なしかたで示している。

このコレクションを管理するひとりで医学専門のイラストレーターのリズ・ロケットが、キャビネットの最初の引き出しを引くと、そこにはいちばん幼い胚がはいっていた。顕微鏡で見ながら、八〜一〇ミクロンの厚さにスライスして、一枚一枚、標本にしたものだ。八〜一〇ミクロンといえば、ヒトの未受精卵の大きさだ。ひとつの胚を標本にするのに、三か月から六か月もかかったそうですよ、とロケットは驚嘆の面持ちで言う。「スライスは、文字どおり一枚も失われていません」スライスは二枚のスライドガラスにはさまれて、小さな木の引き出しの中に順序正しく並べられている。最初の胎芽は九つの引き出しを占めているが、引き出しを下にたどるに従ってだんだんと胎芽の胎齢が上がり、大きくなるので、必要な引き出しの数がふえる。

ロケットはある引き出しをあけた。そこには、私のお目当ての胚ひとつがはいっていた。私がここを訪れた目的は、アーサー・ハーティグとジョン・ロックが集めた一群の標本を見るためだった。ハーティグとロックは、一九三八年から五四年にかけて、今日では誰もあえてやらないような注目すべき実験を行なった。

ロックはボストンのふたつの病院、ボストン無料女性病院とライイング・イン病院に勤務していた著名な産科医で、どちらの病院でもいっしょだった年下の病理学者、ハーティグと協力しあって、のちに「エッグハント（卵探し）」という名で知られることになる研究を始めた。当時の科学では、生命が実際にどのように始まるかについて、ほとんど何もわかっていなかった。「生命の最初の二週間、人間の胚はどんな形をしているのか、受精は正確にいつどこで起こるのか、誰も知らなかったんだ。できたばかりの受胎産物が子宮内膜にいつどうやって着床するのかについても、何もわかっていなかったし」ハーティグは、のちにロックの伝記作者にそう語っている。

ハーティグとロックはそれぞれ別の方向から、その課題に行き当たった。ハーティグはヒトの病気と昆虫との関連性を調べていた経歴を捨てて産科病理学の研究に入った人で、とくに胎盤と流産の分野に精通していた。彼はハーヴァード大学で医学博士号を取った後、ワシントン・カーネギー研究所で発生学部長だったジョージ・ストリーターと共同で、胎盤形成と流産の関係を研究した。「当時、自然流産の原因に通じていて、熱心に研究している発生学者といえば、ストリーター博士と、あとひとり、チェスター・H・ホイザー博士ぐらいだった」ハーティグは流産を引き起こす一連の事象に触れた文章の中で、そう書いている。

ロックは敬虔なカトリック教徒ながら、のちに最初の経口避妊薬の開発に寄与することになる人物だが、避妊したい夫婦にリズムメソッド〔月経周期で受精しやすい時期を避けて性交する自然避妊法〕を教えるとともに、子どもができない夫婦の支援もするクリニックを営んでいた。ロックの指導を受けている人々は、性交を記録していた。

多くの産婦人科医と同じく、ロックも子宮摘出手術をたびたび行なっていた。手術を受ける女性たちの中から、わかっているかぎり不妊の問題のない経産婦を選んで、手術前の性交の記録をつけてもらったらどうだろうかとロックは考えた。ロックは予測される排卵日の後になるように手術日を決め、切除した卵管や子宮の中に胚が入っている可能性を高めた。『ピルとジョン・ロックと教会と』(*The Pill, John Rock, and the Church*)の著者、ロレッタ・マクラーフリンは「ロックもハーティグも、それが倫理的に見てどういうことなのか、時間をかけて真剣に考えた」と、同書で述べている[(3)]。マクラーフリンによれば、ふたりともこれを「神が意図したとおりには用いられず、むだになってしまったはずのものを、必要な科学的試みに利用すること」であるとみなした。

そしてどちらの研究者も、「コンセプタス（受胎産物）を発見することは期待したが、それはアボータス（妊娠が中絶された結果出てきたもの）ではない（人工中絶をしたことにはならない）」と考えたと、マクラーフリンは記す。もちろんこれは、言葉のあやだ。アボータスとは、単に体外に出たコンセプタスを指すにすぎない。だがハーティグとロックを弁護するならば、当時は、そのようなごく初期の妊娠状態を察知する方法はなく、協力してくれた女性たちが妊娠しているかどうかはわからなかった。

ハーティグとロックは、一六年の間に二一一人の女性の子宮と卵管を調べ、受精後二～一七日後の胚を三四個「回収」した。(4) このうち、なんと一三個（つまり三八％）には何らかの異常が認められた。一三個の異常胚のうち、四個はまだ着床していなかった。着床前の正常な胚も四個発見された。だから、ふたりが発見した着床前の胚のなんと五〇％に異常があったことになる。ハーティグとロックは「（「回収」されなかった場合）これらの異常な胚のいくつが自然流産になっていたかはわからない」と言いながらも、おそらくは「月経血に押し流されて排出されたであろう」と信じて疑わなかった。

ロケットが取り出した引き出しには、ハーティグとロックが集めた胚のひとつのスライスをはさんだスライドがはいっていた。整理番号は七〇八一番。ロケットは私に、それらを顕微鏡で見させてくれた。薄切りの生ハムみたいに見えるものもあるし、遠くから撮影した火星の地表みたいに、干あがった川床が谷間を走り、島々が浮かぶ海へと抜けるものもある。ロケットの手助けで、私はこの受精後一三日の胚の、胎芽と形成期の胎盤とを確認することができた。これは、ハーティグとロックが発見した正常胚のひとつだった。そのほか、子宮内壁に着床している胚の（スライスではない）丸ごとの写真も見せてもらった。

ハーティグとロックは、彼らの集めた胚について多数の論文を発表したが、そのほとんどは、スライド標本の写真をふんだんに出している。私は流産が起きている最中をとらえたいとかねがね思っていたが、一三の異常胚の写真は、科学史上ほかに類がないほど、胚の発達の詳細に迫っていた。私はそれらの写真を注意深く観察した。最初は象形文字のように見えたが、しだいに意味を読み取ることができるようになった。写真に添えられた説明文も助けになった。自分の目で見ただけでは見落としてしまったであろうものが、はっきりとわかったし、はっとさせられるような原因論も記されていた。

私のお気に入りのハーティグとロックの論文には、一風変わったスナップ写真が載っている。女性の写真とその胚の写真を並べたものだ。論文は、その女性たちの妊娠・出産歴の概略を述べ、子宮摘出前の交わり（「性交日」）を詳細に記し、そして各標本の無傷の状態と断面スライスの写真を数枚ずつ載せている。写真は全体としてみると、まるで生命の起源を写したフィルムストリップのようだ。いちばん幼い胚から、もっとも胎齢の進んだ胎芽まで、発生順に並んでいる。

異常のある胚の中でもっとも幼い八六三〇番には、たった五個の細胞しかない。ハーティグとロックの推定によれば、受精後四日だ。母親であるP・B夫人は、子宮脱（子宮が膣の中に下がってくる、ヘルニアのような状態）で、五か月間前から月経不順だった。子どもは三人あり、記録に残っている流産が一回ある。ハーティグとロックは五個の細胞の形がてんでばらばらで、その核が奇妙に見えることに気がついた。同じ段階の健康な胚がきちんとした対称形を示しているのとは大違いだ。

ハーティグとロックは「受精の遅れ」が異常の原因だろうと考えた。P・B夫人がとった記録によれば、彼女は摘出手術の八四時間前、一三二時間前、一五六時間前、二〇四時間前に、それぞれセックスをしている。過去の月経周期にもとづけば、手術の一〇八時間前に排卵していると推定される。手術の八四時間前のセックスでは、「卵子が古くなっていて、正常な受胎は不可能だったろう」とふたりは主張した。

異常のある標本の中で二番めに幼いのは、八四五〇番。細胞の数は八個で、やはり同じような欠陥があった。母親であるM・B夫人は三〇歳で、子どもは六人、記録されている流産一回、自分で誘発した中絶一回。この女性は、明らかに問題のある生活を送っていた。「社会経済的心理的に困難な家庭状況のため、ふたりの精神科医と別の病院の産科の職員が不妊手術を勧めた」と、ハーティグとロックは記している。ふたりは、頻繁すぎる性交が、異常な胚の形成を引き起こした可能性があると主張した。「一二日以内の六回の性交が、精虫の数を減らし、奇形を増やした可能性がある」と彼らは結論づけた。

ふたりが回収したなかで受精後の経過時間のもっと長い、もっと育った胚が提起した問題は、生殖の専門家たちをいまも悩ませている。卵巣内の卵胞が卵を放出した後、卵胞は黄体（重要なホルモンであるプロゲステロンを分泌する細胞のかたまりで黄色い色をしている）になる。ふたりの研究者たちが採取した、着床はしたが異常のある九個の胚のほとんどは、黄体の異常をともなっていた。ふたりは論文の中で、「胚が先か卵が先か」（「鶏が先か卵が先か」のもじり）という問題について、次のように書き記している。黄体そのものに問題があったのか、それとも異常のある胚が、発育中の黄体に正しい化学的信号を送らなかったせいなのかは不明だ。着床する位置によっても違いが生じるのかもしれない。

というのは、健康な胚は母体の背に面した子宮内壁に埋まっている例が、そうでない場合の二倍だからだ。正常に見える胎芽が異常に見える胎盤を形成している標本もある。ある論文でハーティグが書いた文章を引用すると、そういう胎芽は「発育段階のどこかで死ぬ運命にあり、結果として流産を引き起こす」また、完全に正常な胎芽に白血球がはいりこんだ例が一例あり、母親の免疫系が最終的に胎芽を拒絶した可能性を示しているとのことだ。

マクラーフリンの手になるロックの伝記は一九八二年に出版されたが、それによると、ハーティグとロックの研究についての新聞記事はたったふたつしかないという。ひとつは一九三九年のもので、もうひとつは一九六六年のもの。「ハーティグとロックの胚コレクションは研究者の間で発生学の金字塔とみなされたのに、世間的にはほとんど知られなかったのは驚くべきことだ」驚くべきことだといえばそうなのかもしれないが、ふたりの研究のうちの流産という側面が、科学者の世界の外で人々の興味を引かなかったことは、私の考えでは意外でもなんでもない。ハーティグが記しているとおり、流産の分野で一般大衆が興味をもつのは、治療法を探る研究だけだ。基礎的な生物学的洞察には、はっきりと目に見える価値はない――ハーティグがいらだったのはその点だった。ハーティグは「概して、切迫流産の治療法についての論文に、治療失敗例の組織を臨床医や病理学者がきちんと調べたとは思えないものが非常に多いことを嘆かわしく思う」と、一九六八年、六四歳のときに刊行した研究論文『ヒトの栄養膜』に述べている。(5)

世間の関心の薄さは、流産物を調べるのが非常に難しいことと関係があるかもしれない。ハーティグは研究論文の中で、同僚の病理学者が次のように言ったと書いている。「流産物や胎盤を調べるのは、手術で摘出したほかの標本と比べると、ずっと時間がかかりますよね。卵管・卵巣・子宮の完全なセットを調べるほうが楽なぐらいだ」ハーティグは持ち前の率直な口調で、その病理学者にこう忠告した。「病理学者というものは、正常なヒトの胚についてくりかえし学び、愛情をこめて丁寧に観察し、流産を起こす前の六〜七週間に何が起きたのかに考えを巡らさなくてはいけないよ。それができないいんだったら、捨ててしまうがいい。いや、そもそも、臨床医にそんなものは捨てろと言って、受け取らなければいいんだ」

ハーティグはボストンのライイング・イン病院に在籍している間に、一〇〇〇例の流産を調べ、きわめて詳細に報告した。彼にとって、流産の研究は純粋な科学的情報以上のものを与えてくれたのだ。「患者もその担当産科医も、流産物が示していることを知ると、気持ちが楽になる」とハーティグは記している。「ほとんどの患者は、流産の原因は家具を動かしたとか、洗濯をやりすぎたとか、家庭内の仕事のせいだと考える。正常な子宮にしっかり着床した正常な胚ならば、精神的ショックや外傷性ショックなど何があっても生き残るものだ。法廷で弁護士が言っていることは、まるで逆だがね」

ハーティグは自分が調査した流産例の原因を、ふたつのカテゴリーに大別した。ひとつ目の「卵側の要因」は、明らかな異常のある卵・胎芽・胎盤を指し、一〇〇〇例の流産のうち六一七例を占めている。もうひとつのカテゴリーである「母体側の要因」は、「非合法中絶」から子宮奇形、病気など幅広いものを含む。興味深いことに、精神的ショックは一例だけだ。

どんどん成長している健康な胚が卵管を通って子宮内壁に着床する様子を、すばらしい挿絵を添えていきいきと描く記述は一般によく見られるが、ハーティグとロックの著作の中にその逆のもの——

異常な胚が着床できないで排出されるさまをいきいきと描いたものを探しても見当たらない。一九九〇年に亡くなったハーティグは、おそらく当時のどの研究者より流産については詳しかっただろう。だが、彼が「受胎産物の最終的放擲《ほうてき》」と呼んだものについては、簡単な説明しかしていない。すなわち「それは遅れてやってきた月経にすぎず、原因も月経と同じである――ホルモンが、子宮内膜の維持から手を引いたのだ」という。

月経の遅れと妊娠との境界があいまいであることを考えると、この説明は説得力がある。ハーティグとロックがこの記念碑的な研究を行なっていた時代ならなおのことだ。流産をした女性のほとんどは、妊娠していたことにも気づいていなかったろう。受胎してから妊娠が確認されるまでに、二、三か月過ぎることもざらだったろう。そもそも、妊娠判定をしてもらうには、医者に行かなくてはならないが、来るはずの月経が来ないということがはっきりするまでは、医者に行かなかっただろうから。医者は女性の尿を外部のラボに送り、ラボでは、雌のウサギにその尿を注射した。もし尿中に高濃度のhCG（ヒト絨毛性ゴナドトロピン――当時もいまも、妊娠判定の主要な生化学的指標だ）が含まれていれば、ウサギの卵巣に大きな出血塊ができる（この現象を確認するためにはウサギを殺す必要があった。それがもとになって、もし、女性の尿を注射してウサギが死んだ場合はその女性は妊娠しているのだという誤った概念が広まった。しかし実際には、妊娠検査の結果とは関係なく、ウサギはみな、死んだのである）。ラボは検査結果を医師に伝え、医師は患者にそれを伝えた。

ハーティグとロックは、妊娠していたことを知らないままに流産して、単に月経が遅れただけだと考える女性がいかに多かったかを強調するとともに、臨床的に確認された妊娠の一〇～一五％が流産に終わることをくりかえし指摘した。流産が実際に起こる頻度は一〇～一五％よりもずっと高いに違いないということは、ふたりの研究そのものからも明らかであったし、簡便で迅速なｈＣＧの検査（現在使われている家庭用妊娠判定用尿検査薬の原型）が普及して、さらに強力に裏づけられた。

胎盤の形成と初期流産

ハーティグやロックと同時代の解剖学者、ディクソン・ボイドは一九五一年から一九六八年まで英国のケンブリッジ大学に勤めていた。彼は子宮摘出手術や死産、流産の症例から、胎芽・胎児・胎盤を独自に収集した。その数百に及ぶ標本を見ると、流産のメカニズムがよくわかる。従来の通説では、受胎後一七日という早い時期から、母体の血液が胎盤に流れこむとされていた。だが一九八〇年代末に行なわれた研究が、この説をくつがえした。さらに、一九九〇年代後半、ボイドのコレクションを調べていた科学者たちは、超音波検査や中絶、子宮摘出手術から得られた確固たる証拠に助けられて、母体の血液の胎盤への流れが本格的に始まるのは一二週目以降であることを示した。この発見は、初期流産の過程の解明に大きな力となった。
赤ん坊と母親は、最初から一体なのではない。初期の段階ではまったく別々の存在であり、胚が子宮内壁にくっついて初めて、合体する。ボイドらが一九六〇年に立証したところによれば、着床の過程で、トロホブラストが母親の子宮内のらせん動脈に侵入して、母子間のパイプをつくり、赤ん坊に酸素を供給したり廃棄物を運び去ったりする。だがボイドの発見によると、トロホブラストは母親から赤ん坊への血流を調整する栓をしっかり制御している。胎盤のトロホブラストは、母親のらせん動脈に侵入するとすぐに栓をするのだ。トロホブラストがその栓をゆるめて初めて、血液が受胎産物に流れこむ。

何十年もの間、研究者たちはこの栓が抜かれるのは妊娠初期の早い時期だと信じていた。だが一九八七年に、ベルギーの科学者チームがそれに異議を唱え、妊娠中期に入るまで胎児に流れこむ血液はごくわずかだという多方面からの証拠を提示した。(6) この発見にもとづき、ケンブリッジ大学のグレアム・バートンは、古くからの共同研究者である、ロンドン大学ユニヴァーシティー・カレッジのエリック・ジョーニョーやその他の研究者たちとともに、ボイドの一二個の標本を調べた。(7) 標本の胎齢には（母親の最終月経から数えて）四三日から一三〇日までの開きがあった。彼らは、母体の動脈に侵入する胚のトラホブラストが、八週目まではその動脈に栓をしていること、そして八週目になるとトロホブラストが栓をゆるめ、母体と胎児の接続部分（胎盤の一部であり、絨毛間腔と呼ばれるところ）へ血液がはいるのを許すことを発見した。胎盤の外見を特徴的なものにしている樹の枝のような絨毛膜絨毛がこの血液に身を浸して、母体と胎児の間の物質交換の場となる。一二週くらいになると、母親のらせん動脈から絨毛間腔に血液が勢いよく流れこみはじめる。

この発見は重大な疑問を呼び起こした。生命の最初の数週間、胎芽はどこから栄養を取っているのだろう？　話を再びボイドコレクションに戻すと、バートンのチームは受精後四三〜八七日の一〇個の標本を調べ、子宮内膜の腺が栄養物を絨毛間腔の中へ分泌している証拠をつかんだ。ヒト以外の哺乳類は、胎芽や胎児をこの「子宮内膜のミルク」で育てる。バートンらは二〇〇二年の論文で、子宮内膜腺は「ヒトの妊娠初期において、これまで考えられてきたよりも重要な役割を果たしており、これが機能不全を起こすと初期流産の原因になるかもしれない」と結論づけた。(8)

絨毛間腔への血液循環と流産との関係をさらに詳しく研究したバートンらのチームは、二〇〇三年六月の論文で、初期流産がどのようにして起きるのかを、真正面から描き出した。「妊娠初期に母体血が絨毛間腔へ流入すると、胎盤組織が破壊される。おそらくほとんどの流産は、この物理的原因によって起こる」とこの論文には書かれている。もしこの主張が正しいとすれば、らせん動脈の栓が不完全であると、母体血が早すぎる時期に胎盤を浸して組織を損ない、流産を引き起こすということだ。

流産はひんぱんに起こっている

アレン・ウィルコックスの診療所の壁にかかった額入り写真は、赤ん坊の写真のコラージュになっている。最近、産婦人科医院や生殖医療クリニックで当たり前のように見かける類のものだ。しかしこのコラージュの下にやはり額入りで飾られているのは一九八八年八月一五日号の『ニューズウィーク』誌の表紙で、実はこれこそがウィルコックスの苦労の実りを象徴している。表紙の写真は、空っぽの新生児用籠ベッド。大見出しには『流産』とある。「妊娠の三回に一回は失敗に終わる——その謎に迫る医師たち」

米国ノースカロライナ州の研究団地、リサーチ・トライアングル・パークにある国立環境健康科学研究所の疫学者だったウィルコックスが先頭にたって進めた研究は、流産率にかんして比類なく正確なデータをもたらした。一九八二年から一九八五年の間にかけて、ウィルコックスらは、ガレージセールのお知らせのあふれる地方紙の広告欄に広告を出し、妊娠初期の研究調査に参加してくれる女性を募った。この野心的な研究は、被験者の女性に毎日早朝、尿を採って冷凍庫に保存することを求めた。週末になると、ウィルコックスの研究チームのメンバーが尿を回収し、翌週分の空《から》の容器を配った。また、被検者は毎日記録カードに、避妊措置をとらない性交、妊娠の兆候、膣からの出血の有無を記入することになっていた。協力料として、週に一〇ドルが六か月を限度として支払われた。

医師であると同時に疫学の博士号をもっていたウィルコックスが、この研究を始めたきっかけは、ニューヨーク州ナイアガラフォールズ市のラヴカナルが流産の多発で有名になったことだった。一九七八年のニューヨーク州保健局の調査によると、ラヴカナルの元化学物質廃棄場に建つ家々に住む女性たちが報告した流産の数は非常に多かった。「しかしこの調査結果は、女性本人の申告のみにもとづくものだった」とウィルコックスは言う。「そこにはあいまいさがある。だから私は、流産が実際に、どのくらい起こっているのか知りたかった」

ウィルコックスは、ニューヨーク市のコロンビア大学の研究者とチームを組んだ。この研究者は、ごく微量のｈＣＧを検出できる超高感度の試薬（市販の尿検査キットの一〇〇倍の感度をもつ）を開発したばかりだった。数年にわたって、ウィルコックスは冷凍した尿をノースカロライナからニューヨークへ送りつづけた。最終的に、ふたりが分析した尿は、二二一人の女性から採取した二万九〇〇〇検体にのぼる。ウィルコックスは研究者仲間から「おしっこ大王」とたてまつられた。

hCG検査で見つかった妊娠は一九八例で、その三一％が流産に終わった。興味深いことに流産のほとんどについて、本人は気づいていなかった。もしこの研究で、本人が妊娠の兆候に気づいて臨床医に確認してもらった例だけを集計したら、流産率はたったの九％だっただろう。この数値は、いつくかの研究で報告された「臨床的に診断された」流産率、約一五％に近い。

ウィルコックスの研究は、流産についての認識を一変させた。流産率がたいていの臨床医が考えている数値の二倍以上だったというだけでなく、二回以上流産をくりかえす女性も一般に考えられていたより、はるかに多かったのだ。流産の原因となる問題のない女性が、流産をくりかえすリスクがどのくらいであるかを計算するのに、研究者たちは長年の間、単純な数式に頼ってきた。たとえばある女性が一回流産する確率が一五％であれば、二回流産する確率は一五％に一五％をかける（つまり二・二五％）といった具合だ。この式に従えば、三回流産する確率はわずか〇・三％ということになる。[9]

妊娠の三一％は流産を起こすというウィルコックスの知見をこの式にあてはめると、二回流産する確率は九・六％、そして三回流産する確率は三％となる――以前の数値の一〇倍だ。

だが、ウィルコックスが調べたのは着床以後の流産だけだ。思い出していただきたい、ハーティグとロックは着床前の胚を八個発見したが、その半数に重大な異常性が認められた。こういう胚は、医師に採取されなかったとしても決して着床しないだろう。したがってhCG検査ではとらえられないだろう。それを考えると、多くの研究者は、全受精件数の少なくとも半分が流産すると考えてよいと思うだろう。仮に流産率が五〇%だとすると、[10] 三回流産する確率は一二・五%に上がり、まれな現象とは言い難くなる。

現実の流産と、検知される流産との頻度のギャップは、ウィルコックスらがこの研究を行なって以来、著しくせばまった。そして今後もせばまりつづけることが確実だ。ウィルコックスの研究のために女性たちが毎日の尿を提供しはじめた一九八二年当時は、家庭用の妊娠検査薬が発売されてまだ三年しか経っていなかった。超音波検査器はあったが腹にあてるものだけで、膣内に挿入する高感度の探触子（プローブ）はまだ誕生していなかった。今日ではこういう検査法の発達のおかげで、二〇年前だったら気づきもしなかった妊娠や流産がわかるようになった。ますます多くの女性がこういう新式の検査をするようになっているため、その必然的な成り行きとして、今後、流産率は上昇しているように見えるだろう。いずれ、臨床医も患者も、反復流産はかなりありふれたことだと見なすようになるだろう。

すでに臨床医の多くは、母体が健康でも流産は出産と同じくらいよくあることだと認識している。また、ウィルコックスの研究結果を詳しく調べた人は、そこに朗報を読み取るだろう――流産した女性（二回流産した三人を含む）の九五%が、二年以内に妊娠しているのだ。「ほとんどの女性にとって、初期流産は体のしくみがうまく働いている証拠だ」とウィルコックスは言う。「流産するということは、すでにたくさんのハードルを越えているということだから」この点をよりわかりやすくするために、ウィルコックスは次の事実を指摘する――二年以内に妊娠しなかった一四人において、察知された流産は三件だけだった。奇妙に響くかもしれないが、流産は希望の象徴であることが多いのだ。

「受精の窓」が開いている期間

ウィルコックスの研究結果は、一九八八年発行の『ニューイングランド医学雑誌』に掲載された[11]。この権威ある専門誌は、ウィルコックスの尿コレクションにもとづく論文をほかにもふたつ発表している。ひとつは一九九五年のもので、性交のタイミングと排卵との関係を調べている[12]。それによると、「受精の窓」（受精可能期間）は排卵日を最後とする六日間の間、開いている。この六日の間であれば、性交のタイミングは、後日流産を起こすかどうかにまったく影響しない。これは排卵の五日も前から待機していた精子のほうが、排卵日に射出された精子よりも流産につながりやすいという従来の仮説に、疑義を呈する発見だ。妊娠しやすい六日間の中であれば、「先輩」の精子ももっと若い仲間たちと同じだけの働きをする。

ウィルコックスのこの研究は、性交に最適な時期を決めるために排卵日をチェックするカップルに忠告を与えてもいる。女性の排卵日は、体温の急上昇、あるいは黄体化ホルモン（ＬＨ）濃度の増加によって知ることができる（排卵日予測検査薬はこの生化学物質の濃度を計るもので、現在は薬局で買える）。排卵日までセックスを控えるカップルは、妊娠するチャンスを減らすことになる。また、研究者たちが発見したところによれば、ハーティグやロックらが想定していたのとは異なり、頻繁な性交が精子の能力をそぐ「証拠はほとんどない」。要するに、セックスの回数が多ければ多いほど、妊娠の可能性も高まる。

『ニューイングランド医学雑誌』に掲載されたウィルコックスの三つ目の論文[13]は、一九九九年に発表されたもので、着床は通常、排卵後八～一〇日の間に起こると断定した。ウィルコックスのチームの発見によると、胚が九日目に着床した場合、一三％が流産した。一〇日目に着床した場合は、流産率が二六％に倍増する。一一日目では五〇％以上、それ以降になると八〇％以上になる。

着床するのに九日以上かかる胚は、なにか欠陥があるのだろうとウィルコックスは主張した。受け入れ可能な期間が限られていることが、うまく着床できない欠陥のある胚をふるいにかける機能を果たしているのではないか、とウィルコックスらは推論した。

だがこの発見は、もうひとつの、もっと難しい問題を棚上げしている。それについて探るためには、ほかの方面の研究に目を向けなくてはならない。その問題とは、そもそも、胚にどんな欠陥があるというのかということだ。その答えは、たいていの場合、ハーティグとロックの顕微鏡ではとらえようのなかったレベルにある。

3　問題のある卵

米国中西部に住む若い専門職のふたり、ミシェルとその夫には、なかなか子どもが授からなかった。二年間の努力が実って妊娠はしたものの、赤ん坊は出産予定日の六週間前に胎内で死亡してしまった（その原因はいまもわからない）。思いがけない、つらい死産のわずか二か月後の二〇〇二年七月、二九歳のミシェルは、家庭用妊娠検査キットの陽性反応に胸を躍らせ、すぐに、かかりつけ医に電話した。医師が告げた出産予定日は、夫の誕生日だった。自分たちの人生の歯車が、またうまく動き出したような気がした。

最初の受診で、ヒト絨毛性ゴナドトロピン（hCG）の量を調べるために採血を受けた。このホルモンは、二～三日ごとに倍増しなければならない。最初の数回目まで、hCG量は問題ないように見えた。七週目で超音波検査を受けた。このころになれば心拍が確認できるはずだった。「うまくタイミングが合わないなあ」と検査技師は言った。「医師《せんせい》を呼んできますね」

「それで、ぴんと来たの」とミシェルは私に言った。

医師はこのまま自然に流産が起きるのを待ってもいいし、数日内に子宮内容除去術を受けてもいいと説明した。「ただ待っているなんて耐えられなかったわ」彼女は除去術を選んだ。

二〇〇二年一一月、つらい死産からわずか六か月後に、ミシェルはふたたび家庭用検査キットで陽性になった。「夫も私も今度こそ、うんと気をつけようと思ったわ」とミシェルは私に言った。「妊娠のたびに、すごくつらい思いをしてきたんだもの」最初の二回の診察で、hCGは正常に増加していた。七週の超音波検査のとき、技師は速やかに心拍を確認した。「私たちはふたりとも、声をあげて泣いたの」技師はふたりの反応の激しさにとまどっているようだった。

「おわかりにならないのも無理ないけれど」とミシェルは事情を話した。「私たち、もうすでに二回、赤ちゃんを失っているのです」

医師の話によれば、流産する可能性は五％にすぎないとのことだった。

一〇週の二〇〇三年一月、医師はもし、心拍が聞こえなくても、赤ちゃんが死亡しているということではありませんよ、と言いながら、ドップラーで胎児の心拍を調べた。はたして、心拍は確認できなかった。そこで医師は、超音波技師にもっと精密な機械で心拍を調べてもらおう、と夫婦を上の階に行かせた。ふたりは目をうるませ、嗚咽をこらえながら階段をのぼった。

「心拍はありません」技師の言葉がふたりの耳に冷たく響いた。「この赤ちゃんは、八週半で成長が止まったようです。お気の毒です」技師は部屋を立ち去った。

「夫と私は抱き合って、声を上げて泣いたわ。何でこんなことに、という思いでいっぱいだった」

ミシェルはまた、子宮内容除去術を受けることを選んだ。今回、医師は血液と組織の混じったものを捨てないでラボに送った。胎児や胎盤の組織を見つけて、染色体分析ができることを期待したのだ。

健常なヒトは二三対の染色体をもっている。染色体というのは、私たちの遺伝子を担うDNAの二重らせんがコイル状に折りたたまれている構造体だ。「核型」検査と呼ばれる検査では、組織の細胞から染色体を分離し、その数を数える。ミシェルから採った組織の染色体を調べてみると、この赤ん坊は六九本の染色体を持っていたことがわかった。つまり、各染色体に二本ずつではなく三本ずつコピーがあったのだ――いわゆる「トリプロイディー（三倍体）」と言われる状態で、生存には適さない。原因は、ミシェルの卵に問題があったか、二匹の精子が同一の卵に授精したかのいずれかだと考えられた。
何の説明も与えられなかった前二回と違って、今回ははっきりした原因がわかったので、ミシェルは心の重荷が軽くなった気がした。「私が飛行機に乗ったのが間違いだった、とかじゃなくて、受精卵が異常だったせいだとわかってよかったわ」とミシェルは言った。「今度の子は受精したときから、無事に育たない運命だったのね。私が何をしようと、関係なかったんだわ」

流産を引き起こす染色体異常

二〇〇二年三月、私はカリフォルニア大学サンディエゴ分校（UCSD）医療センターの地下にある、遺体安置所の隣の窓もない研究室に、カート・ベナーシュクを初めて訪ねた。ベナーシュクは、共著で発表したばかりのバンドウイルカの卵巣に関する論文をくれた。彼は当時七七歳。胎盤の研究では世界的な権威であり、輝かしい経歴の持ち主だった。一九四九年に、とったばかりの医学博士号を携えてドイツから米国へ移住したベナーシュクは、病理学者としてハーヴァード大学医学部に勤務した。同僚に、アーサー・ハーティグがいた。ハーティグは、ジョン・ロックとともにあの有名な初期胚の研究を進めている最中だった。ベナーシュクはダートマス大学医学部の病理学部長を経て、UCSDでも病理学部長を努めた。彼の業績でとりわけ注目に値するのは、サンディエゴ動物園において希少種繁殖センターを発足させたことだ。『ヒト胎盤の病理学』など、単独著・共著あわせて二九冊の本の著者であり、双胎発生過程と出生時欠損との関係についての専門家でもあった。ゾウ、アルマジロ、ゴリラ、キヌザル、クジラ、ラバ、キツネザル、リクガメ、ネコ、ボノボ、レイヨウ、ソマリノロバの遺伝子にかんする研究論文を発表していた。そしてヒトの染色体異常と流産を結びつけたのも、彼の先駆的な研究だった。

ベナーシュクは私と話をしている間にも、ひっきりなしに電話やほかの訪問客をさばき、何度もメールをチェックし、つねにパイプをふかして甘いタバコの香りを漂わせた。ベナーシュク自身もまた、魅力と限りない好奇心といたずらっぽい笑顔が混じりあった好もしい雰囲気を漂わせている。しかし、出会った人や考えについて、ためらいもなく、感情も交えず、鋭い意見を述べる。こちらが異議を唱えようものなら、大きな手を振って「結構、結構。きみの好きなように考えたらいい」と言うだろう。そして、自分を無視できるものならやってみろと言わんばかりの、自信に満ちた笑い声を上げるだろう。ふつうの人ならとっくに引退している歳なのに、まるで大学院生のように科学論文をむさぼり読む。

ベナーシュクはスライドガラスにはさんだ標本をぎっしりと立てて収めた大きな箱から、標本のひとつを取り出した。それは流産した胎芽で、ミシェルの赤ん坊と同じように、染色体のセットを三つもっているものだった。その胎芽の異常についてベナーシュクから詳細な説明を聞くと、私には、染色体の数的異常が流産にかかわっていることは明白に思えた。だが五〇年前の遺伝学者たちは、正常な染色体がどんなものかさえ知らなかったのだ。

一九五六年のある論文によって、ヒトが四六本の染色体をもっていること、そのうちの二本は男性か女性かを決定するものであることが明らかになった[1]。そしてその三年後には、ダウン症の原因は、二一番染色体に三本のコピーがあること（三染色体性《トリソミー》）だとわかった。その翌年には、一三番と一八番のトリソミーが、さらに重篤な障害を引き起こすことが報告された。どちらの場合も通常、生後一年以内に死に至る。ベナーシュクと、カナダのウェスタンオンタリオ大学のデイヴィッド・カーは、そういう染色体異常が健康上の重大な問題や早期死亡の原因となるのなら、流産を引き起こす染色体異常もあるのではないかと、別々に推測した。「あのころは、自然流産の原因など、誰にもわからなかった」と、ベナーシュクは語った。

一九六一年には、トリプロイディーの染色体が原因で起きた自然流産に関する研究報告が数編、発表された。同じ年、ベナーシュクはある学術的会合で、流産物によって染色体異常を調べる研究の可能性について、カーと論じ合った。一九六三年までに、両者とも、流産物に染色体異常が高頻度に見られることを証明する論文を発表している[2]。カーとベナーシュクが染色体の核型を調べた流産物、計四五例のうち、ほぼ四分の一に染色体異常があったのだ。

染色体異常の頻度の高さと多様さがわかって、生殖生物学に新たな一章が開かれた。「みんなびっくりしていたよ」とベナーシュクは言った。

『受胎産物はどこへ行った?』〔米国のフォークソングの名曲『花はどこへ行った』のフレーズのもじり〕――C・J・ロバーツとC・R・ロウは、一九七五年『ランセット』に掲載された奇抜な論文[3]の中で、こんな疑問を投げかけた。ふたりはそれまでに発表されていた染色体異常の頻度と流産の問題を分析したいくつかの論文と、ハーティグとロックの知見を結びつけ、流産は一般に考えられているよりもはるかに多く起きていると結論づけた。そしてこういう流産の多くは、起こるべくして起こったのだと主張した。「生まれつきの重大な障害という問題を早期発見と中絶によってコントロールするという発想は、非常に優れていて簡便なので、なぜ母なる自然がそのことを最初に考えつかなかったのかという疑問が起こる」と書いている。「母なる自然は考えついたのだと、私たちは考える。着床失敗と自然流産という形での受胎産物拒絶が、自然が製造物の品質を管理するための主要な方法であることを示す証拠は十分あがっている」ふたりは「受胎産物を出生前に排除するのは、おそらく例外ではなく原則なのだろう」とさえ示唆した。そして、机上の空論という色彩のきわめて濃い数学的モデルで、この仮説をテストした。

ロバーツとロウは、イングランドとウェールズにおける自治体の記録を利用し、その地の二〇～二九歳の全既婚女性が一九七一年に経験した生産と死産は合わせて約五〇万であると算出した。ふたりはこの数値を、自分たちがいくつかの〔うさんくさい〕科学的仮定にもとづいて計算した理論上の数値と比較した。彼らのモデルによれば、ほとんどの夫婦が一週間に二回セックスし、四回に一回は避妊をせず、受精可能期間は二日間だけだ。精子と卵子が出会う回数の半数において、受精が成立する。つまるところ、これらの女性たちの出産数は五〇万ではなく二二六万だったはずだ。したがって、五回の妊娠のうち四回は流産だった――ふたりはそう結論づけた。

この挑発的な論文には、自分たちの発見の重要性についての臆面もない自画自賛がくっついている。「私たちの発見の意味は、地球は平らではなく丸いのだという発見が意味したことに似ている」と、ロバーツとロウは書いた。「一般の人々にとって、日々はほぼ同じように続いていく――あることを除いては。その、あることとは、重大だと思われていた問題（たとえば、水平線のかなたへ消える船は、どこへ行くのか）が、もはや問題ではなくなり、心配の種ではなくなるということだ」

それから五か月後の一九七五年八月、フランスのジョエル・ブーエとアンドレ・ブーエという夫婦のチームが、統計学者のフィリップ・ラザールの協力を得て、流産が起こる頻度は一般に考えられているよりもはるかに高いという確固たる証拠を初めて提出した。(4) この記念碑的な研究においてブーエ夫妻とラザールは、一五〇〇近い流産物の核型を分析した。これらはすべて最初の一二週の間の流産によるもので、ブーエ夫妻はこれらを七年がかりで集めたのだった。

ほかの流産研究者たちと同様、ブーエ夫妻がこの、芽生えたばかりの分野に足を踏み入れたのは、ふとしたきっかけからだった。ふたりはポリオ専門の研究センターに勤めていたが、ポリオを予防するワクチンが功を奏してこの病気が激減したため、研究センター全体が、出生時欠損へと研究対象を変えた。ブーエ夫妻は胚の発育異常に注目し、流産の際に排出された血液と組織を研究するようになった。ふたりはパリ中の産婦人科医と接触し、(5) 切迫流産に関係した妊娠初期の出血や痙攣性の下腹痛を訴える患者に、滅菌処理したフラスコを渡すことについて同意を取りつけた。流産した場合には、血液や組織をそのフラスコで受けとめるように、主治医から患者に頼んでもらうのだ。たいていの女性には、夫など、サンプルをすぐにラボに届けてくれそうな誰かがいるものだ。だが、そのために、少々、ややこしい状況が生まれることもあった。あるときは、同一の女性が排出したものを、ふたりの違う男性がそれぞれ運んできた。「ふたりとも、あなたの子よと言われてそう信じていたようよ」とジョエルは回想する。検査結果は、女性本人にだけ送付したそうだ。「医療従事者の基本的条件は、口が堅いことですからね」

ブーエ夫妻の研究では、一〇例のうち六例以上の流産物は、正常な二三対の染色体をもっていないという結果が出た。ベナーシュクやカーがすでに発見していたように、そういう染色体異常の半数以上がトリソミーだった。五例に一例は、すべての染色体に三つずつコピーがあった――ミシェルの場合と同じトリプロイディーだ。それよりはわずかに少ないのがモノソミー(一染色体性)で、これは染色体が対になる相手を欠いた状態だ(染色体異常にはこのほか、テトラプロイディー(四倍体)、モザイク、転座といった奇妙な響きのものがいろいろある)。

患者からの聞き取りで、核型の異常は経口避妊薬、クロミッドのような排卵誘発剤、妊娠歴、父親の年齢のいずれとも無関係だとわかった。しかし母親の年齢の高いこととトリソミーとの間には、強い相関関係が認められた。すでにほかの研究者たちがダウン症に関して発見していたとおりである。

その後の五年間に、同じような大規模な研究がハワイ、スウェーデン、ニューヨーク、英国、日本で行なわれた。どの国においても、流産と染色体数の異常との関連性が頻繁に見つかった。その平均頻度は、ブーエ夫妻が算出した六一・五％よりも五〇％に近い。だがこの食い違いは説明可能でもあった。ブーエ夫妻が調べたのは妊娠一二週までの例だけであり、この時期の流産はほとんどの場合、染色体異常の胎児が受精後ほどなく死んでしまうということが原因だからだ。(6) 一二週以後の流産の場合は、染色体が「正常」であることが多いという重要な発見もまた、実際的意味での重要性があった。その知見は、たとえば現在、臨床医が妊娠中期の流産をくりかえす患者をどう扱うかにも影響を与えている。

そもそも、染色体異常はなぜ流産を引き起こすのだろう？　染色体に過不足があるということは、遺伝子に狂いが生じているということだ。狂いの生じた遺伝子は間違ったメッセージを胎芽や胎盤に送ってしまいがちなので、それらは結果的に正常に発育できず、着床前や着床時に妊娠を終了させてしまうことが多い。たとえば狂いの生じた遺伝子は、心臓の形成や、母体のらせん動脈にきわめて大事な栓をする胎盤のトロホブラスト〔第二章参照〕の形成において間違いを犯すかもしれない。だがそれなら、たとえばダウン症の原因となるような、ある種の染色体異常があっても、流産しないで胎児が育っていく場合があるのはなぜだろうか？　ベナーシュクの考えでは、結局胎盤の大きさが生育可能かどうかの線引きをするのであり、染色体異常の種類によっては、胎盤が胎児の生命を維持できるぐらいの大きさになることが可能なのかもしれない、とのことだった。

このように流産のメカニズムが、細かいところまで解明されるにつれ、なぜこういう染色体異常がこれほど頻繁に起こるのか、なぜ女性の年齢があがるにつれていっそう頻発するのかについても、解明が進んできた。

染色体異常はなぜ起きる

一九八〇年、ハワイ大学のパトリシア・ジェイコブズ、テリー・ハッソールドらが、一〇〇〇の流産例の染色体についての詳細な研究[7]を発表して、この分野を前進させた。彼らは新しい技術を駆使して、流産の場合に起こっているさまざまな異常を正確に描きだした。同じ年、ジェイコブズとハッソールドは自分たちの研究結果を、ニューヨーク市のコロンビア大学で同じようにして、一〇〇〇以上の流産例の染色体を調べたドロシー・ウォーバートンのチームの研究結果と組み合わせた。ふたつのまったく異なる人々の集団に由来するデータは見事に補完しあい、流産研究という分野にとって、確固たる足場を築いた。
その後二〇年にわたって、ウォーバートン、ジェイコブズ、ハッソールドならびに彼らの共同研究者たちは刮目に値する研究論文を生み出しつづけ、流産の原因に深く踏みこんでいく。彼らは全員、この分野の専門家になって、白いベンガルトラのように貴重な一派をなし、流産を深く研究することによって、ヒトの流産についてだけでなく、はかりしれないほど重要な、ほかの科学的問題についても、まったく新しい知見を得ることになる。

二〇〇三年、六月、私はジェイコブズに会った。場所はイングランド、ソールズベリーにある彼女の研究室だ。ジェイコブズは鋭いウィットをもつスコットランド人で、自分は染色体異常を研究しているのであって、流産を研究しているのではないと強調した。「これはあくまでも一般論だけどね、ヒトの生殖についての文献はクズばっかりよ」ジェイコブズによれば、生殖ならびに遺伝についての深い洞察の多くは、博士号（PhD）をもつ研究者たち――ジェイコブズ自身が属している「クラブ」の人たち――の手になる、ハエなどの昆虫やマウスなどの哺乳類の研究から生まれる。一方、ヒトの生殖や遺伝についての研究の多くを発表しているのは医師（M.D.）たちだ。「あの連中の基準や尺度は、私たちのとはまったく違うの」とジェイコブズは不平をもらした。「あきれるばかりよ」

ジェイコブズはこのとき、引退を目前にしていた。四〇年以上前、彼女は輝かしい発見とともに研究者としてのキャリアをスタートした。その発見はいまも、彼女の発見の中でもっとも重要性の高いものだ。一九五八年、それまでに科学論文を一編（カマキリの精巣に見られる染色体異常に関するもの）、発表していた二三歳のジェイコブズは、クラインフェルター症候群の男性の染色体を調べた。[8]彼女はその男性が、四六本ではなく四七本の染色体をもっていることを発見した。クラインフェルター症候群は、長い四肢、小さな睾丸、大きな乳房を特徴とする。それまで、一本のよぶんな染色体をもつ哺乳類について説得力のある論文を書いた研究者はいなかった。ジェイコブズは自分か技術者が何か間違いをしたのだろうと思いこんで、夏休みの旅行に出かけた。しかし、休暇からもどって、実験をやり直しても同じ結果が出て、その男性が確かにX染色体を一本よけいにもっていることがわかった。

X染色体とY染色体がヒトの性を決定することはすでに知られていたが、男性、女性が何によって定まるのかは厳密にはわかっていなかった。ジェイコブズがXXYの男性を発見したことで、ヒトではY染色体が男性をつくることが明らかになった。「私の成功は無知のおかげだったと思うわ」とジェイコブズは言い、経験豊富な遺伝学者たちは、Y染色体はハエの性を決定しないので、ヒトでも同じだろうと決めこんでいたのだと指摘した。

一九七二年、ジェイコブズはハワイ大学に移り、流産を研究した。流産物からは、遺伝子異常を容易に、ふんだんに見つけ出すことができたからだ。流産例の半数には染色体異常があり、半分にはなかった。このことから、ジェイコブズはブーエ夫妻同様に、この明確な分かれ方は自然による実験を示していて、そこから、問題を引き起こした原因を探り出すことができるはずだと考えた。主要な染色体異常であるトリソミーのはっきりとした原因である要素がひとつだけあった――母親の年齢の高さだ。人種は何に関しても、何の影響ももっていなかった。過去に「人工中絶」を経験した女性が、染色体が「正常」である胎児を流産する頻度は、そうでない女性と変わらず、ウォーバートンらの、人工中絶によってその女性が将来、流産するリスクが増すことはないという発見を補強した。

この研究の非常に重要な部分のひとつは、科学とはほとんど関係のないことだった――流産をした女性たちのカウンセリングをしたのだ。「その女性たちにどういう情報が与えられているかを知って愕然としたわ」とジェイコブズは言った。「ほんとに、あきれ返るようなことを教えられているのよ。流産は非常にまれなことだとか。みんな神様に意地悪されたように感じていたわ。私たちは彼女たちがかかりつけの産婦人科医から聞くこととはまったく違うことを言ったの。正確なことを言ったのよ。非常にまれだなんてとんでもない。流産はよくあることよ。帰ったら、ご自分のお母さんに訊いてみなさい。姉さんや妹に訊いてみなさい。つれあいのお母さんやお隣の奥さんにもね。みんなではないかもしれないけど、少なくとも誰かひとりは、流産をした経験があるはずよってね」

私はジェイコブズに、どうしてヒトはこんなに流産率が高いのだと思いますか、と尋ねた。「ひとつには長生きしすぎるからでしょう」と彼女は答えた。「女性の年齢が高くなるにつれて、赤ちゃんを満期までもっていくのが難しくなるの。染色体異常が増えるだけでなく、正常な核型の子どもを流産する率も高くなるわ」もうひとつ考えられるのは、とジェイコブズは続けた。流産が頻繁に起こるのは進化上の理由かもしれない。「人間の子どもはとても手がかかるから」子どもが少ないほうがその一家が生き延びるのに都合がよいというのだ。

コロンビア大学で流産の研究を続けているドロシー・ウォーバートンも同じような答えをくれた。流産は「子どもを産む間隔をあける方法」を提供しているのかもしれないというのだ。ジェイコブズ同様、ウォーバートンもこの考えが純粋に推論にすぎないことを強調した。しかし、この分野の世界的権威であるふたりが同じ仮説に到達したことに、私は深い興味を覚えた。「ひとりの子どもに集中してゆっくり時間をかけられるように間を置くのが理想的ね」と、ものすごく頭がいいけれど、心が別の世界に遊んでいる変わり者のおばさん、という風情のウォーバートンは言う。「よく冗談に言うのだけど、子どもが一人前になるには三五年かかるのよ」

ベナーシュクの説明は単刀直入でわかりやすかった。「突っこむタイミングが悪いんだ」と彼は主張する。ほかの種の交尾のタイミングがどのように決まってくるか考えてみるとよい、と彼は言い、私たちのもっとも近い親戚のチンパンジーの例をあげた。チンパンジーのメスが排卵する際には――発情期にはいると、つまりさかりがつくと――性器周辺が赤く腫れて非常に目立つようになる。交尾は通常、腫れが最大になったときに起こる。ヒトにはそのようなメカニズムがないので、多くの精子が、すでに分解が始まっている「過熟」卵に出会うことになる。

一二年間にわたってサンディエゴ動物園の希少動物繁殖センターを切り回したベナーシュクは、動物の流産については、おそらく現存の科学者の誰よりも幅広い見聞をもっているはずだ。「ヒト以外の種では、流産が起こることがあるとしても非常にまれだ」と彼は言う。

過熟仮説を裏づける科学的証拠もあるが、その反証となる科学的証拠もある。しかし、なぜヒトの流産の頻度がこれほど高いのか、その理由がなんであれ、ヒトの流産がどのように、、、、して起こるのかの詳細については、この二〇年の間で、解明が大いに進んだ。「染色体の数的異常を減らす薬の開発は、私にとって見果てぬ夢だ」とハッソールドは語る。彼は、同じくジェイコブズの弟子だった妻のパトリシア・ハントとともにクリーブランドのケース・ウェスタン・リザーブ大学に移り、ふたりして流産のメカニズムの世界的権威としての地歩を築いた。「現時点での問題は、数的異常に至る道が非常にたくさんあるということだ。一〇年前、一五年前には、素朴にも、大きな原因がひとつあるだけで、それを解決すればいいのだろうと思っていたのだが」

ハッソールド、ハントその他の研究が示しているように、染色体が一本余分にあったり（トリソミー)、一本足りなかったり（モノソミー）するために起こる流産の九〇％までは、女性の抱える生物学的事情が原因である。女の胎児の卵のひとつひとつには、それぞれの染色体が二本ずつ、全部で四六本の染色体がはいっている。減数分裂という名で知られる生物学的分裂がこれらの染色体を半分にするので、受精時には、卵ひとつあたり二三本しかはいっていない。これが、精細胞が運んでくる二三本とあわさって、四六本の染色体をもつ受胎産物となる。実際には、減数分裂は女児の胎芽が最初に卵をつくったときに始まる――しかし、突然音楽がやみ、四六本の染色体をその場に「たちどまらせる」。ある幸運な卵が排卵し、精子に出会うまでその状態は続く。卵は形成されたときからもっている染色体から、二三本を取り除くのに、少なくとも一〇年、たいていは数十年、待たなくてはならない。数的異常は、このプロセスが染色体をうまく「分離」できなかったときに生じる。いちばん多いのは、受精直前の卵の染色体が二二本、あるいは二四本になってしまうケースだ。

このプロセスを男性の場合のプロセスと比較してみよう。男児の胎芽は、いつの日か彼が発射する精子の前駆体にあたるものをつくる。だが、最初にたくさんつくられて数が減りつづけていく卵とは異なり、精祖細胞とよばれるこれらの細胞は体細胞分裂（減数分裂の親戚にあたるが、結果として同じ数の染色体がもつクローンを生み出すような分裂のしかた）によって、常に補充される。思春期になると、減数分裂が始まり、精祖細胞が射精の二、三か月前までに染色体の数を二三本に減らすということがくりかえし行なわれる。

パトリシア・ハントは、ハーティグとロックの研究の影響が色濃いある実験で、年齢と減数分裂におけるエラーの関係を探り、ことがうまく運ばない場合のメカニズムの解明に貢献した。ハントと共同研究者たちは、子宮摘出や卵管結紮を受けた女性から卵を採った。(9) 女性たちの年齢には一八歳から五五歳までの幅があった。ハントのラボでは、これらの卵を試験管内で成熟させ、減数分裂を誘発した。それから、染色体に蛍光色素の「タグ」をつけた――ハロウィーンの折りに子どもたちの首に、紐を通したグロウスティックをかけてやるようなぐあいに。こうすると特別な顕微鏡で、染色体を分離させる装置である「紡錘体」を見ることができるのだ。

紡錘体の「紡錘」は紡ぎ車の糸巻きのことだが、紡錘体がそれに似ているかというと、まあ、似ていないこともないという程度だ。顕微鏡を通して撮られたサイケデリックな趣の蛍光写真が示すように、紡錘体はむしろ、丈夫な糸が何本も張られた卵型のクモの巣のように見える。減数分裂の間に、四六本の染色体はこの糸をたどって、両端の極へと移っていく。すべてがうまくいけば、それぞれの端に二三本の染色体が到着するはずだ。

ハントは、三五歳以上の女性の場合には一〇の卵のうち七個に奇妙な特徴があることを発見した。三五染色体が紡錘体の糸の上にきちんと乗っていなかったり、紡錘体自体が歪んでいたりするのだ。三五歳未満の女性から採った卵では、そのような問題があるのは一〇のうち一個だけだった。結局、三五歳以上の女性は、染色体がきっちり同じ二つのグループに分かれない頻度が、三五歳未満の女性の二倍であることがわかった。

ハントはこの研究結果を一九九八年に発表したが、女性が卵を形成するとすぐ減数分裂を中止し、受精とともに再開することにどういう進化上の論理が働いているのかは理解できないそうだ。「危険なことのように思えるのだけど」とハントは言う。


ここがヒトの生物学の、とりわけ奇妙で興味深い点だ。

女性の父親に由来する二三本の染色体は、染色体セックスのために、ふわふわした卵の懐にすべりこむと、二三本の母親に由来する染色体とペアを組んで寄り添い、手足を絡み合わせて、同様なDNA断片を交換する（交叉）。最初の試験管ベビーをつくったイギリスの遺伝学者ロバート・G・エドワーズが共同執筆者となった一九六八年の論文では、染色体セックスについての非凡な主張がなされている。(10) 減数分裂が誤りなく進行するためには、母親由来と父親由来の染色体がたくさんの箇所で触れ合わなくてはならない、そして、どこで触れ合うかも重要だというのだ。

エドワーズはケンブリッジ大学の同僚だったアラン・ヘンダーソンとともに、マウスの卵を研究し、古い卵では、染色体がパートナーと接触する箇所の数が少なく、触れ合うのは、先端に近い場所であることが多いことを発見した。それに続く研究はひとつの重要な点を除いて、彼らの基本的な知見を裏づけた。その重要な点とは、交叉の頻度とその場所が、年齢と関係があるようには見えなかったことだ。どういうことなのだろうか？

一九九六年、まったく違う視点からこの問題にアプローチしたふたつの研究チームによる論文が、この状況を説明する興味深い仮説を提示した。その片方のチームでは、ハエ遺伝学者たちがキイロショウジョウバエのX染色体を研究した。[11] テリー・ハッソールドもその一員であったもうひとつのチームは、ヒトのダウン症を研究した。[12] どちらのチームも、交叉の数が少ない染色体ペア、あるいは、先端近くで交叉する染色体ペアは、くっつきやすいということを発見した。だが、それらが実際にくっついて、究極的に遺伝子の過不足を招く卵になるかどうかは、年齢次第だ。

研究者たちは、若い女性では、くっつきやすさが増しても必ずしも問題を生じないということを発見した。減数分裂を完成するスタッフ――紡錘体その他の関係者――が自分の役目をはたすからだ。若い卵はちょっといかれた染色体でも、ちゃんと分離させることができる強くて健康な裏方に恵まれている。しかし、卵が年を取り、裏方連中がよぼよぼしはじめると、くっつきやすい染色体は分離するのが難しくなる。

ハエの研究を率いたR・スコット・ホーリーは、私の取材に対して、女性が年をとるにつれて、減数分裂の際に染色体がうまく分離できない頻度は増すが、その原因として年齢自体に注目すると、何が起こっているか見えにくくなると強調した。「女性の年齢が問題なのではない」と、ミズーリ州カンザスシティーのスタワーズ研究所の遺伝学者であるホーリーは言う。「閉経にどのくらい近づいているかが問題なのだ」

この区別は重要だ。前述したように、閉経は、女性の体に残っている卵が一〇〇〇個前後になったときに起こる。確かに年齢が高くなるにつれて、卵の数は減るし、閉経期が始まる平均年齢は五一歳だ。だが、それぞれの女性の卵が減少するペースはその女性によって違う。正常で健康な女性の卵供給が枯渇する年齢は、四〇歳から六〇歳までと幅広い。

ホーリーらの主張によれば、染色体ペアがうまく分離するかどうかは、卵の「プール（貯え）」の規模による。女性の体内のホルモンが減数分裂を制御しているからだ。そして、卵を取り囲む細胞はホルモンを分泌している。卵の数が少なくなりすぎると、月経周期を支えるのに必要なホルモンのレベルも下がり、閉経が始まるのだ。同様に、ホルモンのレベルが下がると、紡錘体形成その他、減数分裂における出来事が起こるタイミングが影響を受け、ホーリーがふざけて「分離不安」と呼ぶものが引き起こされる。「何か具合の悪いことがあって、紡錘体のできるのが遅すぎたり、早すぎたりすると、失敗が生じるのよ」とホーリーは言う。

流産物の核型を調べる意義

生物医学の世界では、山ほどの理不尽な理由によって、基礎研究の知見への臨床への応用がうまくいかないことが多い。核型検査で流産物の染色体を調べることも、まさにその一例だ。

ピッツバーグ大学マギー女性医学研究所の産婦人科医、W・アレン・ホッジは当初、すべての流産物の核型を調べるのは金の無駄遣いだと思っていた。だが、いまでは、うちのような診療所では、場合によっては金の節約になると主張している。そして彼はそれを証明する証拠をもっている。

ホッジは自ら、反復流産の女性の流産物の核型検査をすることの費用対効果を調べた[13]。平均的に言うと、マギー女性医学研究所が、流産をくりかえす女性に対して、原因を突き止めるためのさまざまな検査をした場合、三〇〇〇ないし四〇〇〇ドルかかる。胚または胎児の核型検査はせいぜい六〇〇ドルですむ。

ホッジらが一三週以前の流産例、三七〇例を分析したところ、一〇例のうち七例近くの核型が異常であった。この比較的高い数値は、ひとつには、当該女性のかなりの部分が、染色体の数的異常が多くなる三五歳以上であったことを反映していた。また、ブーエ夫妻の研究における と同様、胎齢の高い胎児を除外することによって、研究者たちは、研究結果を異常が多いほうに歪めていた（女性が長く胎内に保つことができた胎児には、遺伝子異常はまれである）。ホッジの考えでは、この結果が意味しているのは、流産をくりかえす女性に対して、臨床医がたくさん行なう、金のかかる（しばしば不快な）検査は、正常な核型の赤ん坊を流産した女性にだけ必要なものだということだった。

ホッジの分析には、反復流産の女性についての興味深い発見がもうひとつあった。この女性たちはすべての妊婦と同じように、流産する赤ん坊に遺伝子異常があることが多かった。「こんなに不運が集中する人がいるとは思っていなかった」とホッジは言う。（五回以上の流産では確率が変わってくる。この女性たちのグループでは、正常な赤ん坊を流産する率が高くなる）。だから、二回、三回あるいは四回流産した女性の場合、なんらかの生物学的理由が隠れているというよりは、運が悪かったのだといえそうだ。実際、流産回数が四回までの女性がまた妊娠した場合、満期出産に至るのがふつうであることが、多くの研究でわかっている。

一回だけ流産したことがある（状況としてはごくありふれている）からといって、その後、流産をする確率はほとんどふえない。デンマークの病院の記録をもとにした、ある大規模な研究は、妊娠していると診断された三〇万人の女性について調べたものだが、流産歴のない女性が流産する確率は一一％であるのに対し、一回流産したことがある女性が流産する確率は一六％にしかならないという結果が出ている。[14]
スペクトルの反対側の端についていうと、世界最大の反復流産クリニックをもつセントメアリー病院の臨床医が行なった研究は、流産の原因となる問題が特定されていないが、三〜一三回の流産経験がある二〇一人の女性について、驚くほど高い満期出産成功率を示している。[15]クリニックの責任者であるレスリー・レーガンとその同僚たちが一九九七年に発表したところによると、これらの女性の七〇％が、流産を防止する医学的介入なしに、満期出産に至っている（以前に生児を出産したことがあるかどうかは、成功率にまったく関係がない）。四〇歳以上の女性は流産をする率が高い（五二％）――ほかの研究も、流産歴よりも年齢の方が重要であることを示している。[16]また、五回以上流産をした女性も流産率が高い（四八％）。それでも、大切な胚あるいは胎児を失ったことのあるすべての人にとって、この研究のメッセージは朗報だ。

ブリティッシュ・コロンビア大学と提携しているブリティッシュ・コロンビア子どもと女性の健康センターは、カナダのヴァンクーヴァー市にある。高い木立や美しい庭に囲まれた邸宅がつづく高級住宅地の四つのブロックを占める大きな建物の中に、先進的な反復流産クリニックや、毎年約八〇〇の「受胎産物」の染色体構成（核型）を調べる大規模な遺伝子ラボがある。クリニックを切り回す産婦人科医、メアリー・スティーヴンソンは、医療従事者は最先端の科学を流産ケアにとりいれるのにもっと積極的になるべきだと強調する。「この患者さんたちは長い間、冷遇されてきたのよ」スティーヴンソンは多くの研究で、妊娠しにくい人と満期出産までもっていきにくい人とが一緒くたにされているのがとりわけ腹立たしいと言う。「一〇年前には、わかっていることがほとんどなかった。患者さんたちは、自分たちの話に耳を傾けてくれる人がいるというだけでとても喜ぶわ」

流産患者たちが声を大にして言っていることのひとつは、染色体異常が原因だったのかどうかわかったら嬉しいということだ。「患者さんは流産の原因を知る必要があるの」とスティーヴンソンは言う。彼女は核型検査を、自分の仕事の中心的な部分に位置づけてきた。

核型検査は人口統計学的理由によって、さらに重要性を増している。医師が「高齢妊婦」と呼ぶ三五歳以上の妊婦が多くなればなるほど、染色体異常が多くなるはずだからだ。スティーヴンソンの同僚で減数分裂と流産を研究するウェンディー・ロビンソンは、三〇年間にわたるブリティッシュ・コロンビア州の母親の年齢の変化を図表化し、この人口統計学的変化の大きさを示した。一九六八年には三五歳以上の女性の出産は、初産の二%、全出産の八%強だった。二〇〇一年には初産の一三%、全出産の二〇%近くが三五歳以上の女性によるものだった。

ヴァンクーヴァーの同施設のラボで調べる受胎産物はほとんどの場合、子宮内容除去術で除去された組織だ。だが、同時にクリニックでは妊婦全員に、八〇ミリリットル容器とゴム手袋を渡し、血や組織がパッドについていたり、トイレットボウルに出たりしているのを見つけたら採集するよう、指示を与える。「患者さんたちはそうすることで力が湧いてくるように感じるの」とスティーヴンソンは言う。「私たちは患者さんたちに、医者を教育する方法を教えているの。彼女たちなら緊急治療室に運びこれまれても、そこの医師に、受胎産物を容器にとるように指図するでしょうね」

核型検査の技法は四〇年前からほとんど変わっていない。私はスティーヴンソンに伴われてラボを訪れた。ラボを切り回している技術者のブレンダ・ローマックスが案内してくれた。メインの部屋におかれた数台のコンピュータ・モニターに染色体の顕微鏡画像が映っていた。離れたところからは棒が踊っているように見え、近づくと、芋虫がうじゃうじゃいるように見えた。ローマックスは恒温器からペトリ皿を取り出した。そこには、流産物から分離されたばかりの、とろりとした液状の細胞がのっていた。「心臓が止まっても、細胞は成長しつづけるの」とスティーヴンソンが説明した。そのおかげで、体細胞分裂プロセスを適切な時点でストップさせ、分離した染色体のセットを取り出すことができる。染色体を染色すれば、顕微鏡下でそれを見ることができる。

経験を積んだ目には、異常な染色体が「向こうから飛びこんでくる」とローマックスは言う。「私たちは自分の家族を知っているように、染色体を知り抜いているの」

伝統的な核型検査技法には、重大な欠点がいくつかある。ローマックスの言い方を借りると、標本が「伸び悩み君」で染色体についての十分な情報を提供してくれない場合もある。母親の細胞が混入している場合も多い。母親の細胞と胎盤のそれとがくっつきあっているために——あるいは、掻爬の際に胎児・胎芽の組織と子宮の組織が混じりあうために——母親の細胞がはびこってしまいかねない。つまり、誤って母親の染色体を分離してしまうわけで、検査の結果出てくる核型は当然母親のものなので、臨床医は、患者が正常な女児を妊娠していたという誤った結論を出すことになる。

ローマックスは、比較的新しい核型検査の手法を見せてくれた。これはもともとガンの研究で開発された方法で、細胞を培養する必要がないため、前記のような問題が生じない。「比較ゲノムハイブリダイゼーション（CGH）」というこの技法では、まずDNA（染色体を構成している物質）を抽出し、緑色の蛍光プローブで標識づけをする必要がある。それから、正常な染色体をもっているとわかっている人のDNA標本をとりだし、赤い蛍光プローブで標識づけする。最後に、赤で標識づけしたDNAと緑で標識づけしたDNAを混ぜ、同じ的《まと》に吹きつける。その的は、別の正常な人の染色体からなっている。DNAとDNAはくっつきあう。的の染色体にくっついた赤よりも緑の方が多い場合は、緑で標識づけした標本のその染色体に、トリソミーが存在することがわかる。また、さらにほかの技法を用いて、標本のDNAの量をはかることができ、染色体のセット全体のコピーがよぶんにある異常も検知できる。

ローマックスは二〇〇〇年に、ブリティッシュ・コロンビア大学のダグマー・カルーセックとともに、比較ゲノムハイブリダイゼーションが流産の検査結果にどれほど大きな影響を与えるかを示す論文を書いた[18]。ふたりは新旧両方の技法を用いて三〇一の流産標本を分析した。そのうち、一〇例のうち一例以上が、培養がうまくいかず、昔ながらの核型検査には耐えられなかった。十分に育った標本のうち、一二検体は母親の細胞が混入していて、従来の核型検査では間違った結果が出てしまうものだった。対照的に、比較ゲノムハイブリダイゼーションをするのに十分なDNAが抽出できなかった標本は全体で六検体に過ぎなかった。

これらの知見はスティーヴンソンの患者にも幅広く、大きな影響を及ぼしている。ローマックスの説明で、私にもそれがよくわかった。ローマックスは、比較検査ハイブリダイゼーションを施したばかりの標本を表すグラフをコンピュータの画面にダウンロードした。「これはメアリー（スティーヴンソン）の患者さんのひとりの標本で培養がうまくいかなかったものなの。でも、いまから真相が明らかになるわ」とローマックスは言った。二番染色体は明らかに赤より緑の部分が多かった。「この検体には二番染色体の余分なコピーがある」とローマックスは判定を下した。ローマックスの肩越しに覗きこんでいたスティーヴンソンが、流産物に二番染色体が三本あったのだから、この患者さん自身は、たくさんの検査や介入が必要な問題を抱えていない可能性があるわね、と言った。

スティーヴンソンは流産物の核型についての情報を、流産防止の介入の研究に参加してもらう患者を選ぶ目的にも利用している。彼女は大多数の反復流産研究者が、流産物の核型検査をせずに、流産をくりかえす患者なら誰でも研究プログラムに組みこんでしまうことに批判的だ。このステップを飛ばすと、流産の原因となる問題を抱えている患者とそうでない患者をごっちゃにしてしまうことになる。「患者の選別こそ、肝心要の問題よ」とスティーヴンソンは言う。

早くも一九三八年にこのジレンマを認識していたのは、パーシー・マルパスだ[19]。マルパスはリヴァプール女性病院——興味深いことに、今日、この病院には、世界でも数少ない流産治療クリニックのひとつがある——で、二〇〇〇例の妊娠の結果を調べ、流産の頻度を分析した。そして『英国産科婦人科学雑誌』に掲載された論文で、流産をくりかえす女性と、「自然治癒」する女性とをどうやって区別するかを論じた。彼は当時人気があった治療法——ビタミンE、プロゲステロン、小麦麦芽油、鉄剤、そして砒素（！）——を検討し、いかなる論文も、治療を受けていない女性が満期出産する（自然治癒する）率を考えに入れていないと指摘した。「治療法の成果を正確に判断するためには、自然治癒率の問題に十分な注意をはらうことが必要だ」とマルパスは書いている。

妊娠例の一八％が流産に終わる。一七％は原因となる問題がない女性に起こる流産で、一％は「反復流産」の女性だ。だから、治療法の試行にもとづいた論文の焦点がこれらの「反復流産女性」にあてられていたとしても、そして試された治療法が、彼女らの抱える問題を一〇〇％解決したとしても、少なくとも一七％は流産するはずだ。「これよりもよい結果は、あまりに多くのことを証明しすぎだ」とマルパスは冗談めかして書いている。

マルパスは重要な真実を認識していた。しかし、彼の研究は——数十年にわたって医学界に影響を与えてきたもの[20]ではあるが——大きな欠陥をもっていることが証明されている。反復流産の女性が、次の妊娠を継続できない率を高く見積もりすぎていたのだ。彼は三回の流産のあとの妊娠では七三％、四回の流産のあとでは九四％が流産すると考えていた。流産をくりかえす女性はみな、原因となる問題をもっていて、それがすべての妊娠に影響を及ぼすという誤った前提を設けていたためだ。

二〇〇二年、スティーヴンソンの研究チームは、流産をくりかえす女性の多様性を強調する報告をした。[21]この研究は、流産回数が三〜一二回の二八五人の女性を対象としたものだった。核型検査をした四二〇の標本のうち、染色体異常があるものが、ほぼ半数に及んでいた。この結果は、それらの女性やそのパートナーの体に根本的な不都合がない場合が少なからずあることを意味していた。またこの研究は、染色体異常と年齢の関係についても、興味深い材料を提供した。一八歳から三五歳までの年齢層で染色体異常のある流産をした女性が、また妊娠して流産したときに、染色体異常のない流産である割合は六四％だった。そして、それよりも上の年齢層では、逆に染色体異常のある流産が六四%を占めた。これは、未確認の生物学的問題が背後にあると考えられる割合が、若い年齢層の女性の流産では三分の二だったのに対して、高い年齢層では三分の一にすぎなかったことを示す。「いちばん大切なのは、染色体の正常な子をくりかえし流産する患者を特定すること」とスティーヴンソンは言う。
反復流産治療センターの医師や、アレン・ホッジのように、生殖医療センターやもっと一般的な産科クリニックで働いていて、費用対効果についての意識が高い少数の医師は別として、患者の流産物の核型検査をする開業医は今日でもごく少ない。スティーヴンソンのような専門家が、核型検査は流産をどう取り扱うか決めるのに欠かせないと強く主張しているにもかかわらず、その状況は変わっていない。

二〇〇三年九月、私はミシェルに連絡をとった。三四週での死産と二回の流産を経験し、二回の流産のうちの一回ではトリプロイディーだったとわかった、あの中西部の女性だ。ミシェルは私にEメールをくれた。「私はいま、妊娠七か月です。今度は嬉しい結果になるように、ひたすら祈っています。おなかの赤ちゃんは男の子で、私はハイリスク患者担当チームに、しっかりと見守られています。だからきっと今度こそ、私の物語はハッピーエンディングを迎えるでしょう」ミシェルは三月の下旬に私と会ったときには、すでに妊娠判定検査で陽性反応が出ていたことを認めた。「あのときは言えなかったの。どうしてだか、わかってもらえますよね?」

一一月二〇日、医師は分娩を誘発させた。「私の神経がそれ以上、もちそうになかったの」ミシェルは健康な男の子を産んだ。

II

謎

4　母体が胎児を拒絶する？――リンパ球免疫療法

夫のリンパ球の注射を受けることに同意する前に、ジェスが経験した希望と絶望のサイクルは、妊娠と満期出産のために医学の助けを求める多くの女性が経験するものだ。彼女はカリフォルニア南部に住む私の友人だが、彼女の希望で本書ではニックネームだけを用いる。ジェスが生殖医学の世界を巡る放浪の旅を始めたのは二九歳のときだった。このとき、ジェスは婦人科医から子宮内膜症の診断を受け、この問題に対処するための手術を二回受けた。子宮内膜症は何らかの理由で、子宮の組織に似た組織が子宮外で成長してしまう病気で、不正出血、卵巣嚢胞、炎症、瘢痕による卵管癒着などを招くことがある。ジェスの受けた手術はこの組織を取り除くものだった。しかし、手術をしても、妊娠は難しいかもしれない、と婦人科医は警告した。それで、ジェスは三二歳という比較的若い年齢で、夫とともに生殖医療専門医を訪れた――その後、訪れることになる多くの専門家のうちの最初のひとりを。

ジェスは卵巣を刺激し、排卵を促すクロミッドを服用しはじめた。だが、幸運には恵まれなかった。一年しないうちに、彼女は体外受精と胚移植に挑んだ。「ほんとにつらい経験だった」とジェスは回想する。彼女は、物言いは柔らかだが芯の強い女性で、物事に対して理性的に対処し、感情をあらわにすることはめったにない。「彼らが私の中にそれを入れたとたんに、むだだとわかったわ。案の定、すぐに流れてしまった」次に、ジェスと夫は、私とシャノンが訪ねたと同じ著名な開業医の診察を受けた。二、三週間のち、まだ、その新しい医師の精密検査が終わらないうちに、ジェスは自分が妊娠しているのを知った。

ジェスは三か月目にはいるのを待って、その朗報を自分の両親に告げた。次の月——シャノンの場合と同じく、レイバーデーだった——痙攣性の痛みに襲われて、ジェスは医師に電話した。「医師はこう言ったの。『仕方ないですね』って」翌朝の五時、ジェスは流産した。「トイレに行ったの。目も腕もある赤ちゃんだったわ。夫も私も半狂乱になったわ。こういうことが起こるまで、私は涙なんて流したことがなかったのに」

夫婦は胎児をタッパーウェアに入れて冷蔵庫に収めた。そして、翌日、分析してもらうために医師のところにもっていった。しかし、ラボの技術者はその標本の取り扱いを誤った。「せっかくもっていったのに、あの人たちったら、台無しにしてしまったのよ」とジェスは言う。クリニックの医師のひとりが、わざわざジェスの夫に忠告して、「何にも読まないほうがいいですよ。混乱するだけだから」と言ったそうだ。

インターネットで幅広く調べた末、ジェスは子宮内膜症をもつ自分の年齢層の女性の体外受精成功率がカリフォルニアでもっとも高いクリニックを見つけ出した。それはサンフランシスコのパシフィック生殖医療センターだった。流産から七か月経った一九九八年三月、ジェスは夫とともに、同センターの医師のひとりに会った。その医師は、夫の白血球――厳密に言うと、リンパ球――をジェスに注射することで流産のリスクを下げられるといった。いろいろ調べてみても、リンパ球免疫療法がなぜ効くのか、ジェスにはぼんやりとしかわからなかった。だが、ジェスは注射に同意した。「それまで、ほかのところでやっているのを見たことがないことを、提案されているのだということはわかっていたわ。『それはダメ。やめておけ』とどこかに書いていないかと思って探したけれど見つからなかった。このクリニックの成績はよかったし。それで、私は思い切って信じることにしたの」

免疫反応の関与？

ワクチンが病気を予防するように、リンパ球免疫療法(1)は流産を予防する、と賛成者は主張する。その考えは、赤ん坊が父親の遺伝子を含んでいるため、母体が赤ん坊を侵入者だと判断して誤った免疫反応をしてしまう場合があるという仮定にもとづいている。父親の白血球を母親に注入することで、母親の免疫システムがこの外来者（赤ん坊）に対して、より寛容になるはずだというのだ。

リンパ球免疫療法については論議が非常に多い。賛成者はこの療法を科学の最先端だと言い、批判者はおまじないのようなものだと言い、注意深く行なわれた研究では、リンパ球免疫療法が効かないこと、むしろ、流産のリスクを増すかもしれないことが証明されていると力説する。かまびすしい論争が交わされる中で、多くのカップルが耳に栓をして、この療法のおかげで赤ちゃんを授かったのだと信じこんでいる――科学的データが山ほどあっても、この確信を揺るがすことはできない。

免疫反応が多くの流産の原因になっているという考えは、一九五二年、英国の免疫学者ピーター・メダワーが進化にかんする会議に出て講演をしたときにさかのぼる。(2) 翌年、出版され、記念碑的な論文となったこの講演で、メダワーは、通常母親が胎児を拒否しないのはなぜかと問いかけた。ブラジルに生まれ、オックスフォードで教育を受け、めばえたばかりの移植生物学のパイオニアだったメダワーは、二メートル近い長身で、文字通りの意味でも比喩的な意味でも周囲を見下ろしていた。そのずっと以前から知られていたことだが、皮膚や器官をひとつの個体からほかの個体に移植すると、被移植者の免疫組織が移植された組織を攻撃し、数週間のうちに滅ぼしてしまう。免疫システムは外来の移植組織を、ウィルスや細菌のような、速やかに排除しなくてはならない危険な侵入者だとみなす。この拒絶のプロセスの観察が端緒となって、免疫システムは攻撃してはならない「自己」と「非自己」を区別できるという考えがうちたてられた。メダワーは胎児を移植組織とみなした。これ以後、主要な流産研究者はみな、さまざまな点でメダワーのこの概念から強い影響を受けることになる。

メダワーの講演は「脊椎動物の胎生の進化によって提起された免疫的ならびに内分泌的諸問題」というタイトルにふさわしく広範な内容にわたっていた。進化の歴史上、胎生――母親が子どもを身ごもり、出生時に生きている状態で産む能力――は卵生の鳥類、爬虫類、魚類などからの大きな一歩であり、母子の関係を大きく変えた。メダワーは、カート・ベナーシュク同様、さまざまな種について膨大な知識をもっていた。考えをめぐらしながらとつとつと話したり、自然の不思議さに打たれたように黙りこんだりしながら、メダワーは、そもそもどうして胎生の母親の免疫システムが、腫瘍にも似た、急速に分割していく細胞の塊であるわが子を、すぐに排除しないのかという問題に、大胆に切りこんでいった。メダワーは自分の考えが「机上の空論であることは認めるが、結局、それほどひどく間違っていたわけではない、ということになるかもしれない」と言い、「出生前の死、すなわち流産について既知の原因をすべて並べても、説明されない残余は非常に大きい」と強調した。

その「説明されない残余」に導かれて、メダワーが目を向けたのは、母親が自分の胎児を攻撃する免疫反応を示した可能性があるという、一九三九年にさかのぼる知見だった。一九三九年の研究のきっかけは、二五歳の女性が死産し、その後、自分と同じ血液型の夫から輸血を受けるという一連の出来事だった。その女性は輸血反応を示した。彼女の免疫システムが輸血された血液細胞を攻撃したのだ。これによって、胎児が父親から受け継いだ何かを、母親の免疫システムが同じように攻撃したのではないかという疑いが浮かび上がった。

これに続く研究によって翌一九四〇年、その「何か」の正体がつきとめられた。それは、アカゲザルにおいて初めて発見されたある種のタンパク質で、白人の八五%、黒人の九〇%、アジア人の九九%に存在する。ほどなく明らかになったのは、次のようなことだった。アカゲザル（rhesus monkey）の名をとってRh因子と名づけられたこのタンパク質をもっていない女性が、これをもっている男性との間の子をみごもった場合、赤ん坊はRh陽性になることが多く、その血液が女性の体内の免疫システムの引き金を引く。この抗体反応は第一子に対しては比較的弱い。しかし、子どもを生んだことがある、もしくは流産したことがあるRh陰性の妊婦の場合、母体の免疫反応が胎児を殺しかねない。この発見はメダワーの言葉を借りると「現代臨床生物学の勝利のひとつ」だった。

しかしメダワーは、比較的まれなRh不適合（現在では容易に治療できる）よりも、それが描き出している原理に興味をもった。その原理はすべての妊娠に適用できるはずだと彼は考えた。免疫システムという観点から見ると、すべての人は独自の「バーコード」をもっており、それはそれぞれの細胞の表面に並んだタンパク質（抗原と呼ばれる）の形で表される。免疫システムが自己と非自己を区別するのに、このバーコードをどのように利用するかについて、一九五二年当時の科学者たちは初歩的な認識しかもっていなかったが、メダワーは、母親の抗原は、母方と父方の遺伝子がまじりあっている胎児のそれとは異なっているに違いないということを理解していた。しかし、すべての母親が自分の胎児に対して免疫攻撃をしかけるわけではない。それには何らかの理由があるのだろうと、とメダワーは考えた。とはいえ、「とりわけ妊娠の早い時期に」母体の免疫システムが、胎児の中に非自己の抗原のかたまりを見たときに、攻撃をしかけて流産を引き起こす「可能性を無視するとしたら、非常に愚かしいことだろう」とメダワーは警告した。[3]
メダワーは、この反応が起こらない理由として、三つの可能性をあげた。第一に、なんらかのバリアーが胎児と母体の血液循環を切り離しているのかもしれない。第二に胎児の抗原が未成熟であるために、母体の免疫システムがそれを外来者として認識しないのかもしれない。第三に、母体の免疫システムが鈍くなり、外来者の存在に対して寛容になるのかもしれない。
寛容という考え方は、メダワーの率いる研究チームが終えたばかりの実験にもとづいていた。二卵性双子の子ウシの赤血球がまじりあっていることが多いという知見に触発されて、一九五一年、メダワーらは二卵性双子の子ウシの一方の皮膚を他方に移植することができるという報告をした。これらのキメラの子ウシたちは、生まれたときから、自分のものではない細胞をもっているため、免疫システムが、二卵性双子のもう一方の片割れの皮膚に対して寛容になっているのではないかと思われた。その後、メダワーらはこの実験をもう一歩進め、胎児のマウスや新生児のマウスに外来の細胞を注射することによって、ほかのネズミの細胞に寛容なネズミをつくりだした。

　メダワーは妊婦かその胎児かのコルチゾン分泌が増すという仮説を提唱した。コルチゾンは、移植組織への免疫反応を鈍くすることがすでにわかっているホルモンだった。この仮説を支持する証拠はほとんどなく、メダワー自身も、「思いついたことを言ってみただけだ」と控えめな言い方をした。しかし、メダワーが提起した疑問は残った。妊婦が胎児を拒絶するのを防ぐために、妊婦の免疫システムの中で何かが働いているのだろうか？

　メダワーの思索は意図せずして、生殖免疫学という新しい分野を生み出した。この分野の研究者たちは、免疫反応が流産の原因になるという証拠と、その誤った反応を正す治療法を必死になって探し求めてきた。メダワーはやけど患者への植皮や、腎臓、心臓その他の器官の移植を可能にした重要な発見に寄与したことで、一九六〇年にノーベル賞を受賞したが、皮肉なことに、生殖免疫学の研究はしなかった。しかし、一九六三年には、大学院生としてメダワーの指導を受け、しばしば論文を共同執筆したルーパート・ビリンガムが、胎児を移植組織と考える見方に検討を加えた。

　翌年、非常に長いため、二部にわけて、『ニューイングランド医学雑誌』の連続した号に掲載された論文[4]で、ビリンガムはメダワーがやりかけたまま放置した議論をとりあげた。ビリンガムは、胎児がなんらかのバリアーによって、免疫システムの攻撃から護られた特権的な場所にいるという考えを退けた。Rh因子が示しているように、血液が母子間を行き来することが明らかであるだけでなく、多くの動物実験で、細胞が胎盤を両方向に通り抜けることが裏づけられていた。胎芽や幼い胎児はまだ、免疫システムの引き金を引くことのできる抗原を生み出せないという、メダワーの二番目の仮説は、新しい情報（その一部はビリンガム自身のラボから得られたものだった）によって、「決定的に論破」された。残る可能性は、母体の免疫システムが何らかの未知のメカニズムによって、胎児を許容する、というものだけだった。

しかし、ビリンガムは、コルチゾンに誘発される寛容さについてのメダワーの考えに対しても、説得力のある反論を提示した。妊娠によってコルチゾンがふえるとすれば、妊婦は外来の移植組織に対して、寛容の度合いを増すはずだ。しかし、マウスとウシに植皮した実験では、妊娠によって、外来の物質に対する免疫攻撃が弱まるということはまったくなかった。その後、何年も経ってから、ビリンガムは母体の免疫寛容についての独自の理論を提唱した。のちにこれが、リンパ球免疫療法——ジェスやそのほかの無数の女性たちが試みた独特な流産治療法の理論的根拠になる。

リンパ球免疫療法の根拠

医学の世界では、『ニューイングランド医学雑誌』に論文が掲載されると、その理論に箔がつく。トーマス・エジソンによって創刊された『サイエンス』誌は、基礎研究の世界において、『ニューイングランド医学雑誌』が医学界でもっている力に勝るとはいえないが、同じような影響力をもっている数少ない雑誌のひとつだ。一九七三年、『サイエンス』は、当時テキサス州ダラスのサウスウェスタン医科大学にいたビリンガムが、産婦人科の研修医だったアラン・ビヤーとともに執筆した、妊娠と母体免疫システムの変調にかんする革新的な論文を掲載した。[5] ビリンガムとビヤーはまず、ラットの実験で、胎仔の中の父親由来の抗原に対する母体免疫システムを人工的に変えることによって、胎仔に病気をつくりだすことができることを示した。そして次に、父親由来の抗原で母親の免疫状態を変え、父親由来の遺伝子をもっているからという理由では胎仔を攻撃しないようにすることができることを示した。ビリンガムらの仮説は、自分たちの免疫操作がメスの体の中に、メスの白血球が胎仔を害することを妨げる「遮断抗体」をつくるというものだった。つまり、彼らは免疫システムを止めるために、免疫システムを利用したのだ。

一九七〇年から一九八〇年まで、ビリンガムとビヤーはこれらの仮説を、動物実験によって幅広く研究し、二ダースもの論文を発表することになる。『サイエンス』のような審査の厳しい雑誌[6]に掲載されたものは一編もなかったが、『移植組織としての胚』という論文は、広く読まれている『サイエンティフィック・アメリカン』誌に載った。[7] 一九七五年に、ふたりの思考は急激な変化をとげる。マウス、ハムスター、ラットでの研究から、彼らがある論文で用いた表現によれば「受胎産物と母体との遺伝子不同が、着床と満期までの発育のチャンスを著しく増加させる」という結論に達したのだ。

遺伝子不同とは一体なんだろう?

そう、ビリンガムとビヤーは、両親が遺伝的に異なっているほど、満期出産のチャンスが増すと結論したのだ。この見解は、遺伝子的相違のゆえに母体が胎児を攻撃するという初期の仮説からの大きな転換を意味していた。少なくとも部分的にはデータのあいまいさのせいで、ビリンガムとビヤーはこの新理論の背後にあるメカニズムを明確に説明することができなかったが、本質において、拒絶から胎児の保護へと視点を移したということは間違いない。母体の免疫システムが当然のこととして胎児を攻撃するという理論に依拠している点は変わっていないのだが、同時に、同じ母体の免疫システムが胎児を攻撃から保護する——ただし、それが起こるのは、母親が「遮断抗体」を作るのを促すだけの、十分な遺伝的相違がある場合だけだ、と主張するようになったのだ。

プレッツエルのようにねじれた論理だが、近親結婚のタブー視と符合するだけに、いくらかの説得力があった。しかし、生物学者たちは明確なメカニズムを伴わない仮説を嫌う。そのため、この理論は最初から、あらゆる点で疑問視された。しかし、臨床研究者がうさんくさい仮説にもとづいた医学的介入を試してみて、それが有効であると証明したら、お堅い生物学者も黙るしかない。ワクチンの歴史を見れば、それがよくわかる。エドワード・ジェンナーは、ウィルスも免疫システムもまだ発見されていない時代に、ワクチンが天然痘を予防することを証明するのに成功した。極論すれば、医学的介入が功を奏するなら、メカニズムはどうでもよいのだ。

一九七九年、ビヤーはビリンガムとメダワーの仮説をヒトでテストした。この研究のために、この仮説の条件に合う三組のカップルが動員された。この三組はいずれも五回ないし七回の流産を経験しており、血液検査によってパートナー間の遺伝的近似性が非常に高いことがわかっていた。ビヤーはそれぞれのカップルの女性と男性の白血球を試験管内で混ぜ合わせたが、大した反応は生じなかった。おそらく遺伝的な近似性が、このような実験で通常起こる免疫反応を妨げているためだろうと思われた。ビヤーは、これらの女性の免疫システムがパートナーによる侵入を許容する結果として、女性は遮断抗体をつくることができず、彼が「生殖非効率性」と呼ぶ状態を招くのだろうと仮定した。そして、それならば、女性にパートナーのリンパ球を注射して、受け入れやすすぎる免疫システムを圧倒し、パートナーの抗原がはいってきたときに遮断抗体をつくらせることによって、寛容を「打ち破る」ことができるのではないだろうか、と考えた。

夫のリンパ球の注射を受けたのち妊娠した最初の女性は、それまでに七回の流産を経験していた。この人は当時三七歳の専門職の女性で、米国国立医学図書館のデータベースであるメッドラインを検索して、ビヤーを見つけた。「論文がたくさん出てきたわ」と彼女は私に言った。（彼女は自分のことは「S・J」というイニシャルで書いてほしいといった。S・Jというのは、ビヤーが論文で彼女の症例を紹介したときに用いたイニシャルだ）。「そのときは論文をいちいち読みはしなかったわ。私はただ、この分野でもっとも精力的に研究している人を探していたの。そして、一番論文の数の多いのがビヤー先生だったの。二番目の人より四つも多かったわ」

一九七九年秋、S・Jはビヤーに初めて会った。場所は当時彼が勤務していたミシガン大学だ。ビヤーの要請で、S・Jは夫と自分の血液標本をもってきていた。S・Jは劇的効果を狙って、マザーバッグからそれを取り出した。「先生の関心を引こうとしたのよ」とS・Jは笑う。「芝居っ気のあるたちなの」ビヤーとS・Jは何時間も話をした。「先生はすばらしい人よ――考えが深くて、すごく能力があって、こっちの身になってくれるし、いろいろ教えてくれるし」

S・Jにとって、ビヤーは子どもをもつための最後のチャンスだった。精神的にもっともつらかった七回目の流産のとき、彼女は夫と産婦人科医と三人で、むせび泣いた。「三人とも悲しくて、悲しくて……」二五年ばかりたったいまでも、S・Jはそのときのことをよく覚えている。「夫は言ったの。『もうたくさんだ。これ以上は耐えられない』って」S・Jは産婦人科医にカウンセリングを求めた。「私は何をしたらいいのか、一生懸命考えたの。夫は疲れ果てていたわ。それまでに、心も体もジェットコースターのように急上昇、急降下をくりかえしていたから、それがこたえたのね。でも、私はもう一度、チャンスがほしいと思ったの」S・Jは流産を何度もくりかえしたことについて「上の階のお方〔神のこと〕とも大議論」をしたと言う。「もう一度やってみるべきかどうか、真剣に考えたわ」

夫のリンパ球の注射を受けてまもなく、S・Jは妊娠した。S・Jの四〇回目の誕生日の贈り物にするために、夫は彼女が大きくふくらんだおなかに愛猫を乗せているところを描くように肖像画家に依頼した。「私、その絵がとても気に入ったの」とS・Jは語る。「もし分娩できなくても、妊娠している姿は残る、と思ったの」一九八〇年九月、S・Jは最初の「ビヤー・ベビー」を産んだ。二九五〇グラムの健康な男児だった。「私にとってビヤー先生は、まさに天の助けだった」とS・Jは言った。「いまでも親しくおつきあいいただいているわ。私の考えでは先生は、ほかの誰とも比べ物にならないほど完璧な、患者思いのお医者様よ」

大西洋の向こうでも、移植と免疫システムを専門とするロンドン大学セントメアリー病院医学校の研究者、ジェイムズ・モーブレーが、リンパ球で免疫することにより反復流産の女性の流産を防げるかどうかを研究しはじめていた。移植の分野では、あらかじめドナーのリンパ球によってレシピエントの免疫状態を変えることにより、移植組織あるいは移植器官の生着率を高められることが、数人の研究者によって立証されていた。この概念を流産の分野に広げることは、差し迫った必要から考えても大いに意味があることだった。

モーブレーらはビヤーよりも一歩踏み出して、この療法がほんとうに有効か否かを評価するために注意深くデザインされた研究を行なった。過去に流産をくりかえした女性のうち、ほとんどとは言えないにせよ、多くの人が何の医学的介入もなく満期出産することを考えると、介入が有効かどうかを判断するのは難しい。仮に研究に参加した女性の五〇％が医学的介入なしに満期出産するとしよう。流産をくりかえしたことのある妊婦一〇〇人にチューインガムを処方して、その治療法が五〇％の頻度で有効だったと主張するような研究もありうる。

このような問題を避けるために、臨床研究者たちは「無作為化プラセボ対照二重盲検試験」というものに頼る。まず、同じような特徴をもつ患者を選んで、無作為にふたつのグループに分ける。一方のグループ（被験群）はその治療法を受け、もう一方のグループ（比較対照群）は、ダミーの（言い換えればプラセボの）治療法を受ける。先入観による影響を減らすために、臨床医にも参加者にも目隠しをもうける。つまり、誰がほんとうにその治療を受けているのか、実験が終わるまで、臨床医にも参加者にもわからないようにする。一九八二年、モーブレーはリンパ球免疫療法についての最初の無作為化プラセボ対照二重盲検試験を開始した。

精密さの証として、モーブレーらは同じパートナーとの間で少なくとも三回の流産経験のある二〇九人の女性を調べ、Rhマイナスだったり、パートナーに対する抗体がすでに検知されていたり、（本人あるいはパートナーの染色体異常など）流産の明確な原因があったりといった、データを混乱させるおそれのある要素をもつ一〇四人を除外した。参加した残りの一〇五人のうち、四七人だけが妊娠し、試験を全うした。

その四七人の女性は、妊娠するとすぐ、夫のリンパ球の注射（被験群の場合）、あるいは自分自身のリンパ球の注射（比較対照群の場合）を受けた。モーブレーらが一九八五年に『ランセット』誌で報告したように、被験群の女性の七八％が無事に生児を生んだのに対し、比較対象群（プラセボ群）で満期出産までこぎつけたのは、三七％にすぎなかった。モーブレーらは、父親のリンパ球によって母親の免疫状態を変えることは「非常に顕著によりよい結果（ママ）を生む」と結論づけた。

免疫療法の有効性にかんする疑義

この結果だけ聞くと、説得力があるように思えるが、その前年にノルウェーの夫婦の研究チームが発表した論文は、「優しい愛に満ちたケア（tender loving care　略してＴＬＣ）」が同様の結果をもたらすことを示している。

一九七一年から一九八〇年までの間に、オスロのバビル・ストライ＝ペーダシェンとスヴェッレ・ストライ＝ペーダシェンは、三回以上の流産経験のある一九五組のカップルを追跡した。これらのカップルに、流産の原因となる問題があるかどうか徹底的に調べた末、八五組を「原因不明」であると判定した。それから、その女性たちのうちで、妊娠した六一人を二四人と三七人のふたつのグループに分けた。対照群の二四人はいかなる医療も受けなかった。三七人の女性には、心理的サポートと毎週の医学的検査からなるTLCが提供された。対照群の女性のうち、満期出産までこぎつけたのは三分の一にすぎなかった。一方、TLCを受けた女性の八三％が健康な赤ん坊を産んだ。

モーブレーらは『ランセット』のストライ＝ペーダシェンの論文に示された結果を心にとめ、リンパ球免疫治療法の研究では、被験群と比較対照群の両方の患者に、同じように接するように試験をデザインした。しかし、ストライ＝ペーダシェンの発見は、今日に至るまで、薬や手術の有効さを主張するあらゆる研究に疑義をつきつける。被験群と比較対照群は同じTLCを受けただろうか？　どちらかがよけいにTLCを受けてはいなかったか？　両グループが試験以外の場面で受けたTLCに違いはなかっただろうか？　これらの疑問は、リンパ球免疫療法をはじめとして、女性が満期出産をするのを手助けしようとするほとんどすべての試みに激しい議論がつきまとう理由の一端を示している。「ぬかるみのようなものだ」というのは、二〇〇一年、すでに引退していたモーブレーが私に語った言葉だ。「反復流産は、状態でも症状でも病気でもない。反復流産は機能不全だ。その機能不全に原因がたくさんあるとしたら、反復流産という分野はいつまでたってもぬかるみのままだろうね」

モーブレーは一九八五年に萌芽的な論文を発表したのち、リンパ球免疫療法を提供しつづけた。ビヤーや世界中に散らばるほかのたくさんの臨床医たちも同じだった。『ニューズウィーク』誌に一九八六年に掲載された流産についての特集記事の中で、リンパ球免疫療法は、流産防止の最前線を行く「驚異的と言っていいぐらいすばらしい」療法の一例として紹介された。[9] その記事はビヤーをとりあげ、彼が一一九人の女性の免疫状態に手を加え、そのうち九六人が妊娠したこと、そして、そのうちの五二人が満期出産し、二四人はまだ妊娠中で、流産したのは二〇人にすぎないことを伝えた。このように、比較対照群のない、生《なま》の数字は、本格的な研究の準備段階としての意味しかなく、そこに何らかの科学的な意味を読み取るのは不可能だ。この記事に引用されているビヤーの発言を見ても、それが可能だという含みはまったくない。だが、『ニューズウィーク』の記者はそういう細かいことを意に介さなかったようで、ビヤーのリンパ球免疫療法は「シンプルで、エレガントで、すばらしく効率的」だと述べている。

オーストラリア、台湾、デンマーク、イタリア、スコットランド、米国、イングランドで、ほどなく無作為化比較対照研究が始まったが、いずれも一〇〇人に満たない規模で、リンパ球免疫療法が助けになるのか、何もしないのか、あるいは、害をなすのかについて、統計学的にしっかりとした根拠のある答えを出すのは難しかった。リンパ球免疫療法をめぐる混乱がはなはだしかったため、一九九〇年代にはいると、さまざまな試験から得られた情報をひとつにまとめ、「メタアナリシス」をするという試みが始まった。異なる研究の間には、確かに違いが存在するが、メタアナリシスは、すべての患者が同一の試験に参加したと仮定することによって、被験群と比較対照群の人数を最大限に大きくし、ぬかるみの中にいくらかの明瞭さを求めようとするものだ。一九九三年に発表された、あるメタアナリシスは、リンパ球免疫療法は益も害もないという結論を出した。しかし、翌年に報告された、米国生殖免疫学会がスポンサーとなった二つの研究では、被験群の成功率（七〇％）が比較対照群の成功率（六〇％）をわずかに上回った。

モーブレーをはじめとして多くの研究者が、リンパ球免疫療法をもっとも強力に擁護するひとりであるビヤーを疑いのまなざしで見ていた。ビヤーが自分の仕事についての無作為化プラセボ対照二重盲検研究を発表しないことがその理由だった。「彼はきちんとした方法で比較対照研究を実施したことが一度もない。それに、患者によってやり方を変える」とモーブレーは私に言った。リンパ球免疫療法が重大なリスクをはらんでいる可能性があると強調する研究者もいる。輸血の場合と同じで、リンパ球免疫療法の手法は、男性の血液細胞の中にひそむ検知されていない感染症をうつすおそれがある。ＨＩＶ（ヒト免疫不全ウィルス）やＣ型肝炎が、それを検知する技術が開発されるまでの数年間、血液のドナーからレシピエントに感染していたことを忘れてはならない。また、他人の血液細胞を注入することが、移植手術後の拒否反応のような危険な免疫反応の引き金を引くこともありうる。これらの懸念に加えて、科学者が想像すらできないようなリスクがあるかもしれないと、シカゴ大学の遺伝学者で流産を専門とするキャロル・オーバーは指摘する。「だいたい、みんな、女性に外来の細胞を注入することについて軽率すぎるわ」とオーバーは私に語った。「長期的に見てどんなことがあるか、わからないのに」

ほかの多くの研究者たちと同様、果てしない論争にうんざりしたオーバーは、一九九二年、すべての疑問に答え、論争を沈静化させることを期して、ある研究を組織した。反復流産研究（Recurrent Miscarriage Study 略してＲＥＭＩＳ《リミス》）と名づけられた、この研究には、五二四組のカップルが参加することになっており、無作為化プラセボ対照二重盲検試験が四年にわたって実施される予定だった。シカゴ大学に移ってリンパ球免疫療法を行なう人気クリニックを切り回していたビヤーは、当初からこの研究に参加することに同意しており、オーバーはそのことを非常に心強く感じていた。「私は彼を尊敬していたの」とオーバーは語る。「私がこの分野にかかわるようになったのはアランのおかげだったわ」

だが、研究の終わる前に、オーバーとビヤーの間には、埋めることのできない溝ができていた。

一九九八年三月六日――パシフィック生殖医療センターが私の友人のジェスに、リンパ球免疫療法が無事に満期を迎える助けになるかもしれないと告げる三日前――にデータ安全性監視委員会という名称の独立した委員会が、オーバーたち、REMISの調査官たちに、REMIS研究の中止を勧告した。REMISの調査官たちは優秀な研究者の一団で、ヴァンクーヴァーのメアリー・スティーヴンソンもその一員だった。アラン・ビヤーはもはや含まれていなかった。米国でもどこでも、公衆衛生規則にのっとって、このような監視委員会が客観的なアウトサイダーとして臨床試験にかかわり、臨床試験の進行状況を定期的にチェックしており、試験の結果が明らかに、害または益のいずれかを証明している場合には、実験を早い段階で止めて、試験参加者を守る役割を担っている。リンパ球免疫療法を受けた女性の方がプラセボ群よりも流産率が高いという発見に直面して、REMISの調査官たちは、二二〇〇万ドル規模の臨床試験をただちに中止した。

REMISの調査官たちは一年以上の間、臨床試験結果を公表しなかった。スポンサーである米国国立衛生研究所（NIH）も、臨床試験の規制を行なう米国食品医薬品局（FDA）も公表しなかった。国じゅうの開業医たちはリンパ球免疫療法を続けた。

パシフィック生殖医療センターはジェスを、サンホゼの近くのロスガトスでアラン・ビヤーと提携してリンパ球免疫療法を行なっているロスオリボス女性医療グループに紹介した。一九九八年九月、ジェスは夫のリンパ球の三回の注射のうちの最初の一回を受けた。一一月、ジェスは二回、夫のリンパ球を注入されたのち、パシフィック生殖医療センターにもどって、五つの胚の移植を受けた。そしてその月のうちにロスオリボスを訪れて、もう一回、リンパ球注射を受けた。翌月、ジェスは妊娠を知った。「最初から最後まで何から何までうまく行ったわ」とジェスは言う。

一九九九年八月、ジェスは健康な女児を産んだ。

そのひと月前、『ランセット』誌の一九九九年七月三一日号に、キャロル・オーバー、メアリー・スティーヴンソンその他の調査官たちによるREMIS研究の詳細な報告が掲載された。臨床試験が打ち切られるまでに、参加基準（原因のわからない三回以上の流産）を満たした一七一人の女性がプラセボか、リンパ球免疫療法かのいずれかを受けた。研究の終わりまでに、被験群の六八人の女性が妊娠し、その半数近くが満期出産した。比較対照群では六三人が妊娠し、六五％が満期出産した。「何の益も見られないので、この医学的介入を、原因不明の反復流産の治療法として用いないように勧告する」というのがオーバーらの結論だった。

「生殖免疫学の父」

二〇〇一年七月、私がはじめてアラン・ビヤーとコンタクトをとったとき、流産を上手に取り扱って、成功に導くという彼の評判は世界じゅうに広がっていた。[10]「私たちはみな、あそこにかかっている患者と話したことがあるが、患者たちは彼に心酔している」とREMISの調査官だったジェイムズ・スコットは私に言った。スコットはユタ大学を活動の中心とする産婦人科医で、かつて先駆的な生殖免疫学者、ルーパート・ビリンガムのもとでビヤーとともに訓練を受けた人だ。一九九六年、『ピープル』誌は「希望の注射」と題した記事で、ビヤーの人物像を紹介した。その記事の最初には、白髪頭の「マーカス・ウェルビー（米国のテレビドラマの主人公。親身で献身的な理想的医師）のそっくりさん」が「ビヤー・ベビー同窓会」で、大勢の赤ん坊や幼児や子どもに取り囲まれている写真が出ていた。二〇〇〇年、ビヤーはNBCの報道番組『デートライン』で紹介され、全国的な注目を浴びた。

ビヤーのウェブサイトを見ると、彼の「生殖医療プログラム」の詳細が記されていた。リンクをたどると、リンパ球免疫療法をはじめとするさまざまな科学的トピックの長い解説があった。生殖免疫学的治療について保険会社に給付を請求しようとする人へのアドバイスもあった。患者から寄せられた感謝の言葉の数々は、心酔と言っていいほど深い敬愛の念をもっている人が多いという話を裏づけていた。

そのような感謝の言葉のひとつは、七回の流産を経験した女性の夫からのものだった。流産に悩む人たちを助けることができる医師はビヤーのほかにはいない、と彼は書いていた。「信じてください！　ほんとなんです！！！」彼は感嘆符をふんだんに使って叫んでいた。「ビヤー先生はマイケル・ジョーダンの天才とビル・ゲイツの知性と、マザー・テレサのような困っている人への愛をかねそなえた人です。ぼくがこう言うふうに言うのは、ぼくらは、こんなに親身になってくれて、ぼくらを心から助けたいと思ってくれる人に（両親をのぞけば）初めて出会ったからです。ビヤー先生こそ医者の鑑《かがみ》です。ビヤー先生に神のご加護がありますように！」
月満ちて女児を授かり、ガブリエルと名づけた別の夫婦はこんな詩を寄せている。題して「この人——ビヤー先生賛歌」

せっかく来たのに生まれないで行ってしまった赤ちゃんたちのために
来る日も来る日も涙に暮れて、心はりさけた母さんたちのために
なすすべのないつらさを、年ごとに深めた父さんたちのために
そんな私たちみんなのために、神はビヤー先生を遣わされた。
その人は、人の痛みのわかる心の深い人。
その人は、寸暇を惜しんで学ぶ真摯な人。
その人は、大胆に方針を変える勇気のある人。
ああ、この人こそ、私たちを生き地獄から救ってくれた人、
私たちにガブリエルをもたらしてくれた人。

シカゴ医科大学のフィンチ健康科学大学に本拠を置くビヤーのプログラムは、流産の原因となる免疫学的問題を五つのカテゴリーに分け、その二つをリンパ球免疫療法で治療していた。ビヤーがリンパ球免疫療法についてウェブサイトに書いた「消費者ガイド」は、遮断抗体のメカニズムについて私が読んだ説明のうちで、もっとも明確な部類に属するものだった。とはいえ、やはり読んでいるうち

に頭がこんがらがってわからなくなった。「遮断抗体は何をするのだろうか？」とウェブサイトは問いかける。「この問題についてはまだ、最終的な形での答えは用意できていないが、次のように考えられている。母親につくりだされた抗体が（父との共同作業でにつくりだされた）胎盤の細胞にくっつき、それらをカモフラージュして、母親による拒絶から守る――いわば、狼に羊の着ぐるみを着せるように。そして、また、この抗体は胎盤にとって肥料として働き、栄養を与える。その栄養によって、胎盤は成長し、「根」を出して母体にくっつく」

ビヤーを痛烈に批判するひとりであるジョゼフ・ヒルは、二〇〇二年に独立開業するまで、ハーヴァード大学医学部の関連病院であるブリガム女性病院で反復流産クリニックを切り回していた人だ。ヒルは私と会った折に、ビヤーのウェブサイトを嘲笑して言った。「ビヤーはたくさんの情報をもっている。そのほとんどはガセネタだが。一大宗教だな」モーブレー同様ヒルも、ビヤーがリンパ球免疫療法やほかの医学的介入について厳密な研究を行なわないことを批判した。「あれは自己アピールの上手な人だ」ヒルはかつてビヤーの下で勉強していたことがある。「カリスマ性があるし、ジョークもうまい。だが、データの裏づけがないことを言うのは感心しない。残念なことに、彼は自分の仮説を科学的な方法で検証しようとしたことがないんだ。まあ、傍流だね。だが、信者はたくさんいるよ」

私はビヤーの主張に好奇心をそそられ、REMIS研究で否定的な結果が出たのにリンパ球免疫療法を続けていることに強い興味を抱いた。Eメールでインタビューを申しこんだところ、ビヤーはすぐに、とても気持ちのこもった返事をくれた。(11)「喜んでインタビューに応じます。私はわが国の生殖免疫学の父ですから」と彼は書いてよこした。彼はＲＥＭＩＳ研究には「欠陥がある」と主張した。

それに続く二、三週間の間に、私たちは電話で長時間話し、詳細にわたるＥメールをやりとりした。ビヤーの話では、それまでにリンパ球免疫療法を施した女性の数は一万二〇〇〇人を超えており、その多くは、免疫学にもとづいたほかの医学的介入も同時に受けていたそうだ。ビヤーの患者の平均[12]像は、年齢三八・六歳で、四・四回の流産経験があり、「心身ともに傷ついて、たいていは絶望して」いた。彼がリンパ球免疫療法を施した女性のうち、無事に出産したのは八六・九％――小数点以下まで細かく言うところを見ると、厳密に計算してはじきだした数字なのだろう――とのことだった。「治療をしない場合には、無事に満期出産にこぎつける率はわずか二五％だ」と彼は言った。

決着のつかない論争

アラン・ビヤーはＲＥＭＩＳを回顧して、自分の手助けがなかったらあの研究は行なわれなかっただろうと言った。その点については彼の言うとおりだ。米国国立衛生研究所（ＮＩＨ）はＲＥＭＩＳを実施するための助成金を求めるキャロル・オーバーの申請を二度却下している。彼女には十分な数の患者が集められないのではないかという懸念がその理由だった。「アラン・ビヤーがシカゴにいる以上、患者を集めるのは無理だよと言われたわ」とオーバーは回想する。確かに、女性が――それも自分の体内の生物学的時計の針が動いていることにやきもきしている女性が、同じ街で世界的に有名なビヤーの治療が受けられるのに、プラセボを与えられるかもしれないオーバーの研究に参加したがることは考えにくい。

一九九二年、オーバーが助成金を得られたのは、ビヤーが自分の患者をオーバーらの無作為化プラセボ対照試験に送りこむことに同意したあとのことだった。ビヤーはまた、その助成金申請を審査する専門家グループの議長を務めていたのが自分だということを、私に向かって強調した。しかし、オーバーらは、その時点以降ビヤーは何の助けにもならなかったと不満を述べる。「二年目の終わりには、アランがひとりの患者も回してくれる気がないことがはっきりしたわ」とオーバーは言った。

ビヤーの説明はこれとは異なっている。そして、内輪もめの詳細を知るにつれ、私は、多くの流産研究が科学的にしっかりとした結論に至らないわけをかなり理解できた気がした。「私は一二四人の患者の書類を選考係の看護師のところに送っていた」とビヤーは言う。「だが、無作為化に同意して、試験に参加した患者は結局、ひとりもいなかった。難儀なことに、彼女らに先入観を与えたといって、私が責められた。彼女らはまず、診察と治療を期待して私のところに来たわけだ。そしてそのあとで、無作為化試験に参加するという選択肢を与えられた。看護師が『試験に参加できるかどうか調べる検査を受けてください。検査の結果、だめだったら、ビヤー先生のところにもどって無料で治療が受けられます』と助言しても、彼女らは『ばか言わないでよ』と答えた。それで私が非難された」

ビヤーは仮説をたくさんもちながら、それらについて無作為化二重盲検比較対照試験を行なわないことについて、長年にわたって、手厳しい批判を受けてきた人だが、それにもかかわらず、注意深くデザインされた臨床試験が行なわれれば、この分野の進歩に役立つだろうという意見に賛意を表した。「だが、子どもに恵まれない患者を相手にするということは、心が傷ついて、疑い深くなり、警戒心をつのらせている人を相手にすることだ。彼女たちは自分を責める癖がついている。もちろん、二重盲検臨床試験なんかに興味はない。REMISにかかわりはじめたとき、私はそのことがまったくわかっていなかった。患者が無作為にふりわけられることを拒否するとは思ってもいなかった。それで、大ごとになった」二、三分後に、ビヤーはさらにインパクトの強い説明をつけ加えた。「子宮の中で子どもが死んでしまうという経験をすると、精神状態が別人のように変わってしまうものだ」

しかし、REMISの調査官たちは、研究に参加する条件を満たしていて、しかも参加してもいいと言ってくれる女性を一七一人見つけ出した。障害は確かにあるにしても、乗り越えられないほど高いハードルではなかったのだ。(ロンドンのセントメアリー病院のレスリー・レーガンらも、研究者たちがこの問題をクリアできるという証拠を提供している。レーガンの研究チームは、反復流産の研究を何度も行なっている。「臨床試験もたくさんやったわよ」とレーガンは言う。「患者を集めるのに苦労したことはないわ」)

ビヤーはまた、REMISの調査官たちが五二四組のカップルを集めるという目標を達成できなかったことを指摘した。そして、実際に参加した一七一人のカップルを見つけるだけでも参加基準を緩めなくてはならず、流産の原因となる問題をもつ人の参加を許してしまった可能性があると主張した。そして、さらにREMISの調査官たちが夫のリンパ球を女性に注射すべく準備したやり方も批判した。彼らは通常、ひと晩保管して翌日用いていたから、リンパ球は有効性を失っていたというのだ。「私が保管したとしても、そんなやり方では、細胞が死んでしまい、役にたたないだろう」とビヤーは言った(ジェームズ・モーブレーも、私に同じようなことを言った。自分は常に新鮮なリンパ球を使う、古いものは役に立たないから、と)。

ビヤーはREMIS研究を「危険」なものだったとまで言った。自分は、女性がパートナーのリンパ球の注射に対して適切な免疫反応を示していると判断するまでは、避妊するよう勧めているが、REMISはそうしなかった、というのだ。「誤った治療をすれば、患者は悪くなる。免疫上の問題をいっそう悪化させるおそれがあるからだ」とビヤーは言った。「REMISのリンパ球免疫療法のやり方はまちがっていた。あんなやり方では赤ん坊を殺すことになる」

生物医学のいずれの研究分野でも論争は盛んに行なわれる。しかしたとえば、エイズ研究と流産研究との間には違いがある。それは論争の量や、それにかける情熱の違いではなく、質的な違いだ。エイズ研究者も意見が一致せず、口汚く言い争うことは多い。しかし多くの研究が行なわれて、そこから誰もが同じ解釈を引き出せる結果が出て、激しい論争に決着がつく。薬によってエイズの母子感染を防ぐことができる。コンドームはエイズが広がるペースを落とす。特定の薬を特定の割合で混ぜた「カクテル」は感染者の余命を延ばす。一方、流産研究の世界には、言い争いばかりする各派を結びつける共通語がない。あらゆることについて、みんなが意見を異《こと》にし、いくらデータが出ても論争が終わらないように見える。

さまざまな要因が一緒になって、流産研究の困難さを増している。リンパ球免疫療法を含めて多くの医学的介入はスポンサー企業をもたない。したがって、FDAの検閲を通るような、費用のかかるきちんとした研究をデザインする動機に欠ける。前述のように、四回以下の流産を経験した女性のほとんどが、いかなる助けもなく無事に子どもを生むので、害をなさない治療法であれば何でも、それを用いる実際的な利点の有無にかかわらず、効果があるように見えるだろう。そして、何かが自分に効いたと思いこんだ女性は、その治療法の熱心な擁護者となるので、科学と身の上話を区別するための無作為化プラセボ対照研究に参加してくれる患者を集めることが、いっそう難しくなる。最後に、それぞれの仮説の背後にある科学的原理があいまいなせいで、どういう患者がその治療法から利益を得る可能性があるのか、ということがわかりにくい。

私はリンパ球免疫療法論争を一挙に解決しようと、仲立ちを買って出て、ビヤーとその批判者の双方から、論点とそれに対する反論を引き出した。オーバーらはビヤーの批判に対して、筋の通った反証を私に示した。REMISは一九八五年のモーブレーの研究に倣《なら》ってデザインされたもので、用いた参加基準は、モーブレーの研究とまったく同じだった。REMISの調査官はリンパ球注射に対する免疫反応を測定した。もっとも、満期生産の成否との相関関係は見られなかった。新鮮なリンパ球の方がよく効くという証拠を示す論文はない。コロンビア大学の著名な生物統計学者で、REMISを監視し、臨床試験の中止勧告をした、独立した委員会の一員だったポール・マイヤーは、研究は「非常に適切に」実施されていたと断言した。中止勧告が出たのは、単にあの治療法を提供しつづける合理的な理由がなかったからだという。

私はこれらの反論をビヤーに伝えたが、リンパ球免疫療法は女性が無事に子どもを生むのを手助けするのに欠かせないというビヤーの姿勢は揺るがなかった。そして、REMIS研究の結果が出たあとも、自分の患者たちがリンパ球免疫療法に寄せる関心にはまったく翳りが見られなかった、と彼は言った。「影響はゼロだった。なんにもなしだ。これには私も驚いたよ。自分が一生を捧げた何かが間違っていたり、危険だったり、予想外のものだったりする——そういう人生もあるだろうさ。だが、私は、まさに正反対の気持ちだね。私たちはいま、リンパ球免疫療法は、正常な妊娠をまねているのだということを学びはじめているところだ」

REMISにかかわった研究者たちも、かかわっていないが、その研究結果を知っているほかの研究者たちも、私が取材した範囲では全員が口をそろえて、ビヤーをはじめ、リンパ球免疫療法を提供しつづけている医師たちを非難した。「まだ続けているなんて、あきれてものも言えないよ」と言ったのは、REMISに参加し、また優れた専門誌『産科学と婦人科学』の編集長でもあるジェイムズ・スコットだ。セントルイスのワシントン大学医学部産婦人科部長で、REMISの調査官のひとりだったジェイムズ・シュライバーは、リンパ球免疫療法は何らかの作用をもっているだろうと考えていることを認めた。「だが、それは、子どもをもつのを助けることではないね」ハーヴァードのジョゼフ・ヒルはREMISには参加しなかったが、REMISはリンパ球免疫療法が効かないということを示した六番目の研究――そして、もっとも優れた研究だと言った。「あんなものがどうしてまだ許されているのか、理解できないね」

それらの批判を伝えると、ビヤーは冷静を保とうと努力した。だが、苛立ちは隠せなかった。ビヤーは、あるとき、「私は呪医《じゅい》のように言われている」と言い、自分が生殖免疫学について一〇〇以上の論文を発表していることに触れた。「私がまちがっているのなら、どうしてうちの患者たちは彼らのところに行かないのかね？」ビヤーはさらに言葉を続け、彼のことをもっとも声高に批判する人たちは、彼のデータベースにある証拠をもっていないのだと説明した。「気の毒なやつらさ。私がどういうデータをもっているか知らないのだから」

私はREMIS研究で明らかになったことに照らして、この「療法」と称するものがどのように規制されているのか知りたくて、FDAに問い合わせた。

FDA職員で、細胞療法の監督を担当するフィリップ・ノグチは、リンパ球免疫療法のような実験的治療法はFDAの承認を得ていなくてはならないはずだが、承認を求める申請がなされたことはなく、承認はもちろん出ていないと答えた。それだけでなく、私がこの問題を持ち出すまで、FDAはこの療法がそれほど普及しているとは知らなかった、とノグチは認めた。「適切な処置をとります」とノグチは言った。

二〇〇二年一月三〇日、FDAはビヤーはじめ、依然としてリンパ球免疫療法を提供しつづけていた医師たちに文書を送った。文書は彼らに、この「研究用新薬」をテストするにはFDAの許可を得なければならないということを告げるものだった。ビヤーがのちに私に語ったところによれば、フィンチ大学が彼の研究用新薬申請を支援しようとしなかったので、同大学を辞めたとのことだった。ビヤーはアラン・E・ビヤー生殖免疫学・婦人科学センターを創設し、二〇〇三年後半、シカゴ、ロンドン、そしてカリフォルニア州ロスガトスの三か所のクリニックで診療が始まった。

二〇〇三年一〇月、私はビヤーの患者が大勢集まるウェブサイトの掲示板を覗いてみた。[13] 患者たちが自分たちの喪失や勝利について語り合う、このサイバーサロンでは、リンパ球免疫療法についての話も盛り上がっていた。この療法を受けに、米国の人々はメキシコまで行くのだという。

ゆらぐビヤー仮説

ＲＥＭＩＳ研究が終わるころには、ビヤーの提唱するメカニズムに疑義を呈する証拠がたくさん出てきていた。同様に、胎児を外部からの移植組織とみなすメダワーの概念も、ますます脆弱なものに感じられた。キャロル・オーバーが私に強調したように、「母体の免疫システムが胎児の細胞に対してネガティブな反応をするという証拠は何もない」

オーバーがＲＥＭＩＳ研究の指揮をとることになったのは、サウスダコタ州のハテライトの集団における妊娠と免疫についての遺伝的研究で成果をあげたからだ。再洗礼派の一派であるハテライトは平和を愛する農民だ。彼らの先祖は、一五二八年にティロリアン・アルプスからロシアに移住し、さらに一八七〇年代に米国に移住した。四〇〇人ほどが現在サウスダコタ州の一部となっている地域に住みついて、コロニーと呼ばれる共同農場をつくった。オーバーは一九八二年に、サウスダコタのシュミデロード・ハテライト・コロニーの遺伝子研究を始めた。このコロニーの人々は、六四人の先祖の血を引いていた。この濃い血をもつ人々は子だくさんで、当時、一家庭あたり平均九人の子がいた。オーバーと彼女の共同研究者たちが、免疫と妊娠についての主要な仮説のいくつかを検証するにはうってつけの集団だった。

免疫システムが自己と非自己を区別することを可能にする細胞のバーコードはヒト白血球抗原（human leukocyte antigens　略してＨＬＡ）というタンパク質の一族を含んでいる。今日までに、これらのタンパク質をつくる九つの異なる遺伝子が発見されている。それぞれの遺伝子（ＨＬＡ－Ａ、ＨＬＡ－Ｂなどと呼ばれる）には何十もの変異があり、九つの遺伝子がいっしょになって、個々の人が独自のバーコードをもつことができるようなシステムをつくっている。一九八六年、オーバーはハテライトの夫婦（遺伝的には、またいとこ同士のような感じだ）と彼らの子どもをもとうとする試みを追跡しはじめた。

ビヤーの主要な流産理論の土台にあるのは、母体は胎児をよそ者として認識しなくてはならない、なぜならばそれによって、母体の免疫システムが遮断抗体をつくり、遮断抗体が、ほかの免疫細胞が侵入者（胎児）を攻撃するのを止めてくれるから、という考えだ。もし、夫婦のHLAが非常に似ていたら、母体は遮断抗体をつくることができず、胎児は攻撃に対して無防備なままになる、とビヤーは主張する。ビヤーが私に言った言葉を借りると、「似すぎていると免疫の仕事をさぼりがち」になるというわけだ。

オーバーは一一一組のハテライトの夫婦における二五〇例以上の妊娠を追った。[14] 八五％近くが満期出産した。一二年間、この集団を研究し、約五〇〇人の既婚女性の生殖史を追跡したが、続けて三回流産した女性はひとりもいなかった。三回以上流産した女性は少なくとも二回、無事に子どもを産んだ。「ハテライトの研究でわかったことが、反復流産について何らかの意味をもっているのかどうかは、よくわからないわ」とオーバーは私に語った。

オーバーがハテライト研究で発見したのは、HLAがもっとも似ている夫婦は、もっとも流産が多いということだ。しかし、そのような場合でも、免疫的拒絶を示すものは何も見つからなかった。むしろ、これらの夫婦が共通にもっているHLA遺伝子、あるいはそれとともに受け継がれる何らかの遺伝子が、直接、妊娠に対してマイナスの作用を及ぼすのではないか、とオーバーは考えた（ヒト以外の哺乳類で、ＨＬＡのような遺伝子が胚や胎児の発育に影響を及ぼすことを示した研究がいくつかある）。

「ＨＬＡにかんして遺伝的にほとんど同じである――兄弟姉妹のようによく似ている――夫婦が何組かいたの。そういう夫婦の流産率はほかの夫婦よりも高かったけれど、それでもたくさん子どもがいたわ」とオーバーは言った。

一九八六年、トロホブラストに新たなＨＬＡ分子が発見されて、[15] ＨＬＡ研究にさらなるひねりが加えられた。トロホブラストは子宮内壁に侵入し、のちに胎盤を形成する重要な細胞だ。トロホブラストは母と子のインターフェースをつくる。そこは母子が触れ合う場所だ。だからもし、母体の免疫システムが子どもをよそものだとみなすとしたら、最初に攻撃をかける場所はトロホブラストだと考えるのが論理的だ。トロホブラストで新たに発見されたＨＬＡ－Ｇと呼ばれる分子は、ほかのＨＬＡと違って、個人差が非常に小さい。[16] その結果、胎盤の、母体ともっとも間近に接して機能する部分は、母体にとって、よそものには見えない。

ＨＬＡ－Ｇの存在は、メダワーの説とは逆に、胎盤が移植臓器や皮膚の移植片のようには見えないことを示唆している。しかし、科学者たちは母の免疫システムが何らかの形で子を許容しなくてはならないという考えを捨ててはいない。子は遺伝子的に母とは異なっており、母と子の間には細胞の行き来があるのだから。母と胚との間の免疫的相互作用は、メダワーやその追随者が想像していたのとはまったく異なるメカニズムをもっていると、多くの科学者は考えている。その定説の書き直しにおいては、ＨＬＡ－Ｇが中心的な位置を占める。[17]

現在、多くの研究者が考えているところによれば、母体の免疫システムはナチュラルキラー細胞と呼ばれるものを派遣してトロホブラストを攻撃させることによって、流産を引き起こすことがある。しかし、ナチュラルキラー細胞は母子間の細かな遺伝的相違を認識できるような繊細な能力をもっていない。ナチュラルキラー細胞は野蛮な戦士のようなもので、表面にＨＬＡ分子をまったく欠いているトロホブラストをすべて破壊するというおおざっぱなシステムをもっている。それゆえ、ＨＬＡ－Ｇの存在はナチュラルキラー細胞の攻撃を防止する。そして、ＨＬＡ分子はよそものに見えないので、トロホブラストは、もっと洗練された免疫兵士たちにも気づかれないですむ。

ＨＬＡ－Ｇの重要性は臨床的結果からも裏づけられている。オーバー、スティーヴンソン、スコットらは、ＲＥＭＩＳ研究に参加した一一三組の夫婦のＨＬＡ－Ｇを分析し、流産のリスクを増すＨＬＡ－Ｇ遺伝子の突然変異をふたつ見つけた[18]。このことは、ＨＬＡ－Ｇの機能不全が流産をもたらしうることを示している。あるドイツの研究チームもＨＬＡ－Ｇの突然変異を反復流産と関連づけた[19]。また、体外受精患者についてのある研究では、母の血流を流れているのと同じ型のＨＬＡ－Ｇを測定可能な程度につくる胚でないと妊娠が起こらないことがわかった[20]。

これらの発見に対しては、それと矛盾する研究結果がいろいろ出て、疑義を呈している。そのため、二〇〇一年に、流産分野のパイオニア的な優れた科学者たちが共同で発表した論文には『ＨＬＡ－Ｇは謎のままだ』というタイトルがつけられた[21]。しかし、それでもやはりＨＬＡ－Ｇは今日の知識の最先端だ。ＨＬＡ－Ｇの研究が進めば、母体の免疫システムが、遺伝的に異なる子どもが自分の体の中で育っていくのをどのようにして受け入れるのかという謎が解けるかもしれないし、母体の免疫システムが不必要な戦争を始めたときに和平をもたらす治療法が見つけられるかもしれない。

「異論の多い」介入は続く

流産を防止するためだと言って、新しい試験的な免疫療法を押し進める臨床医を、医学専門家は批判しつづけている。それらの臨床医たちの熱意は、そのような療法が有効であるという証拠を上回っているからだ。二〇〇三年九月、ロサンジェルスのシーダーズ・サイナイ医療センター、リウマチ科部長のマイケル・ワイズマンと同僚のダニエル・ワレスは『リウマチ学雑誌』の編集者論説で、そのような立場を明らかにした(22)。彼らは、四回体外受精に失敗した末、自分たちの医療センターにやってきた三七歳の企業弁護士の話を書いている。彼女はアラン・ビヤーが広めた、もうひとつの実験的免疫療法を処方してもらうべく、「婦人科医を説き伏せて」、その婦人科医の紹介でやってきたのだった。彼女の要望に、ワイズマンとワレスは頭を抱えた。彼女はアスピリンの服用とヘパリンの注射に加えて、ナチュラルキラー細胞によって引き起こされるダメージを打ち消すと考えられている薬の服用を望んでいた。

その薬は、ナチュラルキラー細胞が分泌する生化学物質、腫瘍壊死因子α（ＴＮＦ－α）を抑制する薬だった。ＴＮＦ－αは、抗体その他の免疫軍団をオンにしたりオフにしたりする、免疫システムのメッセンジャーの一族に属する。一九八〇年代半ばに、研究者たちはこれらのメッセンジャーにはふたつのグループがあるという驚くべき発見をして、それぞれＴｈ１、Ｔｈ２と名づけた。Ｔｈ１とＴｈ２は、シーソーの両端のように、制御しあっており、Ｔｈ１のレベルが高いということはＴｈ２のレベルが低いことを意味する。逆も真である。ＴＮＦ－αはＴｈ１グループに属する。免疫学者は、ＴＮＦ－αが豊富であると知ると同時に、Ｔｈ２免疫を止める栓がしまる音を聞く。

Ｔｈ１メッセンジャーは、免疫システムの「グリーンベレー」を送りだす細胞メカニズムを始動させる。グリーンベレーは射撃の名手ぞろいで、たとえば健康な細胞と、ウィルスを宿した細胞を区別して、ウィルスを宿した細胞を破壊する。Ｔｈ２メッセンジャーは抗体の産生を開始させる。抗体はよそものに細胞を感染させる時間を与えず、つかまえる。数個の研究チームが健康な妊娠はＴｈ２免疫状態をつくると主張する。ナチュラルキラー細胞が、のちに胎盤になるトロホブラストに害を与えないように、抗体の数がふえるというのである。(23) 賛否両論の多い仮説だが、この仮説を逆から見ると、流産をくりかえす女性では、ＴＮＦ－αのようなＴｈ１メッセンジャーが優勢なのではないかという考えが出てくる。

さてＦＤＡは、主としてリウマチ性動脈炎の治療薬として、三つのＴＮＦ－α阻害薬を承認していた。規則では、医師は承認された薬をどのような目的で処方してもよいことになっている。本来とは違う目的に使用することは「適用外使用」と呼ばれる。ビヤーその他の医師たちは、これらのＴＮＦ－α阻害薬を、『リウマチ学雑誌』の論説で描かれた企業弁護士のような、流産患者に対して処方しはじめていた。

『リウマチ学雑誌』の論説によれば、この女性はＴＮＦ－α阻害薬を服用しはじめたのち、妊娠し、翌年の二月に二四〇〇グラムの健康な男児を産んだ。ワイズマンとワレスは、ＴＮＦ－α阻害薬の服用が、彼女が満期出産するのに役立ったかどうか「知るのは不可能」であると記し、それらの薬の使用の背後にある理論ならびに、これらの薬を妊婦に用いることの安全性に強い疑念を呈している。

ワイズマンとワレスは、それらの薬——エンブレル、レミケード、ヒューミラは「母体の免疫システムに重大な影響を及ぼし、その結果、特定の感染症にかかりやすくしたり、胎児の免疫システムの発達に望ましくない影響をもたらしたりするなど、妊娠にかんする問題を生じさせる懸念は非常に大きい」と、警告した。そして、また、「生殖免疫学者」たちが「うんと控えめに言っても『異論の多い』」免疫療法を処方していることを痛烈に批判した。彼らは嫌悪感をむき出しにして書いている。「私たちの見極めた限りにおいて、医師が『生殖免疫学者』を名乗るのに、満たさなくてはならない基準や、得なくてはならない専門委員会の許可は存在しない」

ビヤーら、流産患者にそれらの薬を処方している産婦人科医たちが、潜在的利益がリスクを上回ると考えていることは明らかだ。事実、ビヤーは自分の娘のマーガレット・リンジーにエンブレルを処方した。

サンフランシスコ総合病院の看護師で、当時三四歳だったリンジーは、以前、彼女と夫が困難な時期を乗り越えるのを父が手助けしてくれたということもあって、父に深い敬愛の思いを抱いていた。一九九九年六月、ふたり目の子になるはずの子どもを妊娠して七週のリンジーは、シカゴの両親を訪ねた。「父のことだから、もちろんこう言ったわ。『ちょっと超音波をとって、万事うまく行っていることを確認しよう』ってね。でも、その結果が思わしくなかったの」とリンジーは私に語った。

超音波検査が異常を示したので、ビヤーはただちに徹底的な血液検査を手配した。リンジーが流産しかかっていることがはっきりすると、ビヤーは子宮内膜の生検をした。その結果、ナチュラルキラー細胞のレベルが高いことがわかった。血液検査の結果も、TNF－αのレベルが異常に高いことを示していた。総合的に見て、ビヤーはリンジーが、彼が流産と関連していると考えている免疫上の問題の五つのカテゴリーのうちの四つについて基準を満たしていることを知った。「現実として受け入れるのがとても難しかった」とリンジーは回想した。「私は父の娘だから、父が仕事をするのを見て育ったのだけど、自分がこんな目にあうなんて思ってもいなかった。こんなのいやだ、冗談じゃないって思ったわ」

このときの流産のあと、リンジーはいろいろな治療法を試した。リンパ球免疫療法も受けたし、TNF－α阻害薬、エンブレルも飲んだ。二〇〇一年二月、リンジーはふたごをみごもった。だが、心臓のあるのはふたごの片方だけで、この妊娠は継続不可能だった。このつらい経験はリンジーと夫だけでなく、父のビヤーの心に重くのしかかった。「父も胸が張り裂けるほどつらいようだったわ」

リンジーは八月になるまでに、さらに三回の流産を経験した。「もう、くたくただったわ」と彼女は語った。「流産という経験は元気を吸い取ってしまうの。心が疲れきってしまうのよ。八月にもまた流産したわ。始まったとたんに終わってしまった妊娠だった。『もういいわ』と思った。燃えつきてしまったんです。もう赤ちゃんのことなんか忘れることにしました」

子どもをひとり産んだあと、流産をくりかえした女性がたいていするように、リンジーも自分の人生の在庫調べをした。「私には、すでに素敵な家族がいるんだもの、これでいいんだわ、と自分に言い聞かせました」いったん、そう結論を出したものの、夫も自分も大家族の出なのに、この子が一人っ子として育つなんて、という思いが彼女を苦しめた。リンジーも夫も、養子をとる気はなかった。

体外受精を受けてみたらいいのでは、という考えが心に浮かび、とうとうリンジーは決心をひるがえした。リンジーは父のビヤーともう一度話し合った。リンジーは最初の月に妊娠した。また二、三週間で、終わってしまうだろう、と彼女は思った。「でも、その妊娠は終わらなかった」

六か月後、何か妙な感じがして、父に血液を調べてもらった。ナチュラルキラー細胞とTNF－αが急に増えていた。ビヤーはもう一度、リンパ球免疫療法を処方した。ナチュラルキラー細胞とTNF－αのレベルは正常に戻った。「もしあれをやらなかったら、きっと流産していたと思うわ」とリンジーは私に語った。二〇〇二年、マーガレット・リンジーは女の子を産んだ。女の子は祖父の名アランにちなんで、アレーナと名づけられた。

翌日、アラン・ビヤーは娘に、三番目の子にトライしてみたいかどうか尋ねた。「もう、けっこうよ。お父さん」

「ああ、助かった」とビヤーは言った。

「三番目がほしいと言ったら、またがんばってくれたと思うけど、やらなくてすんでほっとしていたわ」とリンジーは笑った。

私はリンジーに、彼女の父に向けられている批判の話を持ち出した。リンジーはそのことをよく知っていた。「父が何をしても――先駆者というものは何をしても、批判されるのよ」と彼女は言った。「父は一途な人よ。のめりこみやすいたちなの。すごく率直だし、患者さんひとりひとりのことを心から思っているわ」そして、ビヤーの患者の多くがそうであるように、リンジーは父のおかげで子どもを産むことができたのだと信じきっていた。「科学者なら、私とは違うから、いろいろ議論するでしょうね」と彼女は言った。「議論はずっと続くでしょうね。父が死ぬまで。父は自分のやり方が科学だと思っている。魔術ではないわ。とても複雑な、特別な医療なの」

私はリンジーに、TLC（優しい愛に満ちたケア）だけでも非常に効果があるということを示すノルウェーの古い研究結果のことを詳しく話した。「父が多くのTLCを提供していることは確かね」とリンジーは言った。

アラン・ビヤーが娘にした治療が、孫のアレーナの誕生に結びついたかどうか判断を下すのは差し控えよう。自分の娘のために積極的な医学的介入をしたことで、ビヤーの人物像に興味深い複雑さが加わったと私は考えている。患者に提供しているのと同じ治療をわが子に施す医師は、自分の誠実さと信念を立証していると言えよう。そのことが、子どもを無事に産みたいと熱望している女性の心に、科学的証拠よりもはるかに強く訴えかけるのは、ありがちなことだ。ビヤーはTLCを提供していて、その効果が実験的治療の結果を混乱させているのではないかと私は思う。論争はずっと続くだろうというリンジーの意見に、私は深くうなずく。いくら試験管内での実験や臨床実験が行なわれても――それが非常に厳密なものであったとしても、免疫学的介入をとりまくあいまいさは変わらないだろう――治療を受けた女性たちが健康な赤ん坊を産みつづけ、彼女たち自身が明らかな害に苦しむことがないかぎり。そして、どんなに怪しげに見える治療法でも、それを信じる夫婦が報われることもときにはある。

私の友人のジェスは、一九九九年に女の子を産んだとき、ＲＥＭＩＳ研究の否定的な結果について何も知らなかった。そして彼女は、リンパ球免疫療法が自分の成功に、決定的な役割を果たしたと信じこんだ。

ジェスが、夫のリンパ球の注射を正当化するような免疫学的な問題をもっていたことを示す証拠はほとんどない。しかし、何度もの辛い経験を経て、その治療をうけたあと、明白な成功を得たのだから、成功したのは治療のおかげだと彼女が考えたがったとしても無理はない。だが、リンパ球免疫療法についてのもっとも優れた研究であったＲＥＭＩＳの知見は、この治療法が流産をくりかえす女性の役に立たなかったという主張の論拠を十分に示していると私は思う。この研究結果によれば、リンパ球免疫療法はむしろ、満期出産率を下げたのだ。

ジェスの物語の後日談は、リンパ球免疫療法の価値に対していっそうの疑念を投げかけ、身の上話の落とし穴に光を当てる。二〇〇一年夏、何らの医学的介入なしに、ジェスはふたたび妊娠した。これには彼女自身も驚いた。そして二〇〇二年四月、ジェスはふたたび健康な女児を産んだ。

5　ねばねば血液と流産の関係

抗リン脂質抗体症候群

科学はしばしば、セレンディピティー（思いがけないものを見つける幸運）によって前進する。ある問題を研究していて、それとは無関係に思われる問題にかかわる発見をすることがある。ロンドンのセントメアリー病院――かつてジェイムズ・モーブレーがリンパ球免疫療法をテストし、現にレスリー・レーガンが流産クリニックを運営している、その同じ病院で、アレクサンダー・フレミングがペニシリンを発見したことはよく知られている。この発見は、すぐ下の階の研究室からアオカビの胞子が飛んできて、フレミングのペトリ皿のひとつに落ちたことによる。またヴァイアグラは当初、心臓病の胸の痛みを抑える薬として開発されたが、ヒトに対して用いた研究の報告から、男性を勃起させ、それを維持する助けになりそうだとわかった。同じように、ループス〔全身性エリテマトーデス。略称ＳＬＥ〕の患者についての不可解な発見が、流産の一部の原因をなすことが明らかな免疫反応の発見につながった。そして、この前進によって、まだきちんと定義されていない、なんらかの逸脱した免疫反応が流産を引き起こすという主張を一笑に付すことができなくなった。

ループスにおいては、免疫システムが自己と非自己を識別することができず、自分自身の組織を攻撃して、湿疹を生じさせ、関節を腫らし、臓器を損傷する。一九五〇年代前半、ループス研究者たちは、患者の一部にかかわる不可解な事実に遭遇した。ループス患者の中には、梅毒にかかっていないのに、梅毒の抗体の検査で陽性を示す患者がいた。また、それとは別に、血液中に、血液が濃くなるのを防ぐはずの「ループス性抗凝固因子」が豊富にあるのに、血栓症を起こす患者もいた。すでに一九五四年に、このループス性抗凝固因子と、あるひとりの女性の八回の流産を関連づける論文が発表されていた[1]が、この抗凝固因子に対する抗体と、梅毒抗体検査と、流産との間の関係が発見されたのは、その後三〇年近く経ってからだった。

ブレークスルーがやってきたのは、一九八三年、ロンドンのセントトーマス病院ループスユニットのグレアム・ヒューズらが、これらの抗体をもっと厳密に検知できる検査を開発したときだった[2]。彼らは新たに改善された技術を利用し、梅毒抗体とループス性抗凝固因子の両方について陽性を示した一群の女性ループス患者について記述した。この人たちは、「ねばねばした血液」をもっていた。その血液の状態は、現在では「抗リン脂質抗体症候群」の原因であることがわかっているさまざまな抗体〔抗リン脂質抗体〕によって引き起こされたものだった。また、彼女らは流産率が高かった。それらの抗体が着床と血栓形成の両方に影響を及ぼしたせいだと、のちの研究は示唆している。

当時ヒューズのもとで働いていたリューマチ専門医、E・ナイジェル・ハリスによれば、彼らが会議で自分たちの発見を報告したとき、同僚たちは流産を免疫によって説明することを警戒して、最初のうち、強い疑念を示したそうだ。「『好ましからざる人物《ペルソナ・ノン・グラータ》』のレッテルを貼られたような気がしたよ」と現在はジョージア州アトランタのモアハウス医科大学の学長を務めるハリスは言う。だが、ある会議で、年配の医師が口を開き、あなたを批判するつもりはないが、と前置きして、なぜその考えがこれほど大きな抵抗に遭うのかを説明した。その医師は、自分はヒューズらの発見を信じるが、抗体と流産を結びつけること自体が、黒鳥《ブラックスワン》を思い出させるのだと言った。この珍鳥は実在するが、虚構のもののような感じがする。抗体と流産の結びつきはそれに似ているというのだった。ハリスは仲間のひとりとの間で、抗リン脂質抗体を流産に結びつけることを「ブラックスワン症候群」と呼びはじめた。彼はこの発見について多くの論文を書いたが、そのひとつで(3)次のようなジョークを飛ばしている。「理由は言うまでもないが、イニシャルの『BS』を使うのは、症候群の呼び名としてはふさわしくないのでやめておいた」〔たわごと《ブルシット》の意味で「BS」を使うことがあるから〕。

「一八歳のときは、子どもなんかいらないと思っていたの」ロンドンの下町に住む二六歳のラニはそう言うと、目をぐるぐる回し、首を振った。一八歳のそのときから四年経って、ラニは男の子を産んだ。ラニも夫も幸せいっぱいだった。
出産の八週間後、ラニは息子を膝にのせて、うとうとしていた。部屋にはいってきた妹は、疲れきった新米ママと小さな赤ちゃんという情景はふつうなら安らぎを感じさせるはずなのに、何かが変だと思った。赤ん坊は息をしていなかったのだ。ラニの妹は赤ん坊を蘇生させ、救急車を呼んだ。病院の医師は赤ん坊に人工呼吸装置をつけた。だが、脳の損傷がひどく、赤ん坊は死んだ。「私のせい

だと思った」とラニは言う。息子が死んだのはイギリス人が「コット・デス（ベビーベッドの死）」と
呼び、アメリカ人が「乳幼児突然死症候群」と呼ぶもののせいで、自分は何も悪いことをしていない
と頭でわかっていても、自分を責めずにはいられなかった。
　七か月後、ラニは「妊娠に落ちた」（アメリカ人がビカム・プレグナントというところをイギリス人は
フォール・プレグナントという）。だが、二、三週間で流産した。その四か月後、ラニはまた妊娠した。
二〇週のとき超音波検査を受けた。「検査を受けるのが怖くてたまらなかったわ」とラニは言った。
だが、何もかも順調なようだった。最初の三か月が過ぎて、ラニはようやく気を緩めた。「危険地帯
は出た、と思ったの」だが、その二、三週間後、痙攣性の痛みとおりものが、流産が起こるかもしれ
ないことを告げた。病院の超音波検査では何も具合の悪いことは見つからなかった。しかし、その晩、
破水が起こり、ラニは子どもを失った。さらに四か月が経った二〇〇二年の冬、ラニはまたもや妊娠
した。今度は六週よりも前に流産が起こった。「最初の赤ちゃんが産めたということが、かすかな希
望を与えてくれた。でも、何か重大な問題がある、もう子どもは産めないだろうと思ったわ」
　ラニはかかりつけの産婦人科医の紹介で、セントメアリー病院の反復流産クリニックに行った。そ
こでは卵管と子宮の検査があったが、ラニの抱えている問題を明らかにしたのは血液検査だった。ラ
ニは抗リン脂質抗体症候群だったのだ。
　そのことがわかったので、二〇〇三年にまた妊娠したとき、ラニはセントメアリー病院の医師に処
方されたとおり、低用量アスピリンを毎日飲み、ヘパリン（体の中でつくられる多糖で、血栓を防ぐ働き
がある）を毎日注射した。これはセントメアリー病院がパイオニアとして開発してきた治療法だった。

「こういう治療が受けられて嬉しいけど、夜には怖くなるの」私が、セントメアリー病院に検診を受けに来ていたラニと夫のジョンに初めて会ったとき、ラニはそう言った。何事もなく妊娠期間が半分過ぎたころだった。「今度もまた何かあったら、私、きっとどうしたらいいかわからなくなってしまうわ。みんな、人の流産の話を聞いても、たいしたこととは思わず、聞き流してしまうでしょう？私も昔はそうだったわ。自分が経験するまではわからないのよ」

「命がどんなにはかないものかということがね」とジョンが言葉を補った。

二〇〇三年一二月七日、ラニは元気な女の子を産んだ。ひと月後に話をしたとき、ラニは言った。「私たち、嬉しくて嬉しくて月を飛び越えているわ」「月を飛び越えて（オーバー・ザ・ムーン）」というのは幸せの絶頂だという意味のイギリス流の表現だ。


抗リン脂質抗体症候群についてはいまも論争が絶えない。二〇〇二年の論文で、ある研究チームが「免疫薔薇《ばら》戦争」という言葉を使ったぐらいだ。(4)だが、現在議論の中心は、これらの抗体が流産を起こすかどうかではなく、これらの抗体が妊娠のどの時期に問題を起こすのか、具体的に言って何に悪影響を与えるのか、悪影響を軽減するにはどうするのがもっともよいかに移ってきている。

はじめのうちは、抗リン脂質抗体症候群が流産を引き起こすのはおもに妊娠中期で、それは粘っこい血が胎盤の中に血栓をつくるからだと考える研究者が多かった。血液を薄める働きをもっているアスピリンとヘパリンによる治療法が、遅い時期の流産を経験したことのある女性の流産防止に効くように思われたことも、この考えを裏づけているとみなされた。ところが、一九九六年、当時、ダラスのテキサス大学サウスウェスタン医療センターにいた反復流産の専門家、ウィリアム・カッテが、アスピリンとヘパリンが妊娠初期の流産も予防することを示した論文を発表した(5)。

流産の頻度を査定する世界最大規模の研究(6)を行なっていたセントメアリー病院の反復流産クリニックでは、三回以上、連続して流産したことがある五〇〇人の女性の一五%において、抗リン脂質抗体のレベルが高いことが発見された。これらの女性がふたたび妊娠した場合、治療をしないと九〇%は流産することもわかった。レーガン、ラージ・レイら、セントメアリーのチームが一九九七年の『英国医学雑誌』で発表した研究において、彼らはこの五〇〇人のうちの九〇人に目を向けた。この九〇人は過去に平均四回の流産経験があり〔一五回経験した人ひとりを含む〕、その大部分は妊娠初期に起こった。アスピリンだけを処方された四五人のうち、満期出産にこぎつけたのは四〇%強だった。アスピリンとともにヘパリンも処方された四五人の成功率は七〇%強だった。この研究における三九例の流産のうち、四例を除いて残りはみな妊娠初期に起こったものだった。この論文についていた編者の解説は、これらの新手の介入を「祝うに値する医学研究の成果」と呼んだ。

ヘパリンにはふたつの大きな欠点があった。注射でなくてはならないことと、骨量を減少させる場合があることだ。そのうえ、反復流産女性の大半には無効だ。『英国医学雑誌』の解説はそういう限界を認めながらも、「この治療可能な状態〔抗リン脂質抗体症候群〕のせいで、イギリスだけでも毎年多くの流産が起こっているに違いない」と強調した。

この研究が注意深くデザインされていたため、抗リン脂質抗体症候群が妊娠初期の流産を起こすと多くの研究者が考えるようになった。レーガンの評判の高さもこの説の説得力に寄与していた。レーガンは研究生活を始めたころ、狂った免疫反応が流産を引き起こすことがしばしばあると信じていた。しかし、しばらくしてレーガンは立場を変え、レーガン自身の表現を借りると「すっぱ抜き屋」になった。胎児は移植組織だというメダワーの仮説は、警告信号であるというよりは、むしろ雑音だと、レーガンは私に語った。「これまで、この仮説を説明し、裏づけとなるデータを見つけようとする努力に、どれほどの時間が費やされてきたことか」レーガンは、査読を必要とするレベルの高い専門誌に掲載されたことのない「山のような情報」を提供している例として、アラン・ビヤーのウェブサイトを挙げた。「あの記事を読んで信用する人がたくさんいるなんて、人間というものは、よっぽどの信じたがり屋なのね」しかし、そのレーガンも、抗リン脂質抗体だけは、多くの流産を引き起こしている可能性があると確信したという。

二〇〇二年、レーガンのチームは驚くべき論文を発表し、抗リン脂質抗体が妊娠初期の流産を引き起こす仕組みについての定説に疑義を呈した。(7) 彼らは粘っこい血のせいで、胎盤に血栓ができるという理論を否定し、抗体はまず何よりも、着床プロセスを妨げると主張した。

この研究で、彼らは妊娠初期の「受胎産物」一三五例を調べた。標本のうちの三一は正常な核型を示すもので、抗リン脂質抗体症候群をもつ女性に由来した。五〇は正常な核型で、抗リン脂質抗体症候群ではない女性からのもの。三四は染色体の数的異常があった。また、中絶を選択した女性からのものが二〇あった。どのグループにも胎盤の血栓の証拠は見られなかった。

抗リン脂質抗体は胎盤のトロホブラスト細胞が、母体の子宮に適切に付着するのを妨げるようだ。

抗リン脂質抗体症候群をもつ女性では、トロホブラストの子宮内壁への侵入が正常だったのは、大まかにいって四例に一例。この症候群をもたない女性の流産では、二例に一例以上。人工中絶の場合は、大まかにいって四例に三例、トロホブラスト細胞が適切に子宮にくっついていた。

レーガンらはこの論文で、抗リン脂質抗体がトロホブラスト細胞または母体の細胞と結合することによって、トロホブラストの侵入を妨げるのではないかと示唆した。流産クリニックでレーガンを補佐するラージ・レイは私の取材に対して、これらの早期の流産についての、もうひとつの可能な説明を提供してくれた。ヘパリンは伝統的に、血液を薄めるものとして考えられてきたが、同時に免疫反応の調節にもかかわっている。胚や早期の胎児は血液を大して必要としないので、胚や早期の胎児にとって血栓は、それほど大きな脅威ではない、と彼は指摘した(8)。ヘパリンは最初の一二週間の間だけ有効であるようだ。このことはヘパリンの作用は、血栓を防ぐことによるものではないという推測に、さらなる根拠を与える。

これらの仮説をめぐり、そして流産予防におけるアスピリンやヘパリンの価値をめぐって専門誌上でくりひろげられる熱のこもった、好戦的でさえある議論(9)によって、流産研究の分野はこの先何年もかき回されつづけるだろう。それでも今日、Rh因子を別にすると抗リン脂質抗体症候群は、不都合な免疫反応が流産を引き起こしうる例としてもっとも説得力のあるものだというのが、多くの研究者の考えだ。そして、抗リン脂質抗体症候群に対してアスピリンとヘパリンが功を奏したことから、臨床医たちは、さまざまな遺伝的理由で血栓をつくりやすい妊婦に対して、この治療法を試すようになった。

第V因子ライデン変異

結婚生活五年を経たペニーとサイモンが、子どもをつくろうと決心したのは一九九四年八月のことだった。ひと月後、ペニーは妊娠した。「何もかもうまくいくと、気楽に考えていたの」とペニーは言った。ロンドンで秘書をしているペニーは人好きのするたちで、表情が豊かだ。ペニーは一〇週過ぎてから、妊娠のニュースをサイモンに打ち明けた。そしてその二週間後、最初の超音波検査を受けたが、胎児は一週間前に死んだと聞かされた。

春、ペニーはふたたび妊娠した。今度は一三週で最初の超音波検査を受けた。「〔前の妊娠で胎児死亡を知った〕一二週を無事に通過したのだから、今度こそ大丈夫だろうと、ふたりとも祈るような気持ちだったわ」だが、またもや赤ん坊は死んでいた。楽しいものになるはずだった病院行きは、胸が張り裂けるような悲しみの一日になった。サイモンは妻を慰め、誰のせいでもないのだと何度もくりかえした。「サイモンにはずいぶん助けられたわ。とても優しくて、よく私を支えてくれました」とペニーは言う。

三か月後、ペニーはまたもや妊娠した。一年のうち三回妊娠したことになる。今度はペニー自身が強く要望して、七週のときに早めの超音波検査を受けた。検査をしていた女性は、ちょっと失礼しますと言って、医師を呼びにいった。「サイモンも私もそれがどういうことなのか、ぴんときてしまったわ」とペニーは回想する。「待合室にもどれと言われて、幸せそうな妊婦たちに囲まれて待ったのよ。名前を呼ばれて中にはいると、お医者さんが、私の恐れていたとおりのことを告げたの。耐えられなかったわ。信じられなかった。また同じことが起こっているなんて」

実のところ、事態は彼女が恐れていた以上に悪かった。ペニーは奇胎妊娠をしていたのだった。これは卵が父親から四六本の染色体を受け取り――母親からはまったく受けとらない場合もある――異常増殖する胎盤をつくるもので、潜在的な危険をはらむ、まれな異常だ。掻爬をしても奇胎の組織が残り、増殖しつづけることがあるので、医師は患者のヒト絨毛性ゴナドトロピン（ｈＣＧ）のレベルを厳重に監視し、正常値にもどるまでは妊娠を避けるように助言する。

ペニーの場合、ｈＣＧが正常値にもどるのに、一年半かかった。「職場の人たちは、子づくりの予定について私に訊くのをやめ、気の毒そうな目で見るようになったわ」とペニーは語る。「自分ができそこないのような気がしたわ。地下鉄に乗っても、スーパーマーケットに買い物に行っても、ただ道を歩いていても――どこへ行っても赤ちゃんや子どもがうようよいて、見るのがいやだった。赤ちゃんを使った広告も見たくなかった。そういうのを見ると、目が涙でいっぱいになって、切なくて悲しくてたまらなかった。きっと、すごく気難しい人間になっていたのでしょうね。結婚生活がだめにならなかったのは、サイモンや家族の愛情と忍耐のおかげよ」

ロンドンの王立無料病院のペニーの担当医は、ペニーの妊娠がうまく継続できない理由を何も見つけられなかったので、彼女をセントメアリー病院の反復流産クリニックに紹介した。セントメアリーでの検査の途中で、ペニーはｈＣＧのレベルが正常にもどっていることを知った。「赤ちゃんがほしいと思いつめていたから、すぐにトライしたわ」とペニーは言う。四回目の妊娠が五週まで進んだとき、ペニーは大出血をした。多量の血を失ったので緊急輸血を受けなくてはならないほどだった。

いらだちと怒りの中で、ペニーは自分たちの夢を諦めるしかないという結論を出した。「もう、これでおしまいにしよう。自分自身とサイモンをあんな不安な状況に置くことは二度とするまい。そう思いました。サイモンもしぶしぶうなずいて、きみの言うとおりなのかもしれないね、と言ったの。退院したあとは、もうその話はしなかった。そんなふうにして数か月過ぎました。その問題を避けて。でも心の中ではそのことばかり考えて傷ついていたの」

その間に、セントメアリーが血液検査の結果を連絡してきた。第V因子ライデン変異について陽性の結果が出ていた。研究者たちが流産の原因になると考えている、血液凝固に関係した遺伝的異常が少なくとも九つあるが、(10)第V因子ライデン変異はその中でもっとも、よくあるものだった。「流産を防ぐための医学的介入方法はありません」と医師たちは言った。「TLC（優しい愛に満ちたケア）以外には。でもTLCなら、このクリニックで提供してあげられます」

一九九八年一月、サイモンの母親が白血病で、余命四年以下だと診断された。「それを聞いてはっとしたの」とペニーは語った。「自分のことしか考えていなかったなって。義母《はは》に孫を与えてあげるためにも、がんばって、子どもをもとうと思ったわ」不安を抱きながらも、ペニーとサイモンはふたたび、子づくりの冒険に乗り出していった。三か月経たないうちにペニーは妊娠し、七週のとき、不安にかられながらセントメアリー病院に行って超音波検査を受けた。医師が子宮のようすを見ている間、ペニーは天井を見ていた。そして、それまでは想像の中でしか聞いたことのない言葉を聞いた。「ほら、ここ。心臓が打っているでしょう?」と医師は言った。一九九九年、ペニーは娘のリリーを産んだ。「リリーが生まれたときの満ち足りた幸せな気持ちは、それまで生きてきたなかで最高のものでした」とペニーは言う。

三年が過ぎ、ペニーはサイモンに、二番目の子どもにトライしてみたい、と言った。欲張りすぎだよ、とサイモンは言った。だが、ペニーは引き下がらなかった。二〇〇二年七月、妊娠判定検査が陽性を示した。セントメアリー病院に行ったペニーは、新しい研究によると、第V因子ライデン変異をもつ妊婦に対して、抗リン脂質抗体症候群の妊婦に対してするのと同じようにアスピリンとヘパリンを処方するのがいいようだ、という話を聞いた。

厳密な臨床試験によって、この治療法が第V因子ライデン変異をもつ女性に効くと証明されているわけではなかったが、クリニックは少し前から、少なくとも三回以上、早期の流産を経験し、抗リン脂質抗体症候群をもたず、いかなる医学的介入も受けたことないという条件を満たす、第V因子ライデン変異をもつ妊婦の小集団を研究していた[11]。この集団では三分の二近くが流産した。一方、第V因子ライデン変異をもたないという点以外は同じような妊婦のもっと大きな集団の流産率は、三分の一にすぎなかった。この違いは、アスピリンとヘパリンのもたらす益を示唆する二、三のささやかな研究とともに、医師たちをこの治療法を支持する方向へ傾けた。ペニーはこの治療を受けた。そして無事に妊娠を乗り切り、二〇〇三年三月、二番目の娘のリディアを産んだ。「すべての希望を捨ててしまいそうになったときもあったわ。でも、私は自分の経験から、ほかの人たちに言いたいの。努力を続けてね、と。そして、真っ暗闇のような絶望を感じているときでも、人生全体をそれに支配させてはだめよ、と」

ペニーの物語はもうひとつの教訓を含んでいる。ペニーが赤ん坊を無事に産むために、ヘパリンとアスピリンは必要ではなかっただろう。リリーの誕生がそれを証明している。しかし、この治療法が第V因子ライデン変異その他の血液凝固疾患をもつ女性に何らかの作用をするとしたら、成功の確率がふえる――それが、ヘパリンとアスピリンにかぎらず、すべての流産への介入に対して期待できる最大のことだ。

抗リン脂質抗体症候群、第V因子ライデン変異その他の血液凝固疾患を検知する検査には共通の弱点がある。それは、それらの検査が血液凝固異常の証拠に頼るのではなく、その異常と関連する抗体やタンパク質の存在に頼っているということだ。この障害を回避するために、セントメアリー病院のラージ・レイは、半世紀も前からある血液の弾性を測定する検査、トロンボエラストグラフィーに目を向けた。
トロンボエラストグラフィーについての最初の文献は一九四八年にさかのぼる。[12] トロンボエラストグラフィーとは、血液が凝固する率を機械ではかるもので、その機械には小さなカップがついていて、血液標本を振り動かして凝血塊の強度を測定する。二〇〇三年、レイたちはこの検査が、三回以上連続して流産した女性において、血液凝固異常を確認するのに役立つという最初の証拠を発表した。この研究ではそのような、流産歴があるが原因不明の女性四九四人と、彼女らと年齢的に一致していて流産歴のない女性五五人とを調べた。[13] 前者のグループの血液は後者のそれと比べて、有意に強度の強い凝血塊を含んでいた。その上、流産歴のあるグループの女性の中でも、強度の強い凝血塊をもつ女性の方が、その後、再度妊娠した場合の流産率がはるかに高かった。

二〇〇四年、レイたちは一日二回の低用量アスピリン服用が、一回だけの場合よりも効果的に凝血塊を減らせるかどうか、ひいては流産歴を減らせるかどうかを調べる臨床試験を行なっていた。

ＩＶＩＧ療法

一五年前、ケンタッキーに住む当時二五歳の看護師、スー・コークは月経が来なくなった。コークと夫は、これでは子どもをもつことができないと考えて、一三歳の少女の子どもを養子にする手はずを整えた。コークは出産に立ち会った。ところが、生母である少女の家族が養子縁組に反対し、約束は反故にされた。コークと夫は手ぶらで家に帰った。「そのとき、自分たちで子どもをつくろうと決心したの。私たちの子なら、誰にも奪われることはないから」

コークは排卵誘発剤のクロミッドを飲んだ。だが、うまく排卵しなかった。次に、別の排卵誘発剤パーゴナール（薬物名はメノトロピンス）の注射を受けた。そして二七歳で妊娠したが、すぐに流産した。「ひどく落ちこんだわ。でも、妊娠できたってということは、もう一度妊娠できるってことだと、自分を励ましたの」二、三か月して、妊娠判定テストが陽性を示した。だが、その日のうちに流産した。

翌年、コークは三度目の妊娠をした。二八週め、脚に激しい痛みを感じて病院に行った。このような痛みの発作は、コークにとって初めてのことではなかった。その二年ほど前にも、同じような発作を起こして緊急治療室で治療を受けたことがあった。さて、今回、医師は筋肉が引っ張られたための痛みだと診断した。「日曜の晩、バスタブの中で眠ったのよ。脚がシーツにさわると、ものすごく痛かったから」とコークは言う。「私は、これは血栓ですって言いつづけたわ」

結局、血栓が発見され、コークはヘパリンを処方された。翌週、医師を訪れて診察を受けている最中に、まっすぐ前を見ていることができなくなった。調べてみると血圧が非常に高かった。「病棟への切符が手にはいりましたよ」と医師はコークに言った。血液検査の結果、抗リン脂質抗体が非常にふえていることがわかった。幸いなことに、この少し前に、抗リン脂質抗体の新しい検査法の開発者であるE・ナイジェル・ハリスが、コークを治療する医療チームに加わっていた。

コークは妊娠高血圧症候群(14)にかかっていた。これは母と子どものどちらにとっても、生命にかかわる高血圧で、典型的には妊娠中期に始まる。抗リン脂質抗体も含めて、原因と思われるものが数多くあげられているが、これまで知られている唯一の有効な治療法は出産である。コークの血圧が非常に高くまで上がったので、医師は帝王切開をしなくてはならないかもしれないと言った。ヘパリンのために血が止まりにくくなっていて、麻酔が使えないので、これは恐ろしい予想だった。ところが、理由はわからないが、血圧が急に下がり、コークは退院を許された。家に帰るとすぐ、彼女は借りていたマタニティードレスを持ち主に返した。まだ一度も着ていなかった。「こんな思いはもう二度としたくない、と思ったわ」

次の土曜日、ラザーニャをつくっている最中に、コークは「おかしくなった」。ただちに、また入院した。日曜日には、目の焦点を合わせるのが難しかった。「見舞いに来た夫に言ったの。『私に話しかけないで。話すの、無理だから』って」とコークは回想する。高い血圧を少しでも下げるために、コークは「カーディアックチェア」にすわっていなくてはならなかった。「夫がお医者さんに言った言葉を覚えているわ。『きのう別れたときも、容態は悪かったけれど、いまはもっと悪くなっています。何が起こっているのですか?』って言ったのよ」

翌日、コークが腹部に痛みを感じて、赤ん坊が初めておなかを蹴ったのだと思った。だが、あとでその痛みは、胎盤が子宮壁から離れた痛みだとわかった。そして、妊婦にとってもっとも聞きたくない知らせがもたらされた。「あの人たちは私の顔を見て言ったの。『心拍がありません。赤ちゃんは亡くなりました』と。そして、私を残して、みんな出ていった」夫が来て、コークは赤ん坊が死んでしまったことを告げた。医師がはいってきて、コーク自身も危険な状態だと告げた。「早く手を打たないと、奥さんまで失うことになります」

「私はずっと心の中で、神様と取引していたわ」とコークは言う。どうか胎児モニターが間違っていますように、とそればかり願っていたという。

火曜の朝、コークは陣痛・分娩室に運ばれた。「私の体にモニターがとりつけられたわ。でもひとつだけだったの。私の子宮の収縮を見るものだけ。赤ちゃんの心拍のモニターはないの。何も言わないで。言うとほんとうになってしまうから――そういう気持ちだったわ。やがて、お医者さんたちがはいってきて、『酒やタバコはたしなまれますか』と訊いたの。私は言ったわ。『いいえ。でもいただきます。何がありますか』って」

お手洗いに行きたいと何度も訴えたあと、ようやく、ふたりの看護師と研修医がトイレに連れていってくれた。出てくるものを受け止めるために、便器の内側にステンレスの「ハット」がとりつけられた。「そこに産み落としたの。ハットの中に」一九八八年五月二四日、午前七時二〇分だった。子どもは男の子で、体重一一六〇グラム、身長四六センチ。金色の巻き毛をもっていた。夫婦は息子をエドワード・フィッツジェラルドと名づけた。

トイレを出ると、コークは息子を見せてほしいと頼んだ。「私の人生の中で、あれがいちばん悲しかった。息子が私の胸の上に置かれたの。自分の心臓が激しく打っていたから、その鼓動が、息子の心臓を打たせてはくれないかと願ったわ。そして、息子の顎が落ちて口が開いた。ああ、あのとき、あの子が息をする音が聞けるなら、何だって差し出した」

病院から家に帰る途中、スー・コークはほかの車の子どもたちがシートベルトをしていないのに気づいた。「寄っていって親に言ってやりたかったわ。『あなたはこの子たちの命がどんなに簡単に消えてしまうか知らないの?』って」家に帰って生活するうちに、コークは自分でも驚くほど、頑なになっていることに気づいた。「まわりのことなんかどうでもよくなってしまったの。『こんなとき、あなたは私に何をしてくれるの? 何もできないじゃない』っていう感じだったわ」
二、三か月して、コークはE・ナイジェル・ハリスの診察を受けた。
「毎日、何をしていますか?」とハリスは尋ねた。

「何もしないで、ただ、ぼうっとして泣いています」とコークは答えた。

「わかりますよ。私だって、きっとそうなるだろうと思います」とハリスは言った。

「そのとき、ハリス先生が大好きになったの」と、コークは回想する。

すぐにまた妊娠した。二二週のとき、少量の出血が始まった。超音波検査を受けにいって、技術者が「先生を呼んできます」というのを聞いたとき、コークは泣き出した。その言葉だけですべてを悟ったから。

一九八九年春、コークはまた妊娠した。超音波はまだ何も示さず、来週、また来てくださいと言われた。

次の超音波のとき、心拍が確認された。「きっとまた、だめになるに決まっている」と、コークはつぶやいた。

E・ナイジェル・ハリスは、数人の健康な人から採った抗体を一緒にして患者に注射することによって、反復流産の治療に成功した二、三の研究チームの報告を知っていた。いわゆる静注用免疫グロブリン（IVIG）(15)注射である。この治療法は無作為化対照臨床試験では有効性が証明されていないが、まだ解明されていないメカニズムによって、健康な人から採取された抗体が、抗リン脂質抗体の有害な作用を打ち消す働きをするのではないかと思われる。いわば、火で火を消すようなものだ。

コークは免疫グロブリンの注射を受けることに同意した。

リンパ球免疫療法とは違って、IVIGはそのときすでに、米国食品医薬品局（FDA）の認可を得ていた。まず、一九八一年に抗体欠損症の人々の治療法として認可され、次に、ほかの比較的まれな免疫疾患の治療法としてFDAの祝福を受けた。ハリスらは、医師が認可された薬を自分が適すると思う用途に使うことを許す適応外使用の規則を利用して、流産患者にIVIG療法を施しはじめた。(16)

コークのおもな心配事は、医師たちが「液状の金《きん》」と呼ぶものにかかる費用だった。ハリスは何回ものIVIG注射の費用――二万ドルに及ぶ可能性がある――は病院がもつと、コークに請けあった。

一九九〇年一月一五日、妊娠二八週のスー・コークは赤ん坊の動きが鈍くなったことに気づいた。医師たちと看護師たちは注意深く彼女の状態を監視し、赤ん坊の心拍が確認できなくなった時点で、緊急の帝王切開手術を行なった。

コークは一七九〇グラムの完璧に健康な男の子を産んだ。子どもはウィリアムと名づけられた。「私の人生の中でいちばん大変な試練でした」とコークは言う。「そして、私のやりとげたことの中でいちばん素敵なことでした」

スー・コークは、ウィリアムの誕生はＩＶＩＧ療法のおかげだと考えている。しかし、ＩＶＩＧがウィリアムの誕生に関係があるかどうかは推測の域を出ない。ＩＶＩＧが流産を防ぐ力を評価するために、一九九〇年代に六つの小規模な無作為化比較対照臨床試験が行なわれたが、結果はさまざまだった。(17) それらの臨床試験はいずれも、決定的な結果を出すには、参加した患者の数が少なすぎた。二〇〇〇年、メアリー・スティーヴンソンはＩＶＩＧの価値を査定することを願って、一八〇人の女性を被験者とする四年間の研究を開始した。

数個の研究チームが、ＩＶＩＧがいかにして流産を防ぐかを説明するメカニズムをそれぞれ提唱している。(18) 着床を妨害すると思われるナチュラルキラー細胞をＩＶＩＧが抑制するということを示した実験が複数報告されている。実際、染色体が正常な赤ん坊を流産することをくりかえしている女性はナチュラルキラー細胞の産生が多いということを示す研究が複数ある。また、身体が抗リン脂質抗体を分解するペースがＩＶＩＧによって加速されるという主張もある。しかし今日に至るまで、くっきりと明瞭なメカニズムは、姿を現していない。

結局のところ、ＩＶＩＧはもう一羽のブラックスワンなのかもしれない。しかしながら、「なんびとも有罪と立証されるまでは無罪とみなされる」という推定無罪の原則は、実験的医療にはあてはまらない。実験的医療はすべて害を引き起こす可能性をもっているので、やる価値があるということが立証されるまでは容疑者である。ＩＶＩＧは人々をＣ型肝炎に感染させた過去をもつ。科学者が初めてＣ型肝炎ウィルスを分離したのは一九八九年だが、このウィルスによるＩＶＩＧの汚染は、その前にもあとにも起きている(19)。規制の基準が見直され、汚染のリスクは最小限になっているものの、いくらスクリーニングをしても、まだ発見されていない病原体を検知することは不可能だ。

私はＩＶＩＧのリスクが利益を上回ると言うつもりはない。しかし、何度も流産を経験し、子どもが欲しくてたまらない夫婦は、まだ試していない選択肢があったら、害を及ぼす可能性があっても用心をかなぐり捨ててしまう。さらにややこしいことに、ＩＶＩＧは、ほかの多くの医学的介入につけ加える形で用いられることが多いので、事がうまく運んだ場合に、どの治療法が効いたか判断するのは不可能だ。また、反復流産の原因がひとつではない場合もある。ＩＶＩＧのような免疫療法は効くのかもしれないし、効かないのかもしれない。だが、私が確信をもって言えるのは、何度も流産を経験した女性が、免疫療法を受けたあとで、満期出産にこぎつけたら、まず、たいていは免疫療法のおかげでうまく行ったと考えるだろう、ということだ。

経験豊かなバードウォッチャーでも、珍しい鳥を見たと思って興奮し、冷静な判断力を失うことはよくある。ヴァーモントでシロエリガラスを見たという報告がひとつ出たら、百戦錬磨のバードウォッチャーが何十人もその場所におしかけて、それを見たと主張するだろう。ところが誰かが取ったクローズアップ写真には、シロエリガラスのくさび形の尾ではなく、平凡なカラスの台形の尾がはっきりと映っていた、ということになる。同じことが医学の世界のブラックスワンにもあてはまる。目撃証言を精査すると、たいていはガタガタに崩れる。

E・ナイジェル・ハリスは、抗リン脂質抗体症候群についての論評、『ブラックスワン症候群』の結びで、この現象をきちんと取り扱った。「警告をひとつ」とハリスは書いている。「抗リン脂質抗体の患者は存在するが、(ブラックスワンの場合と同じく、)熱心な医者や研究者が望むほど頻繁には見つからないようだ。血栓症の患者、あるいは流産の患者のうち、抗リン脂質抗体症候群をもつのは、ほんの一部にすぎない。それでも、患者の数と合併症の深刻さは、抗リン脂質抗体症候群をもつ患者を探し求めることを正当化する理由としては十分だ」

6　生命のサイクル
——卵巣周期、黄体機能不全とホルモン療法

女性にはなぜ月経があるのか

歴史をはるかにさかのぼる紀元前四世紀、生命は月経から始まるとアリストテレスはのたもうた[1]。月経血が精液とまじりあって、胚を形成するのだと彼は考えた。その千年後には、セビリャの聖イシドルスが月経についての、同じように誤った考えを広めた。「この血糊に触れると、穀物は実らず、ワインは酸っぱくなり、木は実を失う。鉄は錆に蝕まれ、銅は黒くなる。血糊を少しでも食べた犬は気が狂う」

リヴァプール大学の獣医学フィールドステーションに活動の本拠を置く獣医師で着床研究者のコリン・フィンは一九九六年に、斬新な発想のエッセー、『女性にはなぜ月経があるのか』で、この歴史を発掘した。二〇世紀初頭になってようやく、科学者たちは、さまざまなホルモンが力を合わせて月経周期をつくっていく仕組みについて考えはじめた。そして彼らは一九一〇年のある婦人科医の言葉を借りると、月経が「二次的プロセスであり、妊娠が失敗したために機能をはたすことができなかっ

た粘膜の変性」であることを発見した。しかし、女性が繁殖可能な年月の間、毎月、血を流すのはなぜか、というさらに深い、進化にかかわる問いは答えられないまま残っている。この謎の答え、ならびにさまざまなホルモンがはたしている役割を探求する試みによって、厳密に制御された月経周期の時間割が、妊娠を維持する——あるいは、妊娠に打撃を与える——仕組みが少しずつ解明されてきた。

霊長類を除くと、月経がある種はほとんどない(2)。フィンらは、ヒトが進化の過程で、この子宮の内張りの除去のサイクルをもつようになったのは、母体を胚から守る防御メカニズムの副産物として、だったのではないかと論じている。

爬虫類が両生類から分かれて、硬い殻の卵を産むようになったとき、胚は湿り気を保つように、そして老廃物を排出できるように、膜を発達させる必要があった。膜は進化して羊膜——羊膜内の液体である羊水は胎児の染色体検査に用いられることで有名——と、胎盤の前身である尿膜になった。そして、次の大きな跳躍によって、脊椎動物には子どもをみごもるもの(メダワーの言う「胎生」)がふえはじめ、よそものが子宮の内部で成長することを可能にするために、種によって劇的に異なるメカニズムが整えられた。

ヒトその他の霊長類と一部の齧歯類の胚は、母体に対してははっきりと攻撃的な行動を示す。フィンらはそれこそが、女性に月経がある理由だと考えている。着床がうまくいくのは、胚が子宮の内張りに適切に「侵入」した場合だけであり、それには胎盤のトロホブラスト細胞が深くはいりこみ、母体の動脈に穴をあけて、胎児に向けて血液を送りこむ必要がある。母体がトロホブラストの穿孔をとめなければ、トロホブラストがどんどん深く掘り進んで、母親が失血死しかねない。そこで子宮は、侵入は許すが、そのあと、細胞構造を変えてそのプロセスを止めるという巧妙な方法を開発した。イェール大学の生殖・胎盤研究ユニットの長である病理学者のハーヴィー・クライマンが私に説明してくれたときに用いた表現を借りると、子宮の内張りは「土から煉瓦に変わる」のである。(3)

しかし、女性の体はなぜ、胚が着床するまで土を維持し、その後、それを煉瓦に変えるという方法ではなく、周期的な月経をもつという方法をとるのだろうか？　フィンはひとつめのエッセーの二、三年後に書いた、さらにスケールの大きなエッセーで、詳細に考えをめぐらした。フィンはまず、進化によって月経が生じたのは、精液によってもちこまれる病原体を除去するためだという、一九九〇年代前半に人気のあった仮説を否定した。(4)胎生の動物のほとんどには、月経がないのだからこの仮説は意味をなさない、とフィンは主張した。同様の理由で、月経は着床しなかった胚を母体から取り除く流産メカニズムとして存在するという仮説にも価値を見出さなかった。また、一九三〇年に提唱された、月経は「女性に代償的な性的満足を与え、処女性を守る」という説は、「想像力豊か」だと一笑に付した。月経があると、子宮をずっと着床に適した状態に保つかわりに、ときおりそういう状態にするだけなので、代謝エネルギーの節約になるという仮説に対しても、説得力のある反論を述べた。フィンの主張は前着床状態にある子宮内膜では、精子を受精に向けて準備し、卵のところに移動するのを助ける生化学物質が、子宮内膜腺から分泌されるが、子宮の「土」が無期限に維持されたら、そういう生化学物質の分泌は起こらないだろう、というものだった。

二〇〇三年、どうしてヒトと、そのほかのわずかな数の種だけが、侵入するトロホブラストを進化させたのかということに興味を抱いた私は、すでに引退していたフィンにEメールを送り、返事をもらった。私がその返事に心惹かれたのは、そこに含まれた洞察そのものよりも、科学者らしい抑制のためだった。「何が月経をもたらしたのかは、（進化生物学の大方の問題と同様）誰にもわからないことだ」とフィンは書いてきた。「もっとも容易なのは、それが偶然の突然変異によるものであり、その突然変異は、何百万年もの時を経て、種にとって有利であることが証明されたのだと考えることだ。宗教的な人間でない場合に、それ以上に何が言えるだろう？」

女性がいかにして月経をもつに至ったかにかかわりなく、現に月経がある以上、タイミングが最重要事項となる。フィンは初期論文のひとつで一九七四年に発表したものにおいて、「着床の窓」（着床可能期間）の存在を提唱した。(5) この考えは、二〇年後、アレン・ウィルコックスの率いる研究によって確固たる裏づけを得た。アレン・ウィルコックスは前述したように、ノース・カロライナの「おしっこ大王」で二二一人の女性の毎日の尿を六か月間調べた人だ。

ウィルコックスらは尿の調査から、「受精の窓」（受精可能期間）が排卵前の五日間と排卵当日の間、開いていることを明らかにしたことに加えて、着床がもっともうまくいくのは、排卵後の第八日から第一〇日までであることを証明した。排卵から月経開始までの「黄体期」の真ん中にあたるこの三日間は、子宮の内張りを形成する腺と間質がベルベットのように柔らかくなめらかになり、胚が付着し、穴を掘るのにうってつけの場所になる。内張りがふかふかの状態が長く続きすぎると、胎盤が深く食いこみ、トロホブラストが子宮に穴をあけて、母体にとって命にかかわる事態になりかねない。(6) 一方、いわゆる黄体機能不全(7)の場合に起こるように、子宮の内張りが快適でなくなるのが早すぎると、胚が穴を掘ることができず、流産に至るか、適切な掘り方ができないために、妊娠後期に妊娠高血圧症候群という、母体の血圧を危険なほど高くする状態を引き起こす。

アリストレテスが月経血を命のもとのスープだと考えたのは誤りだったが、彼はそうひどく間違っていたわけではない。科学のおかげで、現代の私たちは月経の到来が、受精と着床に対して体の準備が整っていることを示す予兆であること、そして、さまざまなホルモンの連鎖反応がそのプロセスを厳密に制御していることを知っている。しかし、医学研究者の生化学への理解は進んでいるものの、生命のサイクルがつまずき、流産が引き起こされるとき、その問題を修正する能力は、アリストテレスの時代からそれほど進歩しているわけではない。

マリアン・アンダーソンのケース

「三五歳になるまでは、子どもがほしいなんて思わなかったわ」とヴァンクーヴァーに住むテレビジャーナリスト、マリアン・アンダーソンは私に語った。アンダーソンは、いかにもレポーターらしく実際的でてきぱきしていて、皮肉の効いたユーモアの持ち主でもある。「女性の生殖サイクルについては何も知らなかったの。まったく興味がなかったから」。だが、彼女はほどなく黄体化ホルモン、閉経期、卵胞刺激ホルモン、子宮の内張り、排卵の窓といったものにプロゲステロン（黄体ホルモン）がどう関係しているかという神秘的なトピックに精通するようになった。

赤ん坊に対するアンダーソンの心境が変化したのは、三五歳のとき、周期の真ん中で出血が始まったのがきっかけだった。婦人科医の診察を受け、子宮筋腫があることがわかった。子宮筋腫は、子宮内にできるありふれた良性腫瘍で、流産の原因になることもあるが、たいていは治療しないでほうっておかれる。「子どもがほしいなら、すぐにトライしなさい」と婦人科医は言った。三六歳のとき、アンダーソンは妊娠した。「信じられないほど簡単な妊娠だったわ」と彼女は言う。一九九九年三月、健康な男児が生まれた。

一年後、アンダーソンはふたたび妊娠した。みごもったのは息子の誕生日だった。アンダーソンはその日だということをよく記憶していたので深い感慨をもった。「今度も簡単に行くと思っていたわ」とアンダーソンは言った。家庭での尿検査が陽性に出たあと医師の診察を受けたが、医師は聴診器で胎児の心拍を確認できず、彼女を超音波技師のもとに行かせた。「超音波担当の女性は無神経に話しかけたわ。『どうしてここに来たんです？　ほんとに妊娠してるんですか？　赤ちゃんが見えないけど』って」胎嚢はあったが、からっぽだったのだ。これは胚が育ちそこねたときに起こる状態で、医師が通常「枯死卵」と呼ぶものだった（厳密に言うと枯死したのは胚なのだが）。「あんなにひどいショックを受けたことはなかったわ」とアンダーソンは言う。「ガンです、と言われたような感じだったわ」その夜、結婚して一五年の夫は仕事で留守だったので、彼女は自分だけで衝撃に耐えなくてはならなかった。「ひとりでいたら神経が高ぶってきて、嗚咽がこみあげたわ」
二、三か月後の二〇〇〇年七月、アンダーソンはまた、家庭用尿検査キットで陽性の結果を得た。ところがそのあとすぐに月経が始まった。その年の九月、アンダーソンは妊娠した。息子が生まれてから三度目だった。妊娠八週のとき、経膣超音波検査を受けた。経膣検査では、経腹検査よりも早く胎芽が確認できる。しかし、またもや、枯死卵だとわかった。

アンダーソンはある産婦人科医に紹介された。その医師はかつてメアリー・スティーヴンソンとともに訓練を受けた人だった。血液検査や子宮の内張りの標本採取（「子宮内膜生検」）を含む徹底的な検査によって、流産の原因となる二つの問題が明らかになった。アンダーソンの血液は抗リン脂質抗体について強い陽性を示した。子宮内膜生検の結果は、黄体機能不全と呼ばれるものを示唆していた。黄体機能不全というのは、異論は多いが、ホルモンのアンバランスが着床を妨げているのではないかと考えられる異常で、具体的に言うと、プロゲステロンの不足によって、子宮の内張りが、胚が着床するために必要とする肥沃で柔らかい土ではなく、煉瓦の壁のような状態に保たれる。その産科医はアンダーソンを、カナダ最大の流産クリニックの所長であるスティーヴンソンに紹介した。アンダーソンの言葉を借りると、スティーヴンソンこそ「頼るべき専門医」だった。ところが、スティーヴンソンは六か月先まで予約が詰まっていることがわかった。「時計がチクタク時を刻むのが聞こえたわ」とアンダーソンは言う。「三九歳の誕生日が近づいて焦っている女性にとって、六か月も待てなんて酷な話よね」

流産経験は、人の心の繊細さをあらわにする。しかし、同時に、より目立たない仕方ではあるが、人の心に強靭さをもたらす。それは苛立ちとひとしずくの怒りがまじった勇気のようなものだ。私はどうして、そんなに子どもが欲しかったのかと、アンダーソンに尋ねた。「あなたには無理だと言った人がいたからよ」とアンダーソンは答えた。「それに子育てが好きだったの。長男を連れて、ふたつの教室に通っていたのだけど、そこで知り合った人たちみんなに下の子が生まれていて、私にはいなかった。もう一回、赤ちゃんが欲しかったの」

アンダーソンはそのプロジェクトに全力で取り組んだ。まず抗リン脂質抗体症候群について勉強した。「本やインターネットサイトの記事を手当たりしだい読んだわ。科学者の会議の会報も。私にはとても難しかったけど。四二回も読んで、大事そうなところに黄色いマーカーで線を引いたわ。どの記事も同じ治療を勧めているようだった。それは排卵の翌日からヘパリンの注射をすること。もし、メアリーが賛成してくれなかったら、私は怒ったでしょうね。メアリーの診察を受けにいくとき、私は資料をかばんにいっぱい詰めて持っていったの。夫は、そんな患者は断られるだろうと心配したわ」

はたしてメアリー・スティーヴンソンは敬意をこめて、アンダーソンの集めた資料に目を通し、そのうちの二、三のコピーを取った。スティーヴンソンはアンダーソンが抗リン脂質抗体症候群であり、黄体機能不全であることを確認した。アンダーソンが希望していたとおり、スティーヴンソンは、毎日のヘパリンの注射を処方した。スティーヴンソンは黄体機能不全の診断に広く用いられている検査法について、強い懸念をもっていたが、黄体機能不全に対してもっともよく使われる治療薬――ホルモン剤であるプロゲステロンをも処方した。

アンダーソンは、ヘパリンによって成功率が上がり、プロゲステロンの併用でさらに効果がますはずだという希望にすがり、今度こそはきっと何もかもうまくいくと自分に言い聞かせた。二〇〇一年五月、アンダーソンは妊娠した。しかし、早い時期に受けた超音波検査で心拍が確認できなかった。「ひどく落ちこんだわ。すでに子どもがひとりいるのでなかったら、自殺したい気持ちになったでしょうね」とアンダーソンは語る。

子宮内容除去術を受けるために入院したアンダーソンは、中絶を望む女性たちと同じ病棟に入れられて、さらに落ちこんだ。「壁に貼ってあったのは、中絶や避妊や、セーフセックスがらみのものばかりだったわ」とアンダーソンは回想した。「ほんとにひどかった。あれは私の人生の最悪の経験でした。精神的にどん底まで落ちたわ」掻爬によって採集された組織を分析した結果、染色体異常はなかった。

アンダーソンは孤独感、疎外感にさいなまれた。「最初のときには、花束をもらったわ。二回め、三回め、四回めには何ももらわなかった」夫はアンダーソンの支えになろうと努力したが、彼女の落ちこみを紛らわすことはできなかった。「男の人たちは問題を解決しようとする。できもしないのに」女友だちとの友情にも危機が訪れた。「友だちは多いほうだけど、誰も私が必要としていることをしてくれなかった」とアンダーソンは言う。「『ああ、なんてこと。ひどすぎるわ』と言ってくれさえしたらよかったのに」さらに厄介なことに、そのころ、親しい女性たちの多くが妊娠していた。アンダーソンはその人たちを避けた。「妊娠している人たちのそばにいることに耐えられなかったの。妊娠している友だちが、腰が痛いってぼやいたときは、ぶん殴ってやりたい気がしたわ」

流産してからの三週間、アンダーソンはろくに眠らず、インターネットサイトやためこんだ生殖医療の本を見て、新しい考えを求めた。養子のことも調べた。「生殖医療と流産と養子の問題については本が書けるくらいになった」とりわけ、自然療法には心惹かれた。それから、自分が注射しているヘパリンのタイプや、飲んでいるプロゲステロン剤（正確にはプロゲステロンそのものではなく、プロゲステロンと同様の作用をもつ薬剤、プロゲスティン）について、疑問を抱きはじめた。「流産というものは謎だらけだから、自分にはどうしようもないことだという気持ちになってしまいがちなの。私には、自分のために何かをしていると感じることが必要だった」

スティーヴンソンはアンダーソンを「たびかさなる喪失」を専門としている精神科医に紹介した。精神科医は抗うつ薬の服用を勧めた。「薬なんかいらない、とお医者さんに言ったわ」と彼女は答えた。「私はただ、誰かに言ってほしかったの。悲しいのは当たり前なんだから、悲しんでいいんだよって」

あのころは「とりつかれ」たようになっていた、とアンダーソンはよく自覚している。自分のサイクルを注意深く観察し、毎日の体温をグラフにして、排卵と黄体期の始まりを示す体温上昇を探した。毎日の尿検査の結果を記録し図表化する、コンピュータ化された排卵予測キットに数百ドルを投じた。ふたつの卵巣のいずれかが成熟卵を排出したことを示すもうひとつの指標である子宮頸管粘液を頻繁にチェックした。子宮頸管粘液は排卵時に濃度が変わるのだ。不妊ならびに流産に対するホリスティックな観点からの治療法についての本や論文をいくつか読んでからは、毎日、ビタミン剤とハーブサプリメント四〇錠を飲み、食生活を変えた。またヘパリンを違うタイプのものに変更し、プロゲステロン剤を増量した。「以前《まえ》は、自分がそんなことをするはずがないと断言していたし、妊娠についてそんなにしゃかりきになる人は頭がおかしいと考えていたわ」とアンダーソンは語る。「でも、いろいろなことがあって、すっかり変わったの。片足で立ってゲティスバーグの演説を暗誦するようにと言われたら、きっとそうしたでしょうね」

ホルモンの機能と流産

ホルモン類が発見されるずっと前から、人々は（去勢された動物や、さらに言えば去勢された少年に生じる違いにもとづいて）性腺が特殊な汁を分泌していると考えていた。[8] そういう洞察から、睾丸や卵巣を材料にした秘薬の産業が生まれた。それらの秘薬は流産防止などより、はるかに野心的な目標を掲げて開発された。

歴史学者によれば、内分泌学、すなわちホルモンの研究の誕生は、一八八九年、五月三一日にさかのぼる。この日は、パリの生物学会で、当時七二歳の著名な生理学者シャルル＝エドゥアール・ブラウン＝セカールが、犬とモルモットの睾丸からの抽出物を自分に注射し、若返りの効果を得たと報告した日だ。腺療法の名でも呼ばれた、この酔狂な若返り理論は国際的な熱狂を引き起こしたが、その熱はすぐにさめ、その後何十年もの間、ホルモンに依拠した治療は色眼鏡で見られることになった。

とはいえ、ブラウン＝セカールは、そこに医学研究上のすばらしい鉱脈があることを正確に認識していた。彼は一八九一年に「創造すべき新たな治療学がここにあります。この治療学においては、生体のさまざまな組織が生み出すものが薬になるでしょう」と記した。その三〇年後には、インシュリン注射が糖尿病患者を救うことが発見され、彼の楽観論の正しさが証明された。

フレデリック・バンティングとチャールズ・ベストがインシュリンの単離についての驚くべき論文を発表し、最初の人間の患者を治療した一九二二年、ロックフェラー財団は性問題研究委員会を設立した。その後二〇年にわたり、同委員会の支援を受けた優秀な研究者たちが性ホルモンの多くを発見し、それらがお互いに「内分泌ダンス」を踊る仕組みを解明した。排卵と月経についての理解が進んで、避妊薬や生殖医療、ならびに流産へのさまざまな介入に道を開いた。
ダンスは――そして、ある意味で生命自体も――鼻から始まる。[9] 胎芽の命が始まってすぐ、のちにゴナドトロピン（性腺刺激ホルモン）放出ホルモン（GnRH）を分泌することになる細胞が鼻に発生する。ゴナドトロピンはいわばセクシーな獣で、ほかのホルモンを率いてダンスフロアへと駆けていく。胎芽が発達するに従って、GnRH分泌細胞は最終目的地に移る。最終目的地は脳の基底部の胡桃《くるみ》大の腺、視床下部だ。視床下部は神経系と内分泌系の交差点、痛みと快楽の交差点として働く。視床下部とGnRHの役割が厳密に描きだされたのは一九八〇年のことで、ピッツバーグ大学のサル研究者アーネスト・ノービルらが『サイエンス』の同じ号に並んだ二つの論文で詳述した。[10]
ノービルらはGnRHがどのようにして、性的成熟の開始ならびに、[11] 月ごとの排卵サイクルを制御するかを示した。彼らはある実験で、大人のメスのアカゲザル七頭の視床下部のGnRH産生部位を破壊した。植えこまれたカテーテルを通して、五か月間にわたり、毎時間六分間GnRHが投与された。予想どおり、GnRHは近くの腺である豆粒大の下垂体の「活動を促し（ホルモンの語源）」、卵胞刺激ホルモン、黄体化ホルモンを分泌させた。卵胞刺激ホルモンと黄体化ホルモンは、チアリーダーのような生化学物質で、ひっくるめて性腺刺激ホルモンと呼ばれ、性腺と直接的にコミュニケートする。このふたつのホルモンは卵巣を刺激し、アカゲザルに正常な排卵を引き起こした。
月経周期はホルモンフィードバック回路に依存している。この回路は設定温度より下がるか上がるかによってヒーターをオンにしたり、オフにしたりするサーモスタットと同じように働く。視床下部がサーモスタットにあたり、ＧｎＲＨの間欠的投与が炉にあたる。下垂体と卵巣から分泌される種々のホルモンが温度を上げ下げし、回路を完成する。

月経周期の長さには個人差が大きいが、平均して二三日ないし三五日ごとに、女性は新しい周期を開始する。排卵の時期もさまざまだ（避妊をリズム法に頼る多くのカップルにとっては困惑の種となる）が、おおざっぱに言って、最終月経の二週間前に起こっている。説明を簡単にするために、医師はしばしば、平均的にはひとつの周期の長さは二八日で、排卵は第一四日に起こると患者に教えてきた。

卵は単純に卵巣から飛び出すのではない。ひとりの女性が生涯に排卵する四〇〇個ないし五〇〇個の卵のひとつひとつが、卵胞（卵を保護する細胞の塊）に包まれて、長期間の危険な航海を耐え忍ばなくてはならない。科学者は軍隊用語の助けを借りて、「新兵補充（リクルート）」から「精鋭選抜（セレクション）」を経て「勝利（ドミナンス）」へ至る困難な旅を描きだす。

ある卵胞が熾烈な競争を勝ち抜き、優勢な地位を得ると、* 視床下部がＧｎＲＨを分泌し、それによって、下垂体が卵胞刺激ホルモンを分泌する。すると、発達途中の優勢な卵胞自体が、どんどんエストロゲンを出す。エストロゲンは雌性ホルモンのスーパースターだ。エストロゲンの影響下で、子宮の内張りは通常の一〇倍にふくらむ。エストロゲンはまた、視床下部を促してＧｎＲＨを分泌させ

＊　この部分は誤解を招きやすい表現である。いくつかの原始卵胞がリクルートされ、局所の生化学物質の働きで二次卵胞に成長する。それぞれの月経周期において、卵胞刺激ホルモンの作用で、二次卵胞は発育し、やがて一個の卵胞がセレクションされて、大きく育ち、ドミナント卵胞となる。ドミナント卵胞は黄体化ホルモンの大量分泌（サージ）に会うと排卵をおこし、黄体となる。

る。そしてそれに促されて、下垂体が黄体化ホルモンを大量に分泌する。これこそ、スーパーマーケットで売られている排卵予測キットが検知する「ＬＨサージ」だ。
黄体化ホルモンに浸された優勢な卵胞は、卵を排出する。すべてが順調に運べば、卵は精子との出会いを求めて、卵管の中にすべりこむ。
空っぽになった卵胞は、単に分解されて消えるのではなく、黄体に変身する。黄体はコレステロールでいっぱいの黄色い組織塊で、重要なホルモンであるプロゲステロン（黄体ホルモン）を分泌する。エストロゲン同様、プロゲステロンは最初のうち、子宮の内張りをふんわりさせる。胚の付着を助ける構造の発達を促しさえする。プロゲステロンのレベルが上昇するにつれ、ホルモンの交響楽は最高潮に達し、侵入するトロホブラストに備えて、子宮は土から煉瓦に変わる。
胚が着床しない場合、内張りははがれおち、月経が起こる。そして新たなホルモンダンスが始まる。[12]
しかし、着床が進行すると、胎盤のトロホブラストがヒト絨毛性ゴナドトロピン（ｈＣＧ）を分泌する。家庭用妊娠判定キットはこのｈＣＧを検知する。黄体化ホルモンが卵胞に栄養を与えるように、ｈＣＧは黄体に栄養を与え、滅亡から「救助」する。[13]
サウスカロライナ州のグリーンヴィル・ホスピタル・システムの女性医療センターに活動の本拠を置く生殖内分泌学者で、着床の権威であるブルース・レッシーは、着床に最適の時期についてのウィルコックスの研究には、黄体機能不全と流産を理解する鍵が含まれていると私に語った。レッシーの言葉を借りると、「タイミングよく着床しない患者は、黄体をタイミングよく救助してもらうことができず、卵巣のネグレクトのために胚を失う」。非情な賭博テーブルの上では、命を与える卵巣が命を奪うこともあるのだ。

一九七二年、ある奇妙な論文(14)が、卵巣の黄体とそのプロゲステロン分泌による重要な貢献をはなばなしく解明した。この研究では、セントルイスのワシントン大学の研究者で、人工妊娠中絶薬RU－476の開発の基礎研究を行なったアールパド・チャポーの率いるチームが、一二人の妊婦から黄体をとりさった。チャポーらの説明によると、それらの女性のうちの三人には卵巣嚢胞があり、別の九人は産婦人科的には正常だが、妊娠の中絶と卵管結紮を望んでいた。最終月経開始日から数えて第四二日から第五七日までの間に黄体除去手術を受けた七人の患者は全員、流産した。一方、第五二日から七四日までの間に手術を受けた五人の患者は流産しなかった。ということは、第八週以前においては、黄体ならびに、それが供給するプロゲステロンが妊娠の継続や中断を決定しているわけだ。

黄体機能不全の診断と治療的介入

一九四九年に、ジョンズ・ホプキンス大学で繁殖内分泌学を専門としている産婦人科医、ジョージアナ・ジョーンズが、初めて黄体機能不全について記して以来、黄体機能不全は研究者たちの論議の的になっている。「そういうことがあるということについてはかなり確信をもっているが、それを診断するよい方法がない」とダニー・シュストは私に言った。シュストは着床の研究者で、ハーヴァード大学医学部ブリガム女性病院の反復流産クリニックを運営している。シュストのこの言葉は、私が流産分野の多くの研究者たちの口から聞いた言葉とまったく同じだった。

ジョージアナ・ジョーンズはのちに夫ともに、米国における体外受精のパイオニアになった人だ。彼女は九八人の不妊女性の二五五月経周期について調べた。体温は視床下部の制御を受けており、排卵時に急上昇するので、ジョーンズはそれぞれの女性に体温のグラフをつけさせた。また、子宮内膜生検を行ない、尿の生化学的マーカーによってプロゲステロンのレベルを調べた。検査の種類により黄体期の異常の率には大きな幅があった。体温のグラフにもとづけば、黄体機能が異常な人は一三％だったが、生検では五〇％に及んだ。しかし、ジョーンズは説得力のある議論によって、不妊との関連を証明した。

翌年、アーサー・ハーティグとジョン・ロックがR・W・ノイズとの共同研究により、子宮内膜生検によって女性が月経周期のどの段階にあるかを判断する方法の改良版を発表した。今日でもほとんどの臨床医は、ハーティグらの日付決定法に若干手を加えた方法を、黄体機能不全の最良の診断法だと考えている。しかし、それでもラボによって生検結果の判断が異なるので、個々の女性がほんとうに黄体機能不全をもっているかどうかについては大いに混乱があり、コンセンサスの欠如のせいで、プロゲステロンその他のホルモンによる介入を評価する臨床試験の解釈も困難になっている。おまけに、シアトルのワシントン大学の著名な生殖内分泌学者、マイケル・ソウルズの研究チームが一九九四年に発表した論文によって、三回の異なる時点でプロゲステロンの血中レベルを測定して、その三回の結果をまとめるほうが、子宮内膜生検によるよりも、黄体機能不全の診断に適しているということが示され、話はますますややこしくなった。

黄体機能不全の治療にプロゲステロンを用いることほど論議の多い流産治療法はないと、多くの臨床医が考えている。「生殖内分泌学者たちの一団にどなり合いをさせたかったら、この話をもちだすといい」とソウルズは言う。「これは私たちの分野のいちばんやっかいな問題だ」ソウルズは黄体機能不全の診断法として何がベストかということに意見の不一致があるだけでなく、ひとりの女性に黄体機能不全という問題がいつもあるとは限らず、不定期にときどき起こる場合があることも厄介なのだという。「子宮内膜生検は多くの女性にとって痛みがあるし、結果を読み取るのに高い費用がかかる」とソウルズはつけ加える。「長年の間、私たちの役に立ってくれたが、どちらかというと原始的なやり方だ」と彼は言う。ソウルズ自身は、何回かの血中プロゲステロンレベルの検査結果をまとめたものによって黄体機能不全の診断を下し、子宮内膜生検はプロゲステロン治療が功を奏したかどうかを評価するためにのみ、用いるそうだ。

どのくらい多くの女性が黄体機能不全をわずらっているかという点についても議論が絶えない。ソウルズは以前、黄体機能不全は「排卵異常の中でもっともありふれたもの」かもしれず、「おそらく診断が下されないで見逃されている例がはなはだしく多い」だろうと書いたことがある。黄体機能不全は生殖上の問題がない女性にも非常にしばしば起こるので、生殖上の問題をもつ女性における重要性がめだたなくなっていると、ソウルズは言った。マリアン・アンダーソンの治療をしたメアリー・スティーヴンソンは、一九九六年の論文で、この点の解明に寄与した。スティーヴンソンは、流産の原因となる染色体異常の証拠がないのに、三回以上連続して流産した一九七組のカップルを調べた。子宮内膜生検によって、それらの女性のうち三四人（一七％）に黄体機能不全があるのがわかった。これは抗リン脂質抗体症候群をもつ女性の数とまったく同じだった。だが、プロゲステロンが黄体機能不全に効くのかどうかは、まだ謎に包まれている。

プロゲステロン処方の是非

プロゲステロンで流産を防止できるかどうかを評価した臨床研究は少なくとも三〇ある。二〇〇三年、ロンドンの王立小児科大学の産婦人科医で疫学者のリッチマル・マリー・オーツ＝ホワイトヘッドは、この種の臨床試験のうちの優れたものを徹底的に検証し、しばしば相反する研究結果をうまく整理した。(15) オーツ＝ホワイトヘッドらは、一四の研究の結果を合わせてメタアナリシスを行なった。それによって、それ以外の方法では望むべくもない多数の患者のデータを評価することが可能になり、プロゲステロンまたはプラセボの投与を受けた一〇九八人の女性において、プロゲステロンが出生率について有意な違いをもたらさなかったことがわかった。プロゲステロンが助けになったかもしれないことを示唆するものは、三回以上連続して流産した女性についてのかなり古い三つの研究論文（ひとつは一九五三年のもの。ふたつは一九六四年のもの）だけだった。

私はプロゲステロンと反復流産の関係を示唆するものとしてオーツ＝ホワイトヘッドが引きあいに出した論文がそんなに古いものであることに驚いて、どうして四〇年もの間、彼女のようにこの問題について適切な取り扱いをする研究者が出ず、この問題が放置されていたのかを、ホワイトヘッド本人に尋ねた。「見栄えのいい結果が出なかったから、プロゲステロンについての研究をやめてしまったのだと思うわ。何ごとも起こらなかったから」と彼女は言った。

オーツ＝ホワイトヘッドの観点は注目に値する。彼女がこの問題についての科学文献全体を注意深く分析したから、というだけではない。私が彼女と話した二〇〇三年、三四歳の彼女はすでに一〇回の流産経験をもっていた。彼女はいつかまた妊娠して満期出産できる日が来ると希望を抱いていて、自分自身のそういう気持ちに驚いていた。「以前、一三回流産した患者さんが来たとき、私だったら絶対こんなことにならないと思ったわ」とオーツ＝ホワイトヘッドは語る。「それなのに、いまや私自身が一〇回の経験者なの。自分のこととなると、全然違うのよ。なぜ努力しつづけているか、論理的な理由はないわ」（オーツ＝ホワイトヘッドは自分自身にプロゲステロンを用いたことはない。有効性を疑っているという理由からではなく、自分の場合、着床に問題があるとは考えていないからだ）。

現実には、多くの臨床医があやふやな診断基準にもとづき、これまで何十年と使われてきたのだから母体にも胎児にも深刻な副作用はあるまいと信じて、プロゲステロンを処方している。「一種の循環論法だということを認めるにやぶさかではない」とソウルズは私に語った。「医者は何かを見つけたと思って、診断を下し、治療する。そして一定の成功を得る。自分自身を納得させることはできるが、強力な医学的証拠によってそれを証明することはできない」ソウルズはまた、医師が患者に黄体機能不全の診断を下し、プロゲステロンのサプリメントを用いる価値があることを証明した研究はないと説明した場合に、何が起こるかを指摘した。「患者さんはたいてい、『じゃあ、何も手立てはないのですね』と言い、一分ばかり考えて『だめもとでやってみようじゃありませんか』と言う」

流産と生殖医療の問題が重なりあっていることによって、この論争にもうひとつの現実的側面が加わる。「今日の生殖医療では、誰かに黄体機能不全があれば、その診断が下されなくても、いずれ治療されることになる」とソウルズは言う。生殖能力に問題のある女性は、まずクロミッドを処方されるのが普通だ。クロミッドは抗エストロゲン作用をもち、黄体化ホルモンと卵胞刺激ホルモンの産生を促す。結果として、卵巣はひとつの周期に複数の卵胞を成熟させ排卵を起こさせる。卵胞が複数だということは黄体も複数だということなので、論理的に言ってプロゲステロンのレベルが上昇する。*一部の臨床医はクロミッドを黄体機能不全の治療に用いるが、それには重大な難点がある。クロミッドはほかの点でもエストロゲンの作用を抑制する。子宮の内張りが厚くなるのを妨げ――プロゲステロンとは逆の作用だ――頸管粘液を精液にとって居心地のよいものにするプロセスを狂わせる。

排卵を誘発するのにクロミッドよりも強力な切り札が必要な場合、卵胞刺激ホルモンを注射することもある（黄体化ホルモンを併用する場合も、併用しない場合もある）。

注射のあと、プロゲステロンのレベルは急激に上がる。「システムが圧倒されてしまう」とソウルズは言う。卵胞刺激ホルモンの注射によって子宮の内張りが薄くなった症例は見たことがないそうだが、黄体機能不全の治療のために卵胞刺激ホルモン注射を処方するのは、キャンプファイアーの焚き木に点火するのに火炎放射器を使うようなものだという。卵胞刺激ホルモンを投与された女性には、数個の卵を排卵するリスクもあり、双子や三つ子、もしくはそれ以上の多胎妊娠を招きかねない。

プロゲステロンが、黄体機能不全をもつ女性が満期出産をするのに有益であるかどうかを一挙に解明しようとするなら、多くのクリニックにまたがって、うまくデザインされた大規模な研究を行なう必要があるだろう。しかし、プロゲステロン剤はすでに米国食品医薬品局（FDA）の認可を得ているので、製薬会社にはそのような研究に資金をつぎこむ経済的動機がない。そして研究者にとっては、この問題は学術的な意味で評価を高められるものではない。基盤となる生物学的プロセスがすでによく検証されているからだ。ソウルズの言葉を借りると「黄体ならびにプロゲステロン産生について、今後学ぶべきことがたくさんあるとは思えない」のだ。

この混乱に終焉の兆しが見えてくるとしたら、それは、黄体機能不全を診断するよりよい検査法が開発されたときだろう。最近、この方面において二つの研究チームが新しい動きを見せている。イェール大学のハーヴィー・クライマンは「子宮内膜機能検査」と呼ぶものを開発し、売出しを期して、この名称を米国特許商標庁に申請し登録された。この検査では、子宮内膜の受容性を制御する二種のタンパク質を測定する。流産患者にとってこの検査がどのような価値をもつかを調べるため、クライマンはヴァンクーヴァーのメアリー・スティーヴンソンの協力をとりつけた。スティーヴンソンはクライマンに子宮内膜生検の四〇〇検体を送る予定だ。そのうち三〇〇は彼女のクリニックを訪れた患者のもので、残りの一〇〇は流産経験や不妊の問題をもたない女性のものになる。

遺伝子研究の新技術が子宮内膜について、もうひとつの突破口を開くかもしれない。ホルモンならびにホルモンを生み出す化学的信号は体内のある場所からもうひとつの場所へと旅をするものなので、生物学者は流れという観点から、それらの動きを言い表す。プロゲステロンの場合、視床下部が川上

＊　このメカニズムは少くとも日本人においては一般的でない。日本人では複数の卵胞が成熟、排卵して、複数の横体ができることは多くない。クロミッドにより、卵胞刺激ホルモンの産成が促され、卵胞の顆粒膜細胞が大きく刺激されて発達されるために、排卵後の黄体も大きくなって黄体ホルモンを十分に出す、というメカニズムが一般的と考えられている。

で、子宮内膜は川下だ。流れをさかのぼって源を見るために、科学者は遺伝子を解析する。ヒトは三万ないし四万の遺伝子をもっていると推定され、それらの遺伝子はひっきりなしにオンになったり、オフになったりしている。そして力を合わせて、ホルモンと生殖のプロセスや、筋肉を動かすための神経細胞の発火や、肺の細胞への酸素輸送など、さまざまな生物学的プロセスを稼動させるタンパク質をつくりだす。一九九〇年後半、科学者たちは、DNAプローブを碁盤目のように配置した基盤の上に、数千から数万もの遺伝子を置く方法を発見した。この方法では、それぞれの遺伝子は色つきのマーカーで標識され、特定のプロセスにおいてどの俳優が演技をするかが基盤の上に示される。

二〇〇二年、サウスカロライナのブルース・レッシーが、黄体期のはじまりと中間の間に起こる遺伝子活動の変化を分析した論文を発表した。(16) この種の研究としては初めてといっていい、大規模な研究だった。レッシーはデラウェア大学の研究者たちの協力のもとに、一万二〇〇〇の遺伝子をグリッドに置き、受容性の高い子宮をつくることを受けもつ主要俳優を探しはじめた。そう遠くない将来、この研究が黄体機能不全の診断をつけるための高度に特化された検査の開発につながるだろうとレッシーは期待している。


二〇〇一年九月一一日、ニューヨークの世界貿易センターが攻撃されてまもなく、マリアン・アンダーソンは自分の尿の黄体化ホルモンレベルをもう一度確認した。これは排卵時に陽性を示す検査だ。

「あのおばかなスティックが、予想したより一週間早くピークを示していたの。私は夫に電話して言ったのよ。『世界の終わりが来るわ。早くうちに帰って』って」翌月、アンダーソンは妊娠していることを知った。二歳半の息子の誕生以来、五回目の妊娠だった。

感謝祭の日、少量の出血が始まった。「ああ、なんてこと。また流産するんだわ」アンダーソンは恐怖におののいた。翌週の火曜日、アンダーソンは夫とともにスティーヴンソンを訪れ、超音波検査を受けた。「きっと何も映らないわ、と私は言ったの」画面に映像が現れるとすぐに、スティーヴンソンは心拍を見つけた。「部屋の中にいた全員が茫然としたわ」とアンダーソンは回想する。

羊水穿刺がもたらすわずかなリスクを警戒して、アンダーソンと夫は、胎児の遺伝子異常検査を受けないことにした。だが、一八週目にはいったとき、何もかもうまくいっていることを確認するために、詳しい超音波検査を受けた。夫婦は技術者が計測をくりかえしていることに気づいた。「何か具合の悪いことでも?」と夫が尋ねた。

技術者は異常に大きな「うなじのふくらみ」に気づいていた——首筋が分厚くなっているのは、ダウン症の徴候である場合がある。考えに考えた末、アンダーソンは羊水穿刺を受け、妊娠二二週で、胎児の染色体が正常であることを知った。二〇〇二年五月二二日、マリアン・アンダーソンは二人目の健康な男児を産んだ。四回流産し、一一人の医師に診てもらい、積むと八〇センチになるぐらい医学文献を集め、深い苦悩を味わった末のことだった。

どうして今度は無事に満期出産にこぎつけたと思うかと、私はアンダーソンに尋ねた。プロゲステロンとヘパリンが助けになったと思うけれど、自然療法も大いに効果があったと思う、とアンダーソンは答えた。だが、そのあと、私の目をまっすぐに見て彼女は言った。「ほんとうのところ、何がよかったのかはわからないわ。神のみぞ知る、よ」

抗リン脂質抗体症候群などの問題を懸念する医師たちの勧めに従って、アンダーソンは卵管結紮を求めた。だが、赤ん坊がまだ一歳二か月のころに私に会ったとき、彼女はもうひとり子どもが欲しいと言った。「もし、明日宝くじが当たったら、代理母を雇って、三番目を産んでもらいたいぐらい。賞金額が少なかったら、養子がいいかな」

子どもはもういらないという考えは跡形なく消えてしまったらしい。

ホルモン療法にかんする最近の知見

プロゲステロン以外の妊娠に関連するホルモンも、治療薬候補として流産研究者の興味を引いた。ヒト絨毛性ゴナドトロピン（ｈＣＧ）の注射の効果を調べた数編の論文（そのうちのひとつはまったくの偽造だとわかり、とりさげられた[17]）は、ｈＣＧが卵胞期の異常を正す可能性があると主張している。

この問題についてのもっとも注意深い分析は、一九九四年にイングランドのリヴァプール女性病院のロイ・ファークワソンとシボーン・クウェンビーが発表したものだ。この研究では、同病院にかかっていた八一人の女性に、無作為にｈＣＧあるいはプラセボを投与した[18]。被験群も対照群もまったく同一の驚くほど高い成功率（八六％）を得て、ｈＣＧ投与が何ら利益をもたらさないことがわかった。しかし、詳細に目を向けると、生理不順で、かつｈＣＧを投与されなかった女性について奇妙な事実が浮かびあがった。彼女らのうち、満期出産にこぎつけたのは、妊娠例数のわずか四〇％だったのだ。

このような「サブセット（部分集合）」分析は何も証明しない。しかし、それは興味深い謎を提供し、さらなる研究の必要性を訴える。この知見をさらに興味深いものにしたのは、それが流産に関係のあるもうひとつのホルモン異常と結びついていたことだった。

反復流産の女性の超音波検査でもっともよく見られる異常は、卵巣を囲む「真珠のネックレス」すなわち、多囊胞だ。[19] 多囊胞性卵巣は、黄体化ホルモンのレベルの異常があり、月経が不順であるか、まったくない女性にしばしば見られるので、生殖医療研究者たちによく研究されている。しかし、研究者たちはこの異常と流産との関連を示すのに苦労しているようだ。

一九九〇年、レスリー・レーガンは黄体化ホルモンのレベルが高くなっている女性の流産率が五倍も高いことを報告する論文の共同執筆者となった。この研究にもとづき、セントメアリー病院は一九九二年から九五年にかけて、多囊胞性卵巣をもち、黄体化ホルモンのレベルが高い女性の流産を、治療によって防止できるかどうかを調べた。[20] この対照試験には、三回以上連続して、妊娠初期に流産した経験があるが、抗リン脂質抗体その他、流産の原因となりそうな問題のない女性一〇六人が参加した。

対照群はプラセボあるいはプロゲステロン座薬を投与された。被験群の女性の月経周期は、GnRH（ゴナドトロピン放出ホルモン）、卵胞刺激ホルモン、黄体化ホルモン、ヒト絨毛性ゴナドトロピン、プロゲステロンなどのホルモンの投与によって、盛んに操作された。しかし、三年経って研究者たちは、さまざまなホルモンの大量投与による刺激が、プロゲステロン座薬単独の場合と同じく、何ももたらさないことを発見した。

この否定的な結果に驚き、研究者たちは一九九一年から九九年までの間、超音波検査を施した二〇〇〇人以上の女性の超音波映像を調べなおし、四〇％の女性に多嚢胞性卵巣があることを発見した。それより前に、この同じ研究チームは「正常」な女性が多嚢胞性卵胞をもつ頻度はその半数以下であると推定していた。しかしさらに分析を進めても、反復流産との関連は明らかにならなかった。研究者たちは多嚢胞性卵巣をもつ二三三人の妊婦と、多嚢胞性卵巣をもたない二五三人の妊婦を比較した。いずれのグループの女性も過去に三回以上の流産経験があった。いずれのグループでも一〇人中六人が満期出産した。

しかし、これらの研究では、多嚢胞性卵巣があり、それと関連する臨床症状——多嚢胞性卵巣症候群（PCOS）と呼ばれる——を示す女性たちと、そうでない女性たちとの区別をしていなかった。PCOSをもつ人に限っていえば、流産との関連性は強くなる。ホルモンのアンバランスの直接的結果である排卵トラブルに加えて、PCOS女性の約三分の一は、体毛と顔の毛が多い。この特徴は、正常な女性では低レベルでしか見られない、テストステロンそのほかの「雄性」ホルモンが過剰産生されていることを示すものだ。また、PCOS女性には肥満者が多い。糖の代謝にかかわるホルモン、インシュリンを適切に利用できず、インシュリンレベルの高い人も多い。糖尿病の有病率は健康な女性の七倍である。

これまでPCOSをもつ妊婦を対象として行なわれてきた最大規模の研究から、流産率は四〇％と六〇％の間だと推定される。しかし、この症候群の症状は多岐にわたるので、わかったことよりもわからないことの方が多い。たとえば、肥満そのものも高い流産率の原因となるようだ。(21) それでも、

ＰＣＯＳの妊婦のホルモン環境を改善することをめざす薬の臨床試験は、有望な結果を示している。とくに二〇〇二年に別々に発表された二つの論文は、体がインシュリンを利用するのを助けるメトホルミンが、ＰＣＯＳのある妊婦の流産率を有意に下げると報告した[22]。ただし、そのどちらも無作為化プラセボ対照二重盲検試験ではない。

サウスカロライナに活動の本拠を置き、着床を専門とする臨床医、ブルース・レッシーは、乳ガン治療のために開発されたエストロゲン遮断薬で排卵誘発作用もあるレトロゾールをＰＣＯＳ患者に用いはじめており、出足は好調だと私に語った。レトロゾール[23]は、流産患者や不妊患者にとって「革命的」な意味をもつかもしれないと、レッシーは言う。レトロゾールはふたつの点でクロミッドにまさる。レトロゾールは子宮内膜を薄くしない――子宮内膜が薄くなることは流産を引き起こす原因になりうる――し、頸管粘液を変化させない。しかし、これまで、適切にデザインされた研究によって、レトロゾールが安全なやり方で妊娠と満期出産を手助けすると証明されたことはない。

二〇〇三年五月、大きな影響力をもつ英国の王立産婦人科大学は、最新の科学文献を見直した上で、三回以上の流産を経験した夫婦のための治療ガイドライン[24]を出した。同大学はこの報告書で、（糖尿病や甲状腺障害をもつ人を除き）女性に対して、流産防止のホルモン療法を避けるよう助言し、プロゲステロンとｈＣＧは「無作為化比較対照試験」以外では用いられるべきではないと、断言した。そしてまた、多嚢胞性卵巣についてのセントメアリー病院の知見を紹介し、黄体化ホルモンは役に立たないと指摘した。そして、臨床医はこれらの実証されていない治療法の誘惑に負けてはならないと戒めた。

私はこれらの注意の言葉に、さらにひと言つけ加えたい。流産を防ぐためにホルモンによる介入を行なうと、母あるいは子、あるいはその両方に重大な害が及ぶおそれがある。私たちはそのような害をもたらしたホルモン療法をすでにひとつ知っている。

7 「流産予防薬」DESがもたらした悲劇

トルーディー・マーツバックにとって、二〇代の終わりごろに経験した流産は、八二歳の誕生日を祝った二〇〇三年になってもまだ、心をかき乱す出来事だった。マーツバックは、最初の子になるはずだったその胎児を、妊娠四、五週で失った。「強く望んで授かった子だったたから、ショックでぼろぼろになったわ」と、マーツバックは私に語った。彼女は心を癒やすために、夫をニューヨークに残して、メリーランドの姉を訪れた。当時、姉にはよちよち歩きの子どもがいた。「良いことのはずなんだけど、最悪だった。幸せな家族のまっただなかにいるなんて」

その後、マーツバックと夫の間には、一九五一年に女の子が、そして一九五二年に男の子が生まれた。娘のフランは一九六〇年代のある日、家族でドライブしていたときに、母がその流産のことを明かしたのをはっきりと覚えている。父親が運転していて、ティーンエージャーだったフランは前の座席にすわり、自分もハンドルを回しているふりをしていた。それは車に酔いやすいフランのために両親が考え出した工夫だった。母と弟は後部座席にすわっていた。車がニュージャージー州ティーネックのファーリー・ディキンソン大学を通り過ぎたとき、母のトルーディーが、フランが生まれる前に妊娠した子を流産したと言ったのだった。「私はいつも一家の長子というポジションで安定していたから、母が私の前に流産したと聞いたとき、何かで強く打たれたような気がしたの」とフランは私に語った。「世界は私が思っていたものではなかったんだ――そう感じたわ」

世界はトルーディー・マーツバックが思っていたものとも違っていた。流産のことはただのつらい思い出で、自分にも子どもたちにもあとあと影響を及ぼすようなものではないとトルーディーは思っていたが、実際はそうではなかったのだ。「母に流産の話を聞いたときには、私、いちばん上の子じゃなかったんだって、それしか思わなかったの」とフランは言う。「まさか、それが私の人生の重要な要素の前触れになるなんて、夢にも思わなかった」


トルーディー・マーツバックが子どもたちに自分の流産についてうちあけてから間もなく、ボストンのヴィンセント記念病院の医師たちによって、まれなガンの最初の症例が発見され、妊娠中のホルモン投与についての大衆と医学界の考え方を一変させた。

ハーヴァード大学医学部の一部である同病院では、一九六七年から一九六九年までの間に、一五歳から二二歳までの女性六人の膣に明細胞腺ガンと呼ばれるガンが発見された。患者のひとりの一六歳の少女が死亡し、ほかの数人が手術で膣と子宮を摘出された。医師たちが同病院における膣の明細胞腺ガンの記録をたどったところ、一九三〇年から一九六五年の間に、二例しか発見されておらず、二五歳未満の女性の発病例は皆無だった。

一九六九年、患者のひとりの母親が、同病院の婦人科部長ハワード・ウルフェルダーに、娘のガンの原因に心当たりがあると告げた。(1)「あの子がおなかにいたとき、お医者さんにスチルベストロールを投与されたんです。(2)その前に一度、流産したことがあったから」と母親は言った。「もしかして、それが今度のことと関係しているのではありませんか?」

スチルベストロール(3)は、合成エストロゲン(4)であるジエチルスチルベストロール(略してDES)の商品名である。この薬は一九四〇年代後半に、ハーヴァード大学の著名な研究者カップル、オリーブ・スミスとジョージ・スミスが流産その他の妊娠の合併症を予防する効果があると発表して以来、流産治療薬として盛んに用いられるようになった。『米国産婦人科雑誌』の一九五七年発行のある号に掲載された悪名高い広告を見れば、一部の人たちがこの薬をどんなにすばらしい薬だと考えていたかがよくわかる。当時DESをつくっていた製薬会社はたくさんあったが、これはそのひとつグラント化学のDES薬、デスプレックスの広告で、人指し指を口に入れた赤ん坊が大きく目をみはっている。そして、「それ、ほんとう?」という文字が記されている。「ほんとうですとも! デスプレックスは流産・早産を防ぎます」広告文はさらに、「デスプレックスをすべての妊婦が予防的に用いることを勧め、このDES薬の成分には「妊娠中の解毒作用を助けるための、ビタミンCと数種のビタミンBの複合体が含まれている」と述べている。

ウルフェルダーは、自分が投与されたDESが何年も経ってから娘にガンを引き起こしたのではないかという母親に、そんなことはありませんよと言った。しかし、ウルフェルダーはほどなく、若手産婦人科医のアーサー・ハープストとともに、この患者のほかにも、膣の明細胞腺ガンの少女の母親がDESを飲んでいた例を数例発見することになる。

一九七〇年四月、ウルフェルダーとハープストは病理学者のロバート・スカリーとともに、『ガン』という雑誌で、それらの六人の患者ならびにマサチューセッツ州のほかの病院で治療されたひとりの患者について報告したが、ほとんど注目されることはなかった(5)。そもそもこの論文には、原因と思われるものについての言及がなかった。ウルフェルダーは自分たちの疑いを裏づけるもっと確固たる証拠がほしかったのだ。しかし、患者たちに対する非公式な調査から、彼らはほとんど疑問の余地がないと感じていた。ウルフェルダーは最初の母親に次いで、もうひとりの母親からも、DESを飲んでいたと打ち明けられたし、また、通常ごくまれな若い女性の膣の明細胞腺ガンが新たに見つかった二例（一例はカリフォルニアで一例はメキシコ）で、それぞれの患者の母親がDESを飲んでいたことを知った。『ガン』誌の論文の第一執筆者であったハープストも、ウルフェルダーとは別に、この病気で亡くなった少女の母親に面会し、驚くべきことを聞いた。DESが膣ガンが原因ではないかと疑っていると告げると、その母親は言った。「じゃあこれでもう決まりですね。私もDESを飲みました」

ハープストとウルフェルダーはデイヴィッド・ポスカンザーとともに、注意深いデザインのもとに、彼らの患者たちの母親と、DESを飲まなかった母親たちを比較する研究を行なった。研究の結果は、DESが七人の若い女性に膣の明細胞腺ガンを引き起こしたことを示すものだった。「ほんとにひどい話だ。その子たちにとっては悲劇だよ」のちにシカゴ大学に移ったハープストは私に言った。「一六歳や一七歳で、事実上、女性性を失ってしまうのだから。実にかわいそうだ」

その研究が『ニューイングランド医学雑誌』で発表されるのに先立って、ハープストは論文のコピーをスミス夫妻に送った。(6)「私はふたりをよく知っていて、りっぱな人たちだということもよくわかっていた」とハープストは言う。ハープスト自身もハイリスクの妊婦にＤＥＳを処方したことがある。「ふたりはとてもショックを受けて、自分たちがＤＥＳを処方した患者たちに私が連絡をとれるよう、全員の記録を送ってきた」
『ニューイングランド医学雑誌』一九七一年四月二二日号に掲載されたその論文には、疫学者アレクサンダー・ラングミュアーが、この研究は「多大の科学的重要性」をもち、「社会的にも重大な問題提起」をしているとコメントを寄せていた。しかし、当初はマスコミの関心をほとんど引かなかった。例外としては『ウォールストリート・ジャーナル』紙が「今日のニュース」の中で一パラグラフの記事にした程度だ。ＡＰ通信が短い記事を新聞社数社に配信したが、『ニューヨークタイムズ』はじめ、多くの日刊紙がこれを無視した。テレビやラジオも同様だった。ところが、八月ごろまでにＤＥＳに関連する膣の明細胞腺ガンの報告が激増して、大きな問題となり、『タイム』誌が「ホルモン時限爆弾」というタイトルの二ページにわたる記事を掲載するに至った。(7)

マーティン・マーツバックは『タイム』の記事に目をとめた。ジエチルスチルベストロールという名前に覚えがあった。トルーディーがフランをみごもっていたときに、薬局にとりにいってやった薬が、たしかそういう名前じゃなかっただろうか？

トルーディーは流産したときに、また妊娠したらすぐに受診しなさいと医師に言われた。「流産を予防する薬があるからね」と医師は言った。一九五〇年、トルーディーは医師の助言に従った。妊娠判定検査が陽性に出て、最初の三か月は診療所で注射をしてもらった。その後は、錠剤に変わった。マーティンが薬局にとりにいった薬がそれだ。一九五一年一月、フランが誕生したとき、トルーディーはDESのおかげで満期出産できたのだと「信じて疑わなかった」。

一九五二年にまた妊娠したとき、トルーディーはDESを処方してほしいと自分から申し出た。だが、医師は必要ないだろうと答えた。「すごくがっかりしたわ」

DESについての科学文献は、流産予防薬として有望だという一九四六年の論文に始まる。それらの古い論文を読むのは、飛行機事故のあと、フライトレコーダーの録音から再現された操縦室の会話のトランスクリプトを読む作業に似ている。流産予防の医学的介入を奨励する人々には、それらの文献をぜひ読んでもらいたいと思う。

ボストン産科病院の婦人科医ジョージ・スミスとその妻でハーヴァード大学の生物学者のオリーブ・スミスは妊婦へのDESの投与のパイオニアだった。一九四六年の論文で、スミス夫妻は糖尿病をもつ三六歳の妊婦にDESを投与したことを報告している。(8) その患者はそれ以前の二回の妊娠で妊娠高血圧症候群を起こし、一回は死産に終わった。スミス夫妻は自分たちの願いどおり、DESがプロゲステロンの産生を促すことを証明した。プロゲステロンは妊娠後期の「事故」を防ぐと夫妻は考えていた。その女性患者は妊娠高血圧症候群を起こさず、三六〇〇グラムの健康な男児を産んだ。スミス夫妻は「有害な作用を示す証拠は何もない」と記した。夫妻はさらに、DESにはほかにたくさんの効用があると示唆し、「ジエチルスチルベストロールのプロゲステロン刺激特性を考えると、ジエチルスチルベストロールが妊娠初期における事故をも同様に予防すると考えるのが論理的だ」と結論づけた。

一九四八年、オリーブ・スミスは、米国の四八都市で「スミス&スミススケジュール」に従って妊婦にDESを用いた一一七人の産婦人科医から集まったデータを発表した。(9) 夫妻は「切迫流産」（六週から二一週までの間の出血または痙攣性の痛み）だったかどうか、不妊の問題の有無、二回以上の流産経験の有無、妊娠後期の合併症の有無などにもとづいて、DESを投与された妊婦たちをグループ分けした。夫妻の論文が報告している症例数は全部で六三二例だった。四回以上の流産経験あるいは三回以上の未熟産の経験がある人々を除いた残りの各グループにおいて、健康な子どもを出産した割合は七〇％ないし八七％だった。

この研究におけるDESの評価は、対照群との比較によるものではなかったが、オリーブ・スミスは反復流産女性についてのほかの研究からの引用によって、DESの有効性の主張を補強しようとした。とくに一九三八年に発表されたパーシー・マルパスの「流産の連続」にスポットライトをあてた。マルパスは「大英帝国において知られている、事故として起こり、反復される傾向をもつ流産の発生率」にもとづいて、三回流産した経験のある女性がまた妊娠した場合、満期出産にこぎつける割合は二七％だと推定した。また、同じ状況の女性についてのもうひとつの研究は「自然治癒率」をさらに低く――約一六％と――見積もっている。オリーブ・スミスはDESを投与された女性における高い成功率は「偶然によるものではありえない」と説き、流産をくりかえす女性にとって「合理的な疑いのはいりこむ余地なく、スチルベストロール療法の価値を、示していると思われる」と主張した。

何十年も経ったいまの時点で過去をふりかえって冷静に考えると、このような議論は強引であり、素朴でさえある。スミス夫妻のもともとの論文は、ひとりの女性について書かれたものであり、ほとんど意味がない。六三二人の患者をさまざまなグループに分けた研究は妊娠中のDES投与について多数の例を集めているとはいえ、無作為化プラセボ対照研究とは似ても似つかないものだ。しかも、こういう場合にかなめとなるべきほかの研究との比較によって、真実がさらに覆い隠された。その真実とは、のちに数編の論文が示したように、三回流産した女性がまた妊娠した場合、介入なしに満期出産する割合は七〇％に及ぶということだ。夫妻によるDES投与にかんする研究結果の全体を混乱させている問題は、彼らの研究した女性たちがDES治療を受けはじめた時期がさまざまだということだ。大半の流産は妊娠の早い時期に起こるので、安定した妊娠期間をかなり過ごしてからDES治療を受けはじめた女性たちは、満期出産する可能性が高いのだ。スミス夫妻の論文で示された安全性についての懸念は、主として、吐き気や頭痛といったささいな副作用と、一部の臨床医が「スミス＆スミススケジュール」を遵守せず、多すぎる量を処方したのではないかということだった。オリーブ・スミスは一九四八年の安全性にかんする論文を、現在から過去を照らし出す冷徹な光のもとではうそ寒く感じられる余談でしめくくった。「危険な時期が過ぎて投与を中止されたあとで、自分からスチルベストロール服用再開を望む患者もいた。彼女たちが言うには、服用中とても気分が良かったから、とのことだった」いささかはしゃぎすぎの感じがする。

一九四九年の米国婦人科学会の会合で、スミス夫妻は、DESが初めて妊娠した女性の妊娠後期合併症の予防に役立つかどうかを調べるために行なわれた比較対照研究からの知見を報告した(10)。この野心的な研究は、ボストンライイング・イン病院において、DESを投与された三八七人の妊婦と投与されていない五五五人の対照群とを比較したものだった。DES治療を受けた人のほとんどは、妊娠一二週から一六週までの間に開始している。この時期は、流産が起こるものなら、ほぼすでに起こってしまっている時期だ。スミス夫妻の報告によると、DES治療を受けた妊婦は妊娠高血圧症候群の頻度が低く、子どもの在胎期間が長く、出生時の体重が重かった（子どもの在胎期間や出生時の体重は、母親の健康状態を間接的に知る目安とみなされた）。

発表のあと、夫妻と聴衆である研究者たちとの間でディスカッションが行なわれた。誰も母や子にとってのDESの安全性に疑義を呈さなかった。ただ、シカゴ大学のウィリアム・ディークマンだけが大胆にも、この研究では対照群にプラセボを用いておらず、結果にバイアスがかかった可能性があると指摘した。

ディークマンは四年後、同じ米国婦人科学会で、自分自身、DESの比較対照研究を発表した(11)。それは注意深く管理された大規模な研究で、八四〇人の被験群と八〇六人の対照群を比較したものだ。この研究では、DESは流産や妊娠高血圧症候群の発生率にも子どもの出生時の大きさにもまったく影響を及ぼさなかった。これに対して、スミス夫妻は労をいとわず、ディークマンの結果が自分たちの結果と一致しない理由を説明した。「スチルベストロールの使用についての私たちの経験は、私たちがかつて報告した臨床的結果を十分に裏づけています」とジョージ・スミスは同じ一九五三年の会合で語った。「私たちはスチルベストロールが万能薬だと言ったことはありません。しかし、一〇年の間、研究を続け、妊娠開始時に予後が悪かった、あるいは絶望的でさえあった患者が、ただちにスチルベストロール治療を開始することによってよい成果を得るのを何度も目の当たりにした経験から、私たちはスチルベストロールが妊娠後期の合併症を減らし、多くの赤ん坊を救ったことを確信しています」オリーブ・スミスは自分たちの研究結果は、ほかの研究者たちに「誤った解釈を下されることが多い」と主張した。「私たちの論文を注意深く読んでくだされば、ディークマン博士らによる今回の報告も例外でないことがおわかりになると思います。私たちはすべての妊婦にスチルベストロールを投与すべきだと言ったことはありません。（中略）スチルベストロール治療の論理的根拠がもっとちゃんと理解されれば、この論争の困難さがかなり軽減されるだろうにと残念に思います」聴衆の中のほかの人たちの反応には、DESには価値があるとする証言もあった。たとえば、あるフロリダ在住の医師は「私は元ボストン市民です。もし、自分の患者にスチルベストロールを使わなかったとしたら、ボストン市に対する忠誠心を欠いているということになったでしょう」と言った。

確かに、臨床試験のデザインに大きな違いがあるので、ディークマンの研究結果とスミス夫妻のそれとを比較することは難しい[12]。科学の世界ではよくあることだが、技術的な事柄をめぐる論争のノイズが、ディークマンの否定的な知見をかき消し、臨床医はDESを妊婦に処方しつづけた。もっともDESの人気は徐々に下火になっていった。DESと膣の明細胞腺ガンの関係が研究者たちによって発見されたときには、DESを投与された人はトルーディー・マーツバックを含めて二〇〇万人ないし一〇〇〇万人に及んでいた――正確な数は誰にもわからない。そして、やがて膣ガンよりはずっとありふれた、DESによる別の有害作用が表面化することになる。それはフランのように、母の子宮内でDESにさらされた女児たちに表れた。

一九七一年、米国食品医薬品局（FDA）は、臨床医に対して妊婦へのDES処方をやめるよう勧告する広報を出した。一〇か月後、アーサー・ハープストと同僚たちはふたたび医学界と大衆を驚かせた。[13]奇妙な隆起と腺の形成異常を含む膣と子宮頸管の異常の犯人として、DESを名指ししたのだ。DESが胎芽の膣と子宮頸管の適切な発生を妨げるとしたら、論理的に言って、子宮と卵管の発生にも悪影響を及ぼしている可能性がある。米国国立ガン研究所に率いられたDESの作用についての全国規模の研究の一環として、一九七四年、ヒューストンのベイラー医科大学の産婦人科医、レイモンド・コーフマンは、この可能性について調べはじめた。「それは演繹的な推論だった」とコーフマンは私に説明した。

胎芽の命が始まるとき、それは女性にも、男性にもなりうる可能性をもっている。男性染色体（Y染色体）が存在しない場合、胎芽は男性器官を破壊し、女性器官を発達させる。それはまず、腎臓に隣接するミューラー管という一対の管から始まる。六週間から一六週間までの間に、ミューラー管は融合する。だが、完全に融合するわけではなく、分かれている部分が残り、Y字形に枝分かれした形になる。融合した部分が子宮と子宮頸管、そして膣の上三分の二を形成する。もしDESが膣と子宮頸管が形成される間に変化を引き起こすとすれば、次に調べるべき場所は子宮だということになる。

コーフマンらは妊娠中にDESを飲んでいた母親から生まれた若い女性六〇人の子宮を調べた。まず、膣からチューブを挿入し、子宮と卵管に造影剤を送りこんだ。子宮卵管造影法といわれるこの処置により、X線を用いて、子宮が適切な形をしているかどうか、卵管が液体を滞りなく通過させるかどうかがわかる像を撮影することができる。「子宮卵管造影術を始めると、奇妙な発見が続々とありました」とコーフマンはいう。「最初はとてもびっくりしました」

一九七六年、コーフマンはある産婦人科の会合で調査結果を発表した。(14) 母親の子宮内でDESにさらされた六〇人の若い女性——のちに、そのような女性を「DES娘」という名で呼ぶようになる——のうち、なんと四〇人において、子宮の異常があった。異常という判断は、生殖能力の検査のひとつとして子宮卵管造影術を受けた女性のX線画像との比較による。母親の記録を調べると、妊娠後期(妊娠一八週よりあと)にDESを投与された女性から生まれた五人は、異常の頻度が少なく程度も軽かった。しかしもっとも特筆すべきことは、二一人がY字形に枝分かれしているのではなく、T字形になった狭い子宮をもっていたことだ。「今後数年の間に、このような異常な子宮の患者にどのような妊娠結果が生ずるか、非常に興味深いことです」とコーフマンは発表をしめくくった。

コーフマンの聴衆は、この研究の意味を直ちに理解した。発表のあとの公開討論で、ある研究者が次のように予言した。「この研究は歴史的・医学的に重要な意味をもつ並外れた研究です。今後、頻繁に引用され、私たちが想像したこともない問題を解明する数多くの発見の契機となるでしょう」

コーフマンらの記念碑的な論文が刊行されるひと月前にあたる一九七七年四月、パット・コーディーはマンハッタンで、かつてDESを飲んだ女性たちのグループと会合した。そして彼女らはともに、DESの潜在的有害性についての情報を広めるための草の根組織、〈DESアクション〉を結成することを決めた。

コーディーが初めて妊娠したのは一九五四年だった。「三一歳だったわ。当時としてはとても遅いほうでした」と彼女は言う。しかし、そのときは妊娠二、三か月で流産した。自分も妊娠で苦労した経験のある隣人に、「すごい新薬」を処方してくれるお医者さんがいるから、ぜひ診てもらうといいと勧められ、コーディーはそのアドバイスに従った。そして一九五五年五月に妊娠すると、七か月間、DES錠剤を服用した。スミス&スミススケジュールに従い、服用量は数週間ごとに増やされていった。一九五六年二月、コーディーは健康な女児を産んだ。数か月後、コーディーは夫とともに一九七七年四月、コーディー書店を開いた。カリフォルニア州バークリーのテレグラフアベニュー沿いのこの書店は、よく人に知られるようになった。

私はコーディーに、DESが満期出産にこぎつけるための助けになったと思うかと尋ねた。「ええ、もちろんよ。そこに私たちの抱えている問題があるの。多くのお母さんはそのことに複雑な思いをもっていて、DESがなかったら、あなたはここにいなかったのよ、と娘に言ったりする」

一九七九年、コーディーは機関紙『DESアクション』の発足に大いに貢献した。同じ年、コーディーの子宮の中でDESにさらされた娘が子宮外妊娠をして、卵管が破裂した。それに続いて、彼女は重症の子宮内膜症になった。母のパット・コーディーはそれがDESのせいだと思った。娘は三四歳の若さで子宮を全摘された。

トルーディー・マーツバックは『DESアクション』を定期購読し、娘のフランのためにも別途申し込んだ。ラジオジャーナリストになっていたフランは、この問題にほとんど興味をもっていなかった。しかし、転居の多い彼女が住まいを移すたびに、機関紙は引越し先までついてきた。いつしか、フランも手にとって読むようになり、きっと自分は妊娠や満期出産が難しいだろうなと思いはじめた。フランは三八歳で結婚してフラン・ハウエルとなった。彼女はまっすぐに生殖内分泌医学の専門医の助けを求めた。「結婚したときから、強い危機感があったの。三八歳だったもの。のんびりしてなんかいられなかったわ」子宮卵管造影術によって、フランがT字形の子宮の持ち主であることがわかった。

フランは排卵を促すために、クロミッドを服用しはじめた。それからパーゴナルの注射を経て人工授精へと進み、最後に体外受精を決意して、そのために必要な多くのホルモンの投与を受けた。母親が受けたホルモン療法によって害を被った自分がホルモン療法を受けていることに皮肉を感じることはなかった。「わかっていて考えないようにしていたのではないのよ。ただ、点と点をつなげることを思いつかなかったの」

フランの母のトルーディーは因果関係に気がついた。だが、口をつぐんだ。「ホルモン療法なんか受けてほしくなかったわ」とトルーディーは言った。「でも、子どもをほしがっているわが子に、そんなことをするなとは言えなかったわ。問題の原因は私なんだし」

一九九一年六月、医師はふたつの胚をフランに移植した。フランと夫は、結果がどうであれ、これで終わりにしようと決めていた。どちらの胚も着床しなかった。

子宮内でDESにさらされた女性のおよそ一〇〇〇人にひとりが膣の明細胞腺ガンを発病することがわかっている。この恐ろしい病気との因果関係が発見されて、DESの有害性はたちまち注目の的となった。また、大衆のガン恐怖によって、『産科学と婦人科学』誌の元編集長、ロイ・ピトキンが「長くて複雑なサーガ」[15]と呼んだものに、さらなる重々しさが加わった。しかし、珍しい種類のガンの悲劇性が強調されるあまり、フランその他のDES娘たちに生じたT字形子宮の頻度の高さが目立たなくなっているきらいがある。

DESと膣の明細胞腺ガンとを結びつけてすぐ、アーサー・ハープストらは、それまでに発見されたDES娘たちの膣の明細胞腺ガンの症例をすべて調べられるように記録簿を作成した。二〇〇二年五月現在、『経胎盤発ガン性ホルモン研究のための記録簿』には七五〇の症例が含まれており、その三分の二にDESとの明確な関係が確認されている。ハープストはこれまでに自分が診察した患者で、このガンをもっていたのは、せいぜい三五、六人だと私に語った。

レイモンド・コーフマンのグループは子宮の異常の研究を続けた。最初の研究で扱った人数の一〇倍以上にあたる六七六人のDES娘たちについて報告した一九八三年の論文[16]では、子宮に問題があったのは四〇%だったが、T字形子宮が全体の三〇%という数字は前の研究と同じだった。その後、コーフマンはDES娘たちが生殖にかんしてどのような運命をたどったかについての、いくつもの大規模調査に参加した。二〇〇〇年一〇月、コーフマンらは、この問題についての最終結論となるであろう論文を発表した。というのは、DES娘たちの平均年齢が、生殖年齢の終わりの四五歳に達していたからだ。この優れた論文[17]では、ディークマンが一九五〇年に行なった有名なDES研究に参加した母親たちから生まれた四四三人の女性から情報を集めた。ディークマンの調査では、参加者のほぼ半数がプラセボを飲み、DESの影響力を調べるための比較対照群となった。また、それとは別に三三〇〇人のDES娘たちと一〇〇〇人の対照群にも質問をした。それらの人々の多くは、米国国立ガン研究所がスポンサーとなった一九七〇年代半ばの全国的調査に参加した人たちだった。

DES娘たちは流産の頻度が高かった。ことに妊娠中期においてその傾向が強かった。また、一年間努力しても妊娠しなかったと報告する人が二倍いた。DES娘で子宮の異常をもつ人は、流産に悩む率が七倍も高かった。
二、三の小規模な研究が、T字形子宮の外科的修復の成功例を報告している。[18]しかし、たとえばコーフマンは否定的な見方をする。「あんなのは時間の浪費だ」と彼は私に語った。「何の役にも立たない手術だ」彼の確信は、彼自身が二〇〇〇年の論文で報告した一二六九人のDES娘たちの生殖にかんする調査結果にもとづいている。彼女らは対照群と比べれば、妊娠しにくく流産が多かったが、それでも七五%近くが結局は妊娠し、妊娠した人の八五%が少なくとも一回は満期出産している。この論文はT字形子宮の女性を特別に区別して扱っていないが、コーフマンのもっと早い時期の小規模な研究ではそれをしており、その調査結果では、T字形子宮の女性（平均年齢は三五歳）の半数以上に、生児を満期出産した経験があった。それに対して、確認できる異常のないDES娘たちのうち、生児を満期出産した人は約四分の三だった。ここでも、子宮の異常は生殖上の問題の原因となるが、大半の女性が子どもを産むことを妨げはしないことが示された。

ＤＥＳによる被害は、T字形子宮、膣の明細胞腺ガンその他のＤＥＳ娘たちが抱える問題だけではない。ＤＥＳを服用した母親たちの乳ガンのリスクが増すことが研究によって証明されている。子宮内でＤＥＳにさらされた男児がＤＥＳの害を受けるかどうかを調べた研究もある。[19]頻度が高くなる異常がひとつあったが（睾丸の良性腫瘍）、ＤＥＳ娘たちに見られるような、ＤＥＳの有害作用を明確に示す深刻な問題は見出されなかった。ＤＥＳを服用した女性の孫に影響がおよぶかどうかを調べた研究者も多いが、いまのところ、第三世代に対する影響は明確な形では出てきていない。

ディークマンのものも含めて、一九五〇年から一九五五年までの五つの研究の結果をもとに、二五〇〇人近くの女性のデータをまとめたメタアナリシスが二〇〇三年に発表された。[20]このメタアナリシスは、ＤＥＳは明らかに、流産のリスクを高めると結論づけた。ＤＥＳ療法の亡骸に吐きかけられた最後の唾というところだろう。


大変費用のかかる積極的な生殖医療を次々に受けながらも、フラン・ハウエルと夫は養子を迎える道を探りはじめた。夫婦の宗教が異なり、ふたりとも四〇歳近くなっていたことから、養子斡旋機関では冷たくあしらわれた。そこで、ハウエル夫妻は新聞に、子どものためによい家庭を見つけたいと思っている妊婦を求める新聞広告を出すことにした。それは一九九一年のことで、体外受精にトライする予定がすでに決まっていた。「妊婦さんを求める広告を出すことを決めると、元気がわいてきたわ。自分で考えてやれることがあって嬉しかったの。それまでは、ただ、お医者さんの言うとおりにするしかなかったから」

夫婦は専用の電話を引いた。「電話が鳴るたびに、飛び上がったわ」とフランは言う。すぐに、ある応募者との間でうまく話が進みはじめた。レストランに勤めるその女性は、すでにひとり子どもがいて、もうひとり子どもが生まれたら福祉の世話になるしかないと、悩んでいた。体外受精した胚は結局うまく着床しなかったが、フランが胚の移植を受けたとき、夫婦はすでに、その女性の子を養子にする決意をしていた。「体外受精が失敗だったとわかっても、がっかりしなかったわ」だが、母になることへの苦難に満ちた旅には、この先もまだ心臓が止まるかと思うほどショッキングなカーブが待ちかまえていたのだった。

フランはその女性の妊娠中の健診に毎回つきそい、彼女と親しくなった。「ふたりとも健診に行くのを楽しんでいたわ。そして私は彼女を宝物のように大切にしたの」女性が健康な女児を産んだとき、フランも夫も病院に待機していた。「病院で赤ちゃんを抱いて、ああ、この子は私たちの子だと思ったわ。それほどぴったりと、私の腕になじんだの」

一九九一年一一月、ふたりは娘をつれてうちに帰った。だが、ほどなく、養父母の誰もが恐れる種類の電話がかかってきた。「私、考え違いをしていました」と赤ん坊の生母は言った。取り決めを白紙に戻すよう、彼女自身の母親に説得されたらしい。生母は裁判を起こし、一月に聴聞会が開かれることになった。「あんなにつらい思いをしたのは生まれて初めてだった」とフランは回想する。

フランはとても勝ち目がないと思いこみ、子ども部屋にはいって抱くのがつらくなった。「早く行って抱っこしてあげようよ。あの子は抱っこしてもらうことが必要なんだから。あの子のニーズを最優先しようよ」と夫が諭した。この話を私にしたとき、フランは喉をつまらせた。それが一三年前ではなくて、ついこの間起こったことであるかのように。フランはもちろん、赤ん坊を抱き上げて揺すってやった。子ども部屋にはハヌカー祭とクリスマスに親戚や友人から寄せられたプレゼントが開かれないまま、積み上げられていた。一月になったら、もうこの子はいないかも知れないと思うと、あける気になれなかったのだ。

裁判はハウエル夫妻の有利に展開した。フランはいまでも娘の生母と連絡をとり、一年に三回写真を送っている。「あの子の親になれて、私たち、ほんとにラッキーだったわ」とフランは言う。


ジエチルスチルベストロールは当初、女性が赤ん坊を無事にこの世に産みだすのを手助けする奇跡の薬だとみなされていた。ところが、当の赤ん坊に深刻な害を与えることがわかって、この薬の評判は地に落ちた。スミス夫妻とその弟子たちを指さし、「第一に、害を与えるな」という医者の誓いを破ったと謗《そし》る人もいる。しかし、スミス夫妻だけが犯人だと考えることは真実を歪める。

スミス夫妻には落ち度がある。彼らは口先三寸で批判をかわした。当時の科学水準から見ても、彼らの主張には論理の飛躍がある。スミス&スミススケジュールに従った信奉者たちにも責任がある。しかし、スミス夫妻とその支持者以外にも、悲劇的な誤りをおかした関係者がいる。言うまでもなく、ＦＤＡは務めを果たさなかった。[21] ＤＥＳ娘たちの膣ガンが見つかってから、ＦＤＡは、薬物が妊婦への投与を認められるために超えなくてはならないハードルを高くした。製薬産業、医師、大衆の間の絡まりあった関係も、DESの安易な認可と過剰処方を助長した。そのあたりの事情は、コロンビア大学のふたりの研究者が、DESは「切迫」流産を防げないということにかんする一九五二年の論文(22)で指摘したとおりである。

「一般向けの新聞や雑誌の記事が大衆に、さかんにこの薬の価値を吹き込んだので、いまや勇気のある医師でないと、この治療法を否定できなくなっている。また、この薬のすばらしさを讃える製薬会社による大量の文献のせいで、ほとんどの開業医が患者の要望に従順になった。この状況は、不安定な妊娠をなんとか守り抜きたいという当然の望みとあいまって、切迫流産におけるDESの広範な使用を招いた」

しかし、認識することも受け入れることも難しい、もうひとつの要素がある。そのことを理解すれば、同じような災厄が再び起こるのを防ぐ助けになるかもしれない。何かをするためにさまざまな情報を得たうえで、何もしないという選択肢を選ぶことが、もっとも賢明である場合も多いことを視野に入れてほしい。赤ん坊を望むカップル、とりわけ赤ん坊を得ようと試みて失敗した経験のある人たちに、ぜひ知ってもらいたい。強い願いを心に抱くあまり、不必要なリスクを冒すおそれがあることを。これは何度くりかえしても言い足りないぐらい大切なことだ。流産をしても——三、四回くりかえしたとしても、次に妊娠したときには、たいていは満期出産できるのだ。T字形子宮をもつ女性の半分以上が妊娠し、満期出産する。だから、片足で立ってゲティスバーグ演説を暗誦することから、効き目が立証されていないホルモン治療を受けることまで、ほとんどすべての介入が、たいていの場合、功を奏したように見えるはずだ。そして、トルーディー・マーツバック、パット・コーディー、その他何百万人ものDESを服用した女性に起こったように、分娩室では心からありがたいと思った介入を何年も経ってから呪う事態も起こりうるのだ。

そういうリスクがあるからといって、流産への介入は一切避けるべきだということにはならない。子どもがほしくて苦闘している人々にDESの大惨事が教えているのは、これは安全性と有効性が証明されているから、と治療法を勧められても、考えられうるかぎりの観点から見て「それ、ほんとう?」と問い返そうということだ。

8 風変わりな子宮
――子宮奇形、頸管無力症、子宮筋腫

子宮異常と流産

ロンドンのセントメアリー病院の反復流産クリニックの長を務めるレスリー・レーガンは、一九九〇年代前半のあるとき、「何かが下がってきて気持ちが悪い」と訴える七五歳の女性の子宮を摘出した(1)。骨盤の筋肉が弱くなったせいで、子宮脱（子宮が膣内に降りてくること）が起こったのだ。手術の際にレーガンは、その女性にはひとつの子宮頸管につながっているふたつの子宮があることに気づいた。

レーガンが女性にその発見を告げ、この種の異常は、不妊や流産、早産につながりやすいと説明すると相手は、自分は流産したことがなく、六人男の子を産んで、みんな三五〇〇グラム以上だった、と穏やかに返した。「私はそのころまだ割合若かったので、その患者さんはきっと、経験の乏しい頭でっかちの医者だなあと思って、私の言葉を信用しなかったのでしょうね」

レーガンは子宮異常が必ずしも問題を引き起こさないことを指摘するために、この話を引き合いに

出したのだった。この結論には豊富な裏づけがある。しかし、この問題を改めて調べてみると、状況は黒か白かというよりは灰色なのだとわかる。T字形子宮をもつDES娘たちについての研究が示すように、子宮の異常は生殖におけるさまざまな不運をもたらすことがある。妊娠しにくくしたり、満期出産を困難にしたりする。だがそれでも、それらの女性の多くが健康な赤ん坊を産んでいる——そして、それができない女性との間に明確な境界線はない。

子宮異常の頻度について一九八〇年代に行なわれた推算は一〇人にひとりから、一六〇〇人にひとりまでと、ばかばかしいほど幅が広い[2]——誰も何もわかっていなかったのだとよくわかる。しかし、臨床医の診断技術が向上し、さまざま異常の定義が洗練されてきたことで、この相違の幅は狭くなった。二〇〇一年に発表されたギリシャとベルギーの研究者チームによる卓越した総説[3]では、数個の優れた研究結果をまとめて、正常な生殖能力のある三〇〇〇人近い女性の四・三%に子宮の形成異常が見出されたことを示した。対照的に、反復流産の女性四五〇〇人以上を扱った別の研究では、その三倍近い一二・六%に子宮異常が見出され、子宮異常と反復流産との強い関連が示唆された。

T字形子宮のほかに半ダースほどの奇妙な名前の「変わり種」が存在する。重複子宮、双角子宮、中隔子宮、弓状子宮などだ。これらはすべて、受胎産物が女か男かに変わっていく発生の過程で生じる[4]。女性の生殖器官はミューラー管から生じる。ミューラー管は胎芽の中に別々の存在として生じる二本の管だが、Y染色体が存在しない場合には、部分的に融合して膣の上部、子宮頸管、子宮、卵管を形成する。極端な異常だが、女の胎芽にミューラー管が一本しかない場合がある。「角《つの》」がひとつしかできず、医師が「単角子宮」と呼ぶものになる。二本の管が適切に融合しないと、まったく別々の二つの子宮（「重複子宮」）ができたり（ときには、子宮頸管も膣もふたつずつ形成される）、器官の天井が下向きに突起してハート形の「双角子宮」が形成されたりする。二本のミューラー管が融合する際に、くっつきあった壁が適切に吸収されないと、ふたつの鼻腔を隔てる「中隔」軟骨のように中隔が残ることになる。この異常の変種として、わずかな中隔が子宮の空洞の天井に弧を描く「弓状子宮」がある。ギリシャ＝ベルギー研究チームはふたたび数編の論文をまとめて、今回は子宮異常をもつ一三九二人の女性を分析し、中隔子宮がもっとも多く、全体の三分の一強を占めること、双角子宮がわずかな差で二番目につき（二六％）、弓状子宮が三番目（一八％）であることを示した。これらの論文の扱った女性たちのうち、出産した人は約半数に過ぎず、弓状子宮の人の出産率がもっとも高かった（六六％）。

これらの解剖学的問題を正すために、さまざまな手術がなされている。中隔子宮や弓状子宮は経膣手術が可能だが、双角子宮や重複子宮の場合は通常、帝王切開のように腹部を開くことが必要になる。手術が驚くべき効果をもたらしたと報告する論文はいろいろあり、そのうちのひとつの双角子宮にかんする論文[5]は、二八九人の女性を扱っており、手術前には全妊娠の七〇％が流産に終わったが、手術によって異常が正されたあとの生産率は八五％になったと報告している。一方で、手術しても成果がないことを示す論文もいろいろある。外科的分野ではありがちなことだが、どの研究も、手術を受けた人と同じ異常があり、手術を受けない人たちからなる無作為化対照群を用いていない[6]。薬の臨床試験に参加して被験薬を投与されるか、プラセボを投与されるかを偶然まかせにすることを許容する患者も、メスの下に身をさらすかどうかを賽の目に委ねることには大きな抵抗を感じる。そういうわけで外科的介入はおおむね、確固たる科学的証拠よりは、あいまいなデータと信念にもとづいている。

この一〇年、「根拠にもとづいた」医療（エビデンス・ベースト・メディスン、略してEBM）と呼ばれる運動が盛んになっている。英国の医師たちが草分けとなったこの運動は、医療の問題点を明らかにした。それは、処置や薬の価値が厳密な研究によって証明されているかどうかにもとづいて医療を行なうべきなのに、実際は、しばしば伝統や個々の臨床医の経験や信念によって処置や薬が選ばれ、人気を博するということだ。エビデンス・ベースト・メディスンはその名を冠したジャーナル[7]や各主要大学におけるセンター[8]を生み出し、臨床医が医学文献の山の中からもっとも意味のあるデータを見つけ出す手助けをすることを目指している。また、無作為化比較対照試験の価値を広く知らせる努力もしている。

しかし、子宮異常の外科手術については今後も、説得力のあるエビデンスの供給不足が続くだろう。EBM運動の熱心な賛同者で、セントメアリー病院反復流産クリニックのレーガンのチームの重要な一員である産婦人科医のメイ・バッコスは二〇〇二年に、中隔子宮手術の無作為化比較対照研究をスタートした。「参加してくれる患者さんの確保がなかなか進まなくて」とバッコスは二〇〇三年の七月に彼女を訪れた私に語った。「なかなか進まない」とは具体的にどういうことかと尋ねると、バッコスは答えた。「もう一年以上になるのに、ひとりも決まっていないの」

メアリー・スカーズガードのケース

メアリー・スカーズガードは結婚して二年の二九歳のとき、妊娠した。計画したわけではなかった。「妊娠しやすいたちなの」とその九年後、スカーズガードは私に言った。「いいような悪いようなってやつね」そのときの妊娠は、五週で流産という結果に終わったが、「あまり気にしなかった」だが、同じ年のうちに、ふたたび妊娠し、またしても五週で流産した。翌年の一九九五年、三度目の妊娠をしたが、この胎芽も五週で成長をやめた。

医師である義兄の勧めで、スカーズガードはヴァンクーヴァーのメアリー・スティーヴンソンの反復流産クリニックを訪れた。スティーヴンソンがこのクリニックを開いてまもないころだった。スティーヴンソンは子宮内膜生検を行ない、それによって黄体機能不全があることがわかったので、卵巣周期を整えるために、プロゲステロンの座薬を処方した。子宮卵管造影術によって、中隔子宮であることがわかったが、スティーヴンソンは中隔の除去が有益だとは考えなかった。「私は子宮の異常修正手術の信奉者じゃなかったから」と、のちにスティーヴンソンは私に語った。「直感的に言って、納得がいかないわ。中隔子宮が原因で三、四回連続して流産することは、まあないと思うわ。それほどひどい中隔があれば、そもそも着床しないだろうから」

一九九六年、スカーズガードはまた妊娠し、早い時期の超音波で心拍が確認された。しかし、胎芽は六週で成長をやめ、スカーズガードはまた流産した。「ひどい鬱になったわ。助けを求めればよかったのにそうしなかったの。ほんとうにばかだった」妊娠するたびに用心して、家庭でしているエクササイズを中止したことも、心の状態を悪くした一因だった。「私は体を動かすのが大好きなの」

彼女は小学校の教師で、小柄だがスポーツウーマンらしい筋肉質の体をしている。妊娠をしては流産することをくりかえすうちに、「私の一部が失われていった。本来の自分ではなくなっていったの」とスカーズガードは言った。

一九九六年夏、スカーズガードと夫のポールは一時的にせよ、つらい思いから逃れるために、ヨーロッパに休暇旅行に行った。そこでは子づくりの試みをやめて楽な気分で過ごせた。だが、旅行から帰ってきた時点で、不正出血が続いていたので、スカーズガードは義兄に新たな生殖医療専門医を紹介してもらい、助けを求めた。その専門医は、スカーズガードの子宮の中隔のほとんどを安全に除去することができるだろうし、その手術によって彼女の抱える問題が改善されるかもしれないと言った。スカーズガードはそれを聞いて驚き、スティーヴンソンの意見と食い違っているのはわかっていたが、その専門医の手術を受けた。

スカーズガードはプロゲステロンの服用を再開し、ほどなく妊娠した。五度目の妊娠だった。ところがまたもや、胎芽は六週で死んだ。胎芽を調べた結果、正常な数の染色体をもつ男児だったとわかった。

一九九八年また妊娠したとき、スカーズガードは、今度こそは無事に産みたいと強く願い、薬にアスピリンを追加した。だが、それにもかかわらず今回も、染色体の正常な男児が六週で死ぬという、まったく同じ運命に見舞われた。スカーズガードはその年のうちにメアリー・スティーヴンソンのもとにもどった。このときの血液検査で、中程度のレベルの抗リン脂質抗体が初めて発見された。スカーズガードはアスピリンとプロゲステロンの服用に加えて、ヘパリンの注射をはじめた。しかし、その年のうちに一回、翌年に一回と流産をくりかえし、流産回数の合計は八回になった。

スティーヴンソンはその八回目の流産で、六週の胎芽を除去する子宮内容除去術の際に、子宮鏡でスカーズガードの子宮を観察し、その胎芽が、手術で除去しきれずに残っていた中隔の小塊に着床していたことを知って驚いた。

スティーヴンソンは着床のプロセスについて改めて考えた。ふわふわした子宮内膜にではなく中隔に着床する理由は何だろう? 考えれば考えるほど、中隔が流産とつながっているという確信が強まった。「子宮内膜はふわふわの内張りで、受精卵にとってはとても居心地がよさそうだと思うでしょう?」とスティーヴンソンは言う。「ところが実際は常識とは逆に、子宮内膜はとても敵意に満ちた環境で、『着床の窓』の期間以外は、着床を妨げるの。ふつう考えるのは逆だけれども。私が彼女の流産について、もともと考えていたことはたわごとにすぎなかったんだわ。実際は、中隔の方が子宮内膜よりも魅力的なのね。つまり、おそらくは中隔の方が、着床受容性が高いということなのでしょうね」

本人も認めるように、この仮説は立証されたものではないが、スティーヴンソンはスカーズガードの中隔の残りを除去した。八回も流産をくりかえした間に、スカーズガードは子宮内膜生検・子宮卵管造影・子宮鏡・抗リン脂質抗体レベルの測定・三つの胚の核型検査(いずれも染色体は正常だった)などの検査を受け、ヘパリン・アスピリン・プロゲステロンを投与された。スティーヴンソンは中隔の小塊を除去したことで、スカーズガードの出産ゴールインが実現するようにと願った。そして少しでも可能性が高まるように、もうひとつの実験的治療を提案した。それは免疫グロブリン経静脈注射だった。

二〇〇〇年九月、スカーズガードは九回目の妊娠をした。「とても嬉しかったわ」早い時期に出血があったときには、仕事を休んで臥床安静に服した——これもまた、効果が立証されていない介入のひとつだ[9]。週ごとの健診の結果は良好だった。羊水穿刺で、正常な染色体をもった男児であることがわかった。

スカーズガードは夫のポールとともにベビーベッドを買い、インテリアデザイナーの友人の助けを得て子ども部屋を整えた。「ずっと青信号が続いていたの」

帝王切開予定日の五月二日が近づいてきたある日、スカーズガードは赤ん坊があまり動かなくなったことに気づいた。「赤ちゃんは大きくて私は小柄だから、そのせいかと思ったわ」だが、大事をとって、夫のポールとともに医師を訪れ、胎児の心拍モニター検査を受けた。「何の問題もなかったの。万事順調だと聞いて、すごく嬉しかった」その夜、彼女は胎動をまったく感じなかった。胎児心拍モニター検査を受けて万事順調だといわれたのだから大丈夫、と自分に言い聞かせて、不吉な考えをふりはらおうとした。赤ちゃんはきっと眠っているのだわ。その夜、彼女の夢の中で赤ん坊は動いていた。

目覚めたとき、スカーズガードは何かがおかしいと感じた。その日は超音波検査を受けることになっていた。スカーズガードは夫のポールに一緒に行ってほしいと言った。彼女の母も同行した。技師が腹部にゼリーを塗り、プローブを動かしはじめるとすぐ、スカーズガードは心拍を確認するように頼んだ。

「ええ、あとで確認しますよ」と技師は言った。

「いえ、いますぐ心拍を確認してください」とスカーズガードは言い張った。

数秒後、技師はあわただしく部屋から出ていった。

「赤ちゃんは死んだわ」スカーズガードは宣言するように言った。

「そんなばかなことがあるもんか。きっと、ゼリーが足りないんで取りにいったんだよ」とポールは言った。

「私にはわかっているわ。赤ちゃんは死んだのよ。あなただってほんとうは、わかっているんでしょう？」

それに続く数分間に何が起こったか、スカーズガードはあまり覚えていない。ただ覚えているのは、自分が母親に「私にはわかるわ。これには理由があるのよ。神様が私たちの子をとってしまわれたのには理由があるのよ」と言ったことだけだ。スカーズガードは敬虔なギリシャ正教信者だ。

医師たちに言われて、三人は悲しみの部屋《グリーヴィング・ルーム》に移動した。「気が狂いそうだったわ」とスカーズガードは言う。やがて、ひとりの医師が二日先にならないと帝王切開はできませんと告げた。「私たち三人は、早く帝王切開をして、子どもに安息を与えてほしいと必死で頼んだの」だが、医師たちは頑として聞かなかった。「いま考えると、あの二日間があってよかったと思うわ。その間、あの子と一緒にいられたから」

二〇〇一年三月三〇日金曜日、クリストファー・ロイドがこの世に生まれ出た。だが、彼は腸の穿孔のために、子宮内で死んでいた。「私は傍らに立っているポールに、『先に見てどんなだか教えて』

と言ったの。ポールは私のベッドに身を伏せてむせび泣いたわ。あんなポールを見たのは初めてだった。ポールは『かわいい男の子だ。ぼくらの子だ』と何度もくりかえして言ったの」

スカーズカードは息子を抱きしめた。子どもの体重は一八〇〇グラムだった。「美しい赤ちゃんだったわ」父と母はクリストファーに用意した服を着せ、彼を抱いて写真を撮った。

夫妻はクリストファーとともに、さらに二日間、病棟にとどまった。「クリストファーがいてくれて、とても幸せだった。入院中、ずっとわくわくして過ごしたの。義母が見舞いに来て、麻薬中毒患者を見るような目で私を見たわ――まあ、薬をたくさん飲んでいたのは事実だけど。でも嬉しくてたまらなかったの。私はあの子のお母さんだったんだもの」

夫妻は息子のために葬式をした。メアリー・スカーズガードの母は反対した。「生きたことのない子の葬式をするなんて」と母親は言った。母もそして父も、スカーズガードが赤ん坊を見ることにさえ反対していた。だが、スカーズガードにとっては、赤ん坊を見ることも、葬式をすることも、どうしても必要なことだった。

だが、スカーズガードは、クリストファーの運命をめぐって母と衝突することになった理由を知って、母の気持ちもよく理解した。「母は私を産んだあと、妊娠して、五か月ぐらいで流産をしたの。母はその子を見なかったし、男か女かも知らないの。その子は単に焼却されたの。クリストファーのことがあって、母はそういうことをみんな思い出したのね。でも、母はクリストファーを抱いてくれたわ。心の中でけりをつけたのじゃないかしら」

クリストファーの死産によって、スカーズガード夫妻も心の中でけりをつけた。ふたりはまだ病院にいるうちに養子をとる決意をした。「こんな経験はもう二度としたくない」とポールは言った。

クリストファーを二、三の持ち物と一緒に葬る前の晩、メアリー・スカーズガードは悲しみのどん底にいた。「ひとりぼっちにするのはかわいそう――そのことが頭を離れなかったわ」と彼女は言う。「あの子と一緒に行ってやりたかった。私も死んでしまいたかった」

スカーズガードはベッドサイドにクリストファーの写真を置いている。「あの子は私たちの一部よ。毎晩、あの子のためにお祈りするの」財布にも写真を入れている。彼女はそれを私に見せてくれた。写真のクリストファーは生きているようには見えなかった。けれども髪はふさふさ生えていて、毛布にくるまれていた。この写真を見て慰めを得るのは、普通ではないにしても、とても人間らしいことだと思った。私はスカーズガードに、どうして神はクリストファーをとりあげたと思うかと訊いてみた。「天使のような子だったからよ」と彼女は答えた。

クリストファーを産んだあと病院にとどまっている二日間、ずっと、同じ病棟の母親たちの声や、新生児の泣き声が聞こえてきたそうだ。「少しも嫌だと思わなかったわ。だって私にはクリストファーがいたもの」

スカーズガードは彼女の運命を受け入れた。そのようすを見て、スティーヴンソンは深く感動した。「あのことは、私を変えたわ」とスティーヴンソンは言う。

スカーズガードの気持ちからすると、八回の流産の末にようやく、子どもの親になることができたのだった。

頸管無力症

サーシャ・ジェリックに会うために、ロンドンのセントメアリー病院の妊娠クリニックの中の、使われていない検査室にはいったとたん、私は思わず笑いだした。ジェリックは苦笑いを浮かべた。その苦笑いは「わかってるわよ。滑稽な姿よね？」と言っていた。ジェリックはオフィス用の椅子の座面に浅く腰かけて、背中をそり返らせ、脚をまっすぐ前に伸ばしていた。その姿勢はプールサイドの寝椅子に横たわり、紙のパラソルをさした飲み物をすすって日光浴をしている人――ぽんぽこりんのおなかを日にさらしている人を思い出させる。「いま、二八週なの」とジェリックは言い、人差し指に中指をクロスさせた両手を掲げてみせる（無事を祈念するおまじないの仕種）。

ジェリックは三六歳。ユーゴスラヴィア育ちだ。「頸管無力症」のため、妊娠第一三週からずっと臥床安静に服しているそうだ。「頸管無力症」というのは、子宮から膣に通じるドアが早い時期に開いてしまうことで、しばしば妊娠中期の流産の原因になる。ジェリックは二〇〇一年に二回流産した。いずれも妊娠第一九週ごろだった。そして、どちらのときにも、弱い頸管に対処するために同じ治療法――頸管縫縮術を受けていた。頸管縫縮術というのは経膣的に行なわれることが多い手術で、巾着縫合や特殊なテープによって、赤ん坊が満期に達するまでドアを閉ざすことを目的とする（満期に達すると縫縮が取り除かれる）。

臨床医が無力頸管を結びとめはじめてから四〇年以上経つが[10]、この治療の是非について産婦人科学界は、いまもまっぷたつに意見が割れている。二〇〇二年三月、ピッツバーグ大学の産婦人科医、ジェイムズ・ハーガーは頸管縫縮術批判の文章を発表し、その中で頸管縫縮術を「古めかしく野蛮な処置」と呼んだ。[11] そして同じ年のうちに、もっと正式な「根拠にもとづいた分析」を『産科学と婦人科学』で発表した。[12] この論文で、ハーガーは頸管縫縮術についての豊富な文献を見直し、この処置は「非倫理的かもしれない」と示唆した。

私はハーガーに連絡をとった。彼は三〇年間、反復流産を専門として研究したのち、引退したところだった。頸管縫縮術についての科学文献は「むちゃくちゃ」だと、ハーガーは私に言った。彼自身も数え切れないほどこの処置を行なったが、この処置を是とする根拠を吟味すると、「ものすごく批判的」にならざるをえなかったという。「愛煙家が心を入れ替えて禁煙運動を始めたようなものかな」

頸管縫縮術によって得られる利益があいまいである一方で、その危険性については議論の余地がない。頸管縫縮術の危険性には、感染症や、縫縮が取り除かれる前に陣痛にはいった場合の頸管の裂傷、麻酔にともなう一般的なリスクなどが含まれる。ハーガーはあまり目立たないもうひとつのリスクを指摘する。それは反復流産の原因として頸管無力症以外にもっと重要なものがあるかもしれないのに、臨床医がその可能性を無視してしまうというリスクだ。

頸管が弱くなる原因は、[13] 感染症を除くと、未解明のままだ——ほかの子宮異常や、ＤＥＳにさらされること、抗リン脂質抗体との関連を示した論文があることはある。しかし、ここに頸管無力症という言葉の指す状態についての目から鱗が落ちるような洞察が登場して、頸管無力症についての教科書の定義をくつがえした。頸管無力症という言葉には、頸管は機能するかしないかのどちらかだという含みがあるが、その前提が間違っているのだという。この洞察は、米国国立衛生研究所（NIH）がスポンサーとなり、複数施設の三〇〇〇人近くの妊婦の妊娠約二四週時の頸管を経膣超音波で測定した研究[14]から生まれた。この研究にはハーガーも貢献した。研究者たちは一九九六年『ニューイングランド医学雑誌』に最初の報告論文を発表し、頸管が短ければ短いほど早産になりやすいことを明らかにした。頸管の問題は連続体なのだ（機能するかしないかではなく、頸管が短いほど、機能しない可能性が増す）。そういうわけで、ハーガーらは「頸管無力症」の代わりに「頸管機能不全症」という言葉を好んで使いはじめた。

頸管機能不全症の明確な定義が存在しないので、診断上の確固たる基準も存在しない。しばらくの間、多くの人が超音波画像で短縮した子宮頸管の長さを計測することがその答えになるだろうと期待していた。「有望なアイディアに思えたが、うまく行かなかった」とハーガーは言う。その状態を察知する有効な方法がない以上、介入が功を奏する頻度を調べることはおろか、功を奏するかどうか判断するのも不可能だ。

伝統的に臨床医は患者の既往を、診断の主な根拠として利用してきた。妊娠中期において原因不明の流産をしたことがある女性は、子宮頸管無力症のハイリスク群に分類される。一度早産したことのある女性の研究によれば、次の妊娠も早産になる確率が一〇％ないし三五％あると、ハーガーは指摘する。ひっくり返して言うと、医師に子宮頸管縫縮術を受けるべき候補のグループに入れられた女性の六五％ないし九〇％は手術から利益を得ることがないわけだ。

さらに状況をややこしくしているのは、論文によって研究対象とする子宮頸管縫縮術のタイプが違うことだ。第一に、選択的（予防的）子宮頸管縫縮術は、女性が過去の流産を気にして子宮縫縮の手術を望んで受けるものだ。第二に、医学的に必要とみなされる子宮縫縮手術は、経膣超音波で測定された子宮頸管長がもたらしていると考えられる情報を役立てようとするものだ。妊娠第二〇週から第二八週の間では、超音波で測定される正常な子宮頸管の長さは三・五センチぐらいが普通だ。一〇％の女性では、この時期に子宮頸管が二・五センチ以下に短縮する。何らかの対処が必要なこのような状況において、子宮頸管縫縮術を行なう価値があるとする論文がいくつかある。最後に、緊急の子宮頸管縫縮術は、陣痛がないのに子宮口が一・五センチ以上開大した場合に行なわれるものだ。

子宮頸管縫縮術の価値を検証する議論が最初に高まったのは、二つの別々の研究チームがそれぞれの無作為化比較対照試験の結果を発表したときだった[15]。ひとつの論文は一九四人の女性を対象としたもので、選択的子宮頸管縫縮術は早産率を変えないと報告し、五〇四人の女性を対象としたもうひとつの論文も同様の結果を報告するとともに、子宮頸管縫縮術を受けた女性のほうが妊娠初期および妊娠中期の流産率が高いことを示した。このふたつの研究の参加者は種類が異なっていた。前者の研究チームは、妊娠中期に生きている胎児を流産したことのある応募者を除外し、後者は、妊娠中期あるいは妊娠後期の流産経験者だけを採用した。いずれの研究も、子宮頸管縫縮術からもっとも利益を得そうな女性を対象外にしているという批判の声があがった。

英国の医学研究会議（ＭＲＣ）が英国王立産科婦人科学会の協力を得て行なった大規模な国際的研究[16]が対象とした一二九二人の女性たちは、子宮頸管縫縮術を施したほうがよいのかどうか、かかりつけの産婦人科医が判断しかねている人たちだった。一九九三年に発表されたこの研究の論文もまた、選択的子宮頸管縫縮術から利益が得られないことを示したが、妊娠中期の流産を三回以上経験したことがある一〇七人の女性たちはその例外だった。このサブグループでは、子宮頸管縫縮術を受けなかった人の早産率三二％に対して、子宮頸管縫縮術を受けた人の早産率はずっと低く、一五％であった。この研究に対しても、参加者の選択が適切でないという批判があった。

超音波上の頸管長短縮による子宮頸管縫縮術についての研究で、規模ははるかに小さいが、うまくデザインされているものがふたつある。ひとつは二〇〇〇年の母体・胎児医学会の年次会合で、ペンシルヴェニア州のリーハイヴァレー病院のオライオン・ラストらが発表したものだ。(17)この研究では、子宮頸管が短縮した六一人の妊婦を子宮頸管縫縮術を受けるグループと受けないグループに無作為的にふりわけた。グループ間に統計的に有意な違いは見られず、約三分の一が三四週より前に出産し、前者のグループではひとり、後者では三人の赤ん坊が死んだ。

翌年の同じ会合でスィッケ・アルトハウシウスの率いるオランダの研究チームが、妊娠二七週より前に子宮頸管の短縮した三五人の女性を対象に、子宮頸管縫縮術と臥床安静の併用を臥床安静のみの場合と比較した研究を発表した。(18)子宮頸管縫縮術を受けた一九人の女性は全員満期出産し、赤ん坊は生きながらえた。臥床安静だけの一六人の女性のうち、七人が早産し、その赤ん坊たちのうち三人が死んだ。アルトハウシウスらは自分たちの研究とラストの研究は参加者を選ぶ基準が異なるので、その違いが結果の違いにつながったのだと主張した。しかし、これほど参加者の数が少ないと、子宮頸管縫縮術の効果と偶然の力を区別するのは難しい。

ペンシルヴェニアの研究チームもその会合で、自分たちの研究のその後の進展を報告した。このときまでに、同チームは子宮頸管縫縮術を受けた女性五五人と受けなかった女性五八人の評価をすませていたが、前年に出した結論――子宮頸管縫縮術は何の影響も与えない――は変わらなかった。ラストらは二〇〇一年に発表した論文のひとつで、オランダチームの参加者数の少なさを鋭く指摘し、単に自分たちの方が患者数が多かった――したがって、より信頼性の高い証拠が得られた――のだと結論づけた。しかし、将来は、子宮頸管縫縮術からほんとうに利益を得られるサブグループの女性を選び出すための診断基準が開発されるかもしれないと認めた。

ハーガーはペンシルヴェニアチームの研究を言葉をきわめて賞賛した。「ハーヴァードでもイェールでもなくペンシルヴェニアのちっぽけな病院で、これをなしとげたなんて大したもんだよ」ハーガーがこんなに喜ぶのはその快挙によって、子宮頸管縫縮術の比較対照研究には患者が集まらないという、よく耳にする臨床医の不平の嘘が明らかになったからだ。一九九〇年代、ハーガーは、経膣超音波による子宮頸管長測定の研究に参加した医師たちの全国的なネットワークに協力を求めて研究を組織しようとして、この種の障害にぶちあたった。「みんな、医者たちを説得するのは無理だと言った。それに、弁護士に息の根をとめられるだろうということもあったしね。何しろ頸管縫縮術は『標準的な医療』として確立していたからね」とハーガーは回想する（医療過誤訴訟の用語では、ある状況で慎重な医師がするであろう治療行為を「標準的な医療」と呼ぶ）。

最後に、緊急頸管縫縮術は、子宮口が早期に開大しはじめてしまったという大変な状況で行なわれるものであるから、その施術の根拠となる無作為化比較対照試験はありえない。

二一五七人の女性を対象とするメタアナリシス(19)が二〇〇三年九月に発表されたが、選択的子宮頸管縫縮術にも超音波上の子宮頸管長短縮による子宮頸管縫縮術にも何ら利点は見出されなかった。サーシャ・ジェリックのように原因不明の妊娠中期の流産が二回あったというような特殊な場合を除いては、「用心深い医師であれば子宮頸管縫縮術はまったく提案するまい」とこの論文の執筆者は警告している。

サーシャ・ジェリックに話をもどそう。彼女は子宮頸管縫縮術を受けたのに流産するという経験を二回して、しかもそのうちの一回は、感染症が起こって流産後ほどなく集中治療室に収容されるというひどい経験をしたにもかかわらず、今回も子宮頸管縫縮術を受けることを選んだ。抗リン脂質抗体症候群と診断されたので、低用量アスピリンを飲み、毎日ヘパリンの注射をした。ユーゴスラヴィアで引退生活を送る元医師の父に勧められて、一三週から臥床安静プログラムに従った。「父はあちらで医師たちに相談して、子宮頸にかかる圧迫を軽減すれば、いくらか助けになるはずだと言ってきたの」と言う。それからちょっと口をつぐんだあと、「レーガン先生は臥床安静してもしなくても同じだという意見だけど」と肩をすくめた。

どういう要因が関与して二八週までたどりつけたのか、ジェリックは知るよしもない。だが、二八週に達したということは、健康な赤ん坊を産める見込みが大いにあるということを意味する。「何がよかったかなんて見当もつかないわ。もう歩いたほうがいいと言われて、とても嬉しかったわ。でもね、ばかみたいだけど今でもじっとしてばかりいるのよ」ジェリックはまた肩をすくめた。「こういう姿勢でタクシーに乗ってクリニックに来て、うちに帰るだけ。私、そろそろ子宮口が開きはじめたようなの。心の中でずっとお祈りをしているわ」

私は信心深いほうなのかどうか、ジェリックに尋ねた。「いいえ」と彼女は答えた。「でも、言いつづけているの。『神様、お願い』って」

ジェリックの姉も頸管無力症で、七か月間病院のベッドにいたそうだ。「何かをとことん欲しいと思ったら、代償なんか気にならないものよ」ジェリックは言う。「長い人生から見れば、ほんのいっときのことだもの。いまは『もうちょっと、もうちょっと』と自分に言い聞かせているの」ジェリックも、一八年のつきあいのパートナーも、子どもの性を教えてもらうのを断った。「知る楽しみをあとにとっておいたほうが、陣痛をがまんしやすいんですって」

二〇〇三年九月三〇日、サーシャ・ジェリックは二八〇〇グラムの男の子を満期出産した。数日後、私は彼女の息子のサムからの写真つきEメールを受け取った。「ぼく、無事に到着したよ。元気いっぱいだよ」

介入への慎重な見方

私は信心深くはないサーシャ・ジェリックの祈りをいとおしく思う。効果が立証されていない介入を提案されたとき、流産経験のある女性は、多くの場合、自分は失うことができないものをもっているという思いに背中を押されて決断を下す。このような思いつめた気持ちが、うさんくさい治療が横行する一因になっていると言えるだろう。

子宮頸管縫縮術も子宮奇形を正す手術もホルモン治療も免疫療法もみな、わかっていることよりわかっていないことのほうが多いのだ。優れた臨床医はみな、このジレンマを理解しているし、同時に、流産をした患者がわらにもすがりたい気持ちでいることも知っている。私は、情報に通じた患者が、子宮頸管縫縮術や中隔除去、プロゲステロンや免疫グロブリンの静注を希望するのに抵抗を示さない医師を批判するつもりはない。これらの治療法につきまとうあいまいさを考えると、たしかに臨床試験できちんと評価する必要がある。とはいえ、ハーガーでさえ、ジェリックのような患者に子宮頸管縫縮術を勧めることの理を認める。私がジェリックの状況を具体的に話すと、「そのケースなら、私もそれほど頑なにはならないだろうな」と彼は言った。「問題は、医師が『たかが頸管縫縮術じゃないか。絹糸で巾着縫合をするだけだ。五分でできる。ごく簡単な手術だ』というふうに安易な気持ちになりがちなことだ」

目新しい外科的処置や実験的薬物療法に夢中になる医師を批判するのはたやすい。しかし、個々の医師がそのような蛮勇によって価値のある医学的介入を発見し、そのあとできちんとデザインされた研究が行なわれ、その介入が安全で有効であることが証明されるというのが発見のプロセスだ。ハーガーをはじめ根拠にもとづく医療の支持者たちももちろん、そのことを理解しているのだが、彼らは薬の適用外使用や効果の証明されていない外科的介入は——赤ん坊がほしくてたまらない患者たちに対してはとくに——現在ふつうに行なわれているよりもずっと抑制されたアプローチによるべきだと反駁しているのだ。彼らの主張はもっともだと私は思う。彼らはまた、起こっていると考えられる生物学的現象の背後にあるメカニズムの解明のために奮闘している。たとえば子宮頸管の短縮という現象が生じるとき、生理学的には何が起こっているのか？　「私たちが知っていることは表面的だ」とハーガーは言う。「分子生物学や遺伝学にもとづいた理解ではない」[20]
ハーガーは強い文化的な要素が働いて、産婦人科医が疑問の余地のある介入を歓迎するようにしむけると言う。「産婦人科では、同じ患者の以前の妊娠を今度の妊娠と比較する対照群にする伝統がある。この患者は以前の妊娠では胎児が生きながらえたことがなかったが、今回は私が子宮頸管縫縮術を施したおかげで、無事に赤ちゃんが生まれた、という言い方をするのさ」ハーガーは自分自身もこの告発の対象から外さない。彼は私に、彼自身が診たカンジダ症の患者の話をした。その女性の子宮口は一センチ開いていたが、急を要する状態ではなかった。ハーガーは彼女に子宮頸管縫縮術を施した。「したほうがいいのか、しないほうがいいのかわからなくてもとにかく決めなくてはならない。医者というのは因果な仕事だ」とハーガーは言う。「それで、どうなったと思う？ その患者は満期出産したよ。頸管縫縮術をやると決めたとき、同僚の医師たちも『よい判断だね』と言った。しないほうがいいとは誰も言わなかった」流産経験のある患者は、診察を受ける前から自分には子宮頸管縫縮術が必要だと決めこんでいることが多く、医師が同意しないと腹を立てる、とハーガーは言う。そして、そこへ熱のこもった雰囲気という要素が加わる。なにしろ、必死になった夫婦がようやく専門家と話す数分間を得たのだ。この人こそ、私たちの問題を解決してくれるはずだと彼らは期待している。「科学的原則を無視して、たまたま予想外の成果を得ると、癖になる」とハーガーは言う。「流産医療すべてにおいて、問題の根源は感情的な医師にある」
レスリー・レーガンに初めて会ったとき、彼女は私に鋭い助言をした。「自分の信念に夢中になっている人の言葉をうのみにしないようにね。この分野は盲信者をひきつける分野なの」ハーガーと同様、レーガンも、この方程式において患者が担う役割をきちんと認識していた。「常に何かしてほしいと願う患者を相手にするのは大変なことなのよ」ひっくるめて言うと、臨床医はいかに自分が何も知らないかを、くりかえし率直に、潔く認めるべきなのだろう。レーガンが流産分野の状況を概括した言葉を借りれば「私たちは暗闇の中にいる」のだ。

子宮筋腫と流産

クリストファー・ロイドが子宮の中で息絶えたという事実は、メアリー・スカーズガードが彼を経膣的に産むか、帝王切開で産むかという決定になんら影響を与えなかった。自然が彼女の代わりに決断を下していたからだ。スカーズガードには子宮筋腫があった。子宮筋腫というのは良性の腫瘍で、死後の解剖結果によると、女性の少なくとも二〇％にあるが、(21)超音波で見られる頻度ははるかに低い。子宮筋腫は骨盤痛や持続的な出血を引き起こすことがあり、米国では閉経前の女性の子宮摘出理由の三分の一を占める。妊娠中に大量に分泌されるホルモンの影響で、筋腫が大きくなって経膣分娩ができなくなることがある。スカーズガードはそういう理由で帝王切開をすることになった。

筋腫と流産を関連づける証拠はいくつかあり、一部の産婦人科医は流産をくりかえす患者の筋腫を除去する。(22)メアリー・スティーヴンソンに聞いたところでは、彼女が筋腫を除去するのは子宮腔の形を歪め、着床を妨げそうな、比較的まれなケースだけだそうで、メアリー・スカーズガードの場合はこれには当てはまらなかった。筋腫の除去によって流産率を減らせると主張する二、三の論文について、スティーヴンソンはほかの多くの医師や研究者たちと同様、深い懸念を抱いている。

説得力のない流産データは、もっと深い問題を反映している。子宮筋腫はありふれた病気であるのに、さまざまな治療法を評価する研究調査の質は非常に低く、これについての産婦人科医の嘆きは、私が調べたほかのトピックのどれにもまして深い。二〇〇二年、デューク大学のエビデンス・ベースト・プラクティス・センター（根拠にもとづいた医療センター）の研究者たちは、筋腫に関する六〇〇以上の論文を見直した。(23) 外科的治療を扱った一二八論文のうち無作為化された研究は一〇しかなかった。同センターの研究者たちは痛烈な批判を展開し、「治療戦略の基礎にすることができる質の高い証拠はほとんど存在しない」と結論づけた。米国において筋腫の除去が女性に対する外科的介入として（帝王切開に次いで）二番目に頻度が高いものであることを考えると、この評価はいっそう重く受け止められるべきだ。「筋腫が非常にありふれた病気で、大きな健康問題であるにもかかわらず、どんな治療が有効でどんな治療がそうでないのか、ほとんど研究されていないことは、私にとって大きな驚きだった」と、同センターの分析のリーダーであった産婦人科医で疫学者のエヴァン・マイヤーズは言う。

とくに過去に流産経験のある女性に的を絞って筋腫の除去の影響を調べた研究が二、三あるが、いずれも「後ろ向き」の分析によるものだ。(24) 後ろ向きの分析では、病院の記録を過去にさかのぼって調べ、その治療を受けた患者と受けなかった患者を比較するのがふつうだ。「前向き」の研究では、同じような患者を選び、治療かプラセボかのいずれかを与えることで、できるかぎりバイアスを減らす努力をするが、後ろ向きの研究では、分析の対象とするふたつのグループについて多くの仮定をしなくてはならない。そういうわけで、後ろ向きの分析では、リンゴとオレンジ〔種類の異なるもの〕を比較するリスクがかなり高くなる。被験群と対照群との間に、患者のカルテを見ただけではわからない重要な差異があるかもしれないからだ。後ろ向きの分析をいくつか一緒にすることで、その分野全体の方向を誤らせることもある。子宮内膜症と流産を関連づけた一九八〇年代の数編の論文は、まさにそういうことをした[25]。そののち、前向きの無作為化比較対照試験によって、そのような関係が存在しないことが明らかになった。

一九九七年、産科麻酔学・周産期学会の会報に、後ろ向き分析がいかにして誤った結論に達するか、具体的でわかりやすい例をあげて、後ろ向き分析の欠点を論じた論文が掲載された[26]。たとえば陣痛中に脊椎麻酔注射を受ける回数が多いほど、帝王切開になりやすいかどうかを調べた後ろ向き研究がある。しかし、論理的に言って、痛みがひどい人ほど、麻酔を求める回数が多いはずだから、そのような人が帝王切開を必要とした理由は、麻酔薬そのものよりもむしろ、痛みの根源にあると考えるほうが適切だろう。

メアリー・スティーヴンソンが私に言った言葉を借りると、「後ろ向き研究では不十分」なのだ。


あのつらい体験のあと、スカーズガード夫妻はほとんど会ったことがないような人も含めて、その話を聞いた女性たちから、代理母として彼らのために赤ん坊を産んであげようという申し出を相次いで受けた。代理母候補として名乗りでた女性たちの中には、ポールの兄の同僚である医師やポールの兄の妻もいた。だが、どちらも代理母として適切ではないようだった。その後、ポールの兄がある結婚式で、知人の女性とばったり出会った。彼女はメアリーの赤ちゃんは無事に生まれましたかと聞き、事情を知ると、手助けを申し出た。メアリーは気が進まなかったが同意した。だが、一方で、養子をもらう道を調べてもいた。

体外受精によって得られたスカーズガード夫妻の胚は三つあったが、よさそうなのは、そのうちのひとつだけだった。だが、医師たちは三つとも、代理母に移植した。ひとつの胚が着床した。だが、その後、その女性が電話してきて、出血が始まったと告げた。「やった、と思ったわ」とメアリー・スカーズガードは回想した。「とても嬉しかったわ。ほんとによかったわ」流産もときと場合によって、異なる意味をもつらしい。

メアリー・スカーズガードは当初から、代理母という考えに何かひっかかるものを感じていたのだった。それで、代理母の女性が流産するとすぐ、夫妻は養子をもらうことに本格的に取り組んだ。八か月後、ふたりは民間の機関の斡旋で、男児を養子にした。二一歳の生母には、子どもを育てられない事情があった。「彼女は賢明な選択をしたと思うわ」とスカーズガードは言う。スカーズガードは時折、息子の生母とともに外で食事をする。「彼女は神の思し召しによって、私たちの人生にはいってきたの。私は彼女を受け入れ、一生の間、大切に思うわ。私とポールはきっと養子をもらう運命だったのね」

二〇〇三年七月に私はスカーズガードと会った。その二、三か月後、彼女がくれた手紙には、卵管結紮手術を受けたと書いてあった。夫婦がさらに子どもをもつ計画はとりあえずない、とのことだった。「三人家族でとても幸せです」と彼女は書いていた。いかなる点から見てもメアリー・スカーズガードは、私が出会ったほかの誰にもひけをとらないほどりっぱに、流産というものとつきあったのだと私は思う。

III

希　望

9　環境因子は流産を引き起こすか？

ラヴカナルの物語

一八九三年春、開発業者ウィリアム・T・ラヴはナイアガラ瀑布の北西の、ニューヨーク州の農地に、夢のような工業都市モデルシティーを建設する壮大な計画を発表した[1]。モデルシティーが何百もの企業を誘致し、六〇万人都市へと発展するのをラヴは夢見た。土地を収用し、ナイアガラ川の上流から（ナイアガラ瀑布に流れこむ前の）水を引く途方もなく幅広い権限をラヴの会社である〈モデルタウン開発〉に与える法案が、ニューヨーク州議会を通過したばかりだった。ナイアガラ川上流から水を引いて運河をつくるのは彼の基本計画にとって非常に重要なことだった。ラヴカナルと呼ばれることになる、その運河ができればエリー湖とオンタリオ湖の間を船が通過できるようになるし、あらたに造られる九〇〇〇メートルの人工滝を通してナイアガラ川下流に水を落としこむことによって、周辺の家庭や企業に安価な電力を供給しつづけることが可能になる。「電話、水、蒸気の熱、電力、路面電車が実費で住民に供給される予定だ」とこの発表を報道した『ニューヨークタイムズ』の記事は述べている。

国の内外から投資家を募るために、ラヴは創意工夫をこらし、さかんにモデルシティーを宣伝した。ブラスバンドに「ヤンキー・ドゥードゥル」のメロディーを演奏させ、自分が作詞した替え歌を合唱団に歌わせた。その歌詞はこんなふうだ。

みんなが町へくる。
こない者はかわいそう。
だってとっても楽しいんだ、
ラヴのモデルシティーは。
坊やたちは優秀で金持ち、
嬢ちゃんたちはお利口で美人。
みんなそうなる、あなただってきっと、
モデルシティーに住んでたら。

一八九四年七月、運河の建設が始まったとき、二〇〇〇人の人々が特別列車で国じゅうからやってきて祝典に参加した。その祝典でウィリアム・ラヴは挨拶をし、プロジェクトの完成には一年を要するだろうと言った。
八〇年後、アン・ヒリスはラヴのモデルシティーについて、次のような詩を書いた。(2) この地で一三年間暮らした彼女は、ここを「汚染された地獄」だと考えるようになっていた。

私の魂はぼろぼろだ。引き裂かれている
びりびりと！　絶叫が聞こえる
怒りを感じる。魂が
多くの赤子の魂が「償いを！」と叫ぶ
私は涙を流す。返しておくれ、私のはらんだ
小さな魂たちを。生きることを止められてしまった魂たちを。
母の子宮に化学物質がはいってきた。
私たちは責めた。自分の不手際を。
いまでは知っている。企業が殺したことを。
ああ、小さな魂たちよ、私は沈黙とともに祈る
私の魂は言う。「泣かないで、私の小さな子」
やつらの魂が死ぬとき
「神」が裁いてくださるから。

一九七九年五月に、ヒリスはニューヨーク州議会上院委員会の前で、証言の一部としてこの詩を朗読した。そのころには、ラヴの「ヤンキー・ドゥードゥル」の替え歌が「みんなを大金持ちにする」と予言した運河はみんなを病気にすることで有名になっていた。もっともおぞましいことには、この

呪われた愛の運河《ラヴカナル》のそばに住む妊婦は流産率が高いといわれていた。流産がこれほどマスコミや政治の世界から注目されたことはあとにも先にもない。

ラヴカナルは環境に対する配慮のなさが未来の世代に与える破壊的な影響を表すシンボルとして世界中に知られるようになった。ラヴカナルは、ジミー・カーター大統領が、のちに米国環境局スーパーファンドと呼ばれるようになるものを可能にする立法を提案するに至った[3]過程で、大きな役割を果たした。また、のちに『シビル・アクション』という本や、映画の『エリン・ブロコビッチ』がしたのと同じように、コミュニティーが自分たちの健康を害している大企業を非難しようとするときに直面する数々の困難についての人々の意識を高めた。

ラヴカナルが健康被害をもたらしたことはほぼ間違いないだろう。そしてさまざまなお役所の不正行為の数々は、住民の怒りに満ちた反応に十分に値するばかりか、もっと怒ってもよかったぐらいひどいものだった。一方、この災いを報道しつづけ、いまもその記憶を生きつづけさせている人々は社会全体に感謝されてよい。だが、それとは別にラヴカナルの歴史は、ある、ややこしいメッセージを発している。そしてそれは流産研究と関係がある。

流産の集中発生はガンの集中発生と同じように、恐怖を引き起こす独特の力をもっている。しかし因果関係をうちたて、この環境の中の何かが原因で流産が起こると証明するのは非常に困難だ。研究者たちは女性が何かを食べたり、飲んだり、空気中や土中の何かを口や鼻から吸いこんだり、皮膚から吸収したり、何かにさわったりすることで流産のリスクが有意に増すと証明しようとして、そのたびに失敗してきた。

妊娠したら、有毒な化学物質や、タバコや、バンジージャンプや深酒、薬の多用やコカインを避けよと常識は命ずる。だが、私は自分自身、ラヴカナルの流産論争をほりさげて調べてみた結果、社会全体の記憶にしみついているのとは正反対の結論に達した。ラヴカナルの物語が流産についての人々の考え方に何か影響を与えるとすれば、それは恐怖感をやわらげることであるはずだ。最終的な分析結果によれば、この場所で発見された二〇〇以上の化学物質[4]と流産との間のつながりは、ウィリアム・T・ラヴの夢見た運河同様、実体のないものだった。

ヒリス家やその隣人たちが味わった苦難の源は、ウィリアム・T・ラヴの不運にあったともいえる。このカリスマ的企業家はモデルシティーのために懸命に金集めをしたが、タイミングがあまりに悪すぎた。一八九〇年代半ばに経済恐慌がこの国をたたきのめしたことに加えて、テクノロジーの進歩によって、電気を比較的安価にその源から輸送できるようになった。一九一〇年までにこの土地は抵当流れになり、モデルタウン開発の手を離れた。長さ一一キロを超えるはずだった運河はわずか三〇〇メートルしか伸びず、場所によっては深さも三メートルしかなかった。この長方形の堀のあちこちに水がためられ、水泳プールや冬場のアイススケートリンクとして使われた。
一九三〇年代に、フッカー電気化学という会社が運河を買い、一九四二年から一九五三年までの間、ゴミ捨て場として用いた。一〇年間で二万一八〇〇〇トンの化学物質が棄てられた。一九五三年、同社はゴミ捨て場を含む一六エーカーの土地をナイアガラフォールズ教育委員会に一ドルで売った。契約書には、埋めたてられた化学物質が将来何らかの害を及ぼしても同社に責任はないという一文がはいっていた。[5] 教育委員会はその土地に小学校を建て、残りの土地を市当局と民間デベロッパーに売った。もとゴミ捨て場だった溝の両側に一〇〇軒ばかりの家が立ち並んだ。

一九七〇年代に、めったにないような強い降雨や降雪が続いたあと、運河近くの住民たちは地下室に奇妙な臭いがこもっているのに気がついた。化学物質の泥が壁を通って染み出てきているのを見つけた人もいた。校庭を含めた元ゴミ捨て場の周辺で遊んだあと、子どもたちの手にやけどや水ぶくれができることも珍しくなかった。[6] 植物が妙な枯れ方をし、ペットが変死をとげた。空から鳥が何羽も落ちてくるのを見た者までいた。一九七六年、『ナイアガラガジェット』紙がこれらの妙な現象について報道しはじめ、米国議会の下院議員やニューヨーク州保健局や国の環境保護局（ＥＰＡ）の関心を引いた。ある民間会社が土中から、いずれも発ガン物質であるポリ塩化ビフェニル（略称ＰＣＢのほうが通りがよい）とベンゼン化合物を検出した。そして、一九七七年九月にＥＰＡの職員が現場を訪れた。ＥＰＡ職員はさびついた化学薬品の容器が地面から突き出ているのを目にし、化学薬品のきつい臭いにさらされた。彼は公式報告に、[7] 三日経ってもセーターから臭いがとれなかったと記した。そして、多くの住宅に「売り家」の札がついていたことを指摘し、「不健康で危険な状態が存在している」と結論づけた。一九七八年には、草の根運動組織、ラヴカナル住宅所有者協会が結成されていた。

一九七八年四月、ニューヨーク州の保健局長がラヴカナルは「住民の健康と幸福にとってきわめて重大な脅威である」と宣言し、最初の健康調査の実施を指示した。六月になると、問題の土地に少なくとも三八種類の汚染物質が存在することを示す科学的証拠を盾に、保健局長はナイアガラ郡保健部にラヴカナルを清掃し、立ち入りを制限することによって「公衆衛生が受けているニューサンス〔不法妨害〕を排除する」ことを命じる緊急事態宣言を出した。[8]
このショッキングな話はしばらくの間は、全国放送の電波に乗らなかったが、一九七八年八月二日に事態が変わった。[9] この日、保健局長がふたたび非常事態宣言を出し、ラヴカナルは近隣の住民にとって「差し迫った重大な脅威」[10]であると告げたのだ。この大騒ぎの引き金になったのは何かというと、保健局が九七家族を調査した結果、ゴミ捨て場の跡地近くに住んでいる家族に流産と先天的欠損の「有意な超過」が見られたことだった。この予備的な分析によれば、この区域の妊婦の流産率は三〇%近いとのことだった。
カーター大統領はこの地域に緊急援助をすること、ならびに、「もっとも近接する」二三の家屋を州が買い上げることを承認した。[11] 九月に、ニューヨーク州保健局が『ラヴカナル——公衆の健康を脅かす時限爆弾』(*Love Canal: Public Health Time Bomb*) と題する三六ページの報告書を出すと、恐怖と非難の声はさらに高まった。この報告書の衝撃的なタイトルは、世界の終わりを思わせる跡地の航空写真の上に赤い活字で印刷されていた。本文中には、子どもをまじえて抗議する住民の写真が載っていて、子どもたちが手にしたプラカードには「ここで死にたくない。いますぐ外に出たい」という文字が読める。流産についての考察に三ページが割かれており、それは汚染化学物質の分析に割かれたページ数と同じだ。一〇月までに住民たちがフッカー社ならびにさまざまな政府機関を訴えた訴訟の数は八〇〇件を超え、賠償金要求総額は一一〇億ドル以上になった。一二月には保健局によって、発ガン物質として知られるダイオキシンが跡地から検出され、問題は拡大の一途をたどった。

ラヴカナル住宅所有者協会の会員で、州による買い上げの対象にならなかった人たちは、バッファロー市のロズウェル・パーク記念研究所のガン研究者、ベヴァリー・ペイジャンに助けを求めた。ペイジャンは跡地の健康上の危険度を調べて、流産率の増加が運河の両岸の家々にかぎらず、もっと広い範囲で起こっていることを発見した。保健局もほどなく同じ調査結果に到達し、役人たちはさらに広い範囲の人々に立ち退きを呼びかけた。しかし、即座に住宅の買い上げが行なわれることはなかった。続いて一九七九年、米国議会の上下院がそれぞれ公聴会を行なった。これらの公聴会では、ペイジャンや数人の怒れる住民たちが証言した。アン・ヒリスもそのひとりだった。(12)

妊娠の中間点あたりで胎児を失い、次いで子宮摘出手術を受けるという経験をもつヒリスは、(13)一〇歳の息子がかかえる数々の健康障害を列挙した――喘息、鼻の膿瘍、抑うつ症状。「ラヴカナルでの生活にはすっかり嫌気がさしました」とヒリスは言った。そして、ペイジャンの調査結果を引用して、四回の妊娠のうち一回が流産に終わると言い、「全国平均をはるかに上回る」率だと指摘した。私たちが味わっている絶望、落胆、恐怖を理解してください、とヒリスは上院議員たちに懇願した。「私たちはアメリカ国民の数にはいらないのですか？」と彼女は問いかけた。「私は病気の女で、病気の子どもを看病しています。私の頭は不安でいっぱいです。この子ははたして無事に大人になり、子どもをもてるのだろうか。子どもがもてたとしても、病気や障害があるのではないだろうかと」

爆弾のような証言だった。

しかし、ラヴカナルと流産を結びつける疫学的分析は、当初から説得力が弱かった。研究がさらに多くの住民に拡張されるにつれて、仮説はいっそう脆弱になり、やがて雲散霧消した。最初の研究――ラヴカナル報道の場を『ナイアガラガジェット』の第一面から『ニューヨークタイムズ』の第一面に移すのに中心的な役割を果たした論文――は、ニューヨーク州保健局が戸別訪問で行なった聞き取り調査にもとづいていた。同保健局は、三〇％の流産率を発表した二、三週間後にあたる一九七八年八月二〇日、調査員に細かい質問リストをもたせ、埋立地の半径四ブロック内に住む二〇〇家族のもとに派遣した。この調査の結果は九月に刊行された『ラヴカナル――公衆の健康を脅かす時限爆弾』に掲載された。それによると全妊娠の二二％が流産に終わっていた。すでに、妊娠を終わらせる運河の能力は衰えを見せていた。

ニューヨーク州保健局の研究者たちは、妊婦の年齢が上がるほど流産の頻度が高いことを認識していたので、流産例を年齢層によって分けた。そして、比較対照群を、年齢別流産リスクについてのもっとも権威ある研究に頼った。マギル大学のドロシー・ウォーバートンとF・クラーク・フレイザーによる一九六四年の研究だ。(14) 七〇〇〇例近い妊娠の帰趨を調べたこの研究は、妊婦の年齢と流産の関係を詳しく調べた最初のものだった。保健局の研究者たちは、この研究の結果を基準として用い、五つの年齢グループについて予想されたであろう流産数を算出し、戸別訪問でわかった流産数と比較した。

その結果をざっと見たかぎりでは、ラヴカナルで何か恐ろしいことが起こったのが見て取れた。ラヴカナルでの流産数は予想の一・五倍だった。ゴミを棄てた埋立地の南端に住む女性たちは全妊娠の三五％を流産で失っていた。一方、ウォーバートンとフレイザーの研究での流産率は一五％だった。しかし、自分自身の研究にもとづいた主張をせず、他人の研究データとの比較をデータにして二次的研究をつくりあげる輩がふえるほど、科学的な研究結果の意味は薄れる。科学者の世界ではこういうのを「データ底ざらえ（data dredging）」と呼ぶ。

埋立地の南端での一見高そうな流産率の根拠は、三九の妊娠例のうち、九例の流産というデータにもとづくもので、統計上の意味をもつには、サンプル数が小さすぎる。二九歳までの女性では流産は予想された数より少ない。しかし、三〇歳から三四歳の年齢層では一九例の妊娠のうち六例が流産で、予想数の二倍以上である。三五歳から三九歳の年齢層では流産がいっそう目立ち、妊娠一五例のうち八例でこれまた予想数の二倍以上である。

私はドロシー・ウォーバートンに、ラヴカナルが流産を引き起こしたという仮説をどう思うか訊いてみた。ウォーバートンはマギル大学大学院での勉強を終えたのち、ニューヨーク市のコロンビア大学に移り、流産の原因と発生頻度についての世界的権威として、研究者仲間の尊敬を勝ち得た。「当時すぐに、これはデマだと思ったわ。きちんとした科学的研究ではなかったから」もじゃもじゃの縮れ毛が、ウォーバートンに魅力的ではあるが、少々エキセントリックな風情を与えている。彼女は自分の研究データがラヴカナル分析の比較対照群に使われたことに納得していない。「あのデータをもとに類推なんかできないのに。疫学者に訊いてごらんなさい。誰だってそう言うわ。時代も違えば、人種的にも違うし、地域も違う。流産の定義だって違っていたのよ。そんな歴史的なデータを比較対照群に使うなんてとんでもない話だわ」

ニューヨーク州保健局が流産について前述の論文を発表し、また一九七八年一〇月、流産が埋立地に隣接して住む女性にだけ生じると発表したのを受け、住宅所有者協会はベヴァリー・ペイジャンの分析を携えて反駁した。[15] この分析は、乏しいデータをもとに前以上に強い主張をしているものだった。ペイジャンがのちに米国議会下院での証言で説明したように、彼女が流産や先天奇形の多発地域を特定し、古い住民に対してそのことを話すと、彼らは問題の地域は、住宅が建つ前に運河の水があふれでていた河床と重なっていると示唆した。ペイジャンは、女性たちがラヴカナルの「湿った地域」に越してくる前に経験した流産数と、引っ越してきたあとに経験した流産数を比較した。その数字は八%から二五%への増加を示した。この結果は統計学的に言うと、偶然によるものでないという確率が九九・九九%以上あることを示している。ペイジャンはまた、「湿った地域」の近くに移ってから、複数回の流産を経験した女性がたくさんいることを指摘した。そのうちのひとりは三回流産をし、ひとりだけ生まれた子どもには耳が三つあった。

ペイジャンは医療記録よりは記憶に頼っていることを含め、自分の調査に「いくつかの問題がある」と注意を促した。だが、それでも、子どもを生める年齢で、子どもがほしいと思っている女性は全員、地域外に立ち退き、「化学物質を体外に排出するために」六か月待ってから、妊娠の試みをすべきだと勧告した。

ニューヨーク州保健局は追い討ちをかけるように、さらに綿密な調査を行なった。それは運河にもっとも近いところに住む世帯と、河床を通って化学物質が移動してきたことがあるかもしれない地域に住む世帯とを比較したものだった。そして今回は、医療記録によって記憶を確認する努力がなされた。調査結果は、明確に何かを示唆するものとは言いがたかった。[16] 運河に隣接した九九番ストリートに住む女性たちの流産件数は、ウォーバートンとフレイザーの論文から予想される数と比べて一・五倍多く、運河から二、三ブロック離れたところに住む女性たちの六倍だった。しかし、同じように運河に隣接する九七番ストリートでは、ウォーバートンとフレイザーの論文から予想される数をわずかに上回っただけであり、運河からもっとも遠い地区と変わらなかった。
総合すると、対象となった三五一件の妊娠のうち、六一件が早期の流産に終わり、流産率は一七％だった。もしラヴカナルが流産と関係があったとしても、非常に限られた地域で、「微増ないし中程度の増加」が生じるにすぎないという結論とともに、研究者たちは調査報告をしめくくった。また、この報告書には、この結果は「非常に慎重に解釈」してほしいという但し書きがついていた。この調査結果を受けて、一九七九年二月、ニューヨーク州保健局長は、運河を囲む二〇ブロックの住民に対して、世帯内に妊婦や二歳未満の子どもがいる場合は、一時的に転居することを勧めた。[17]
一九八〇年五月、EPAは、外部の請け負い業者によってなされた科学的調査により、検査を受けた三六人のうち一一人に、染色体異常、ガンを引き起こすことが知られている要因、先天奇形、流産があると考えられることが明らかになったと報告した。[18] これによって、州政府と居残り組の世帯との間の攻防はピークに達した。[19] ペイジャンが「この研究結果によって」、フッカー社の化学物質がこれらの病気を引き起こしたことを示す「証拠の環が完成した」と発言した、と『ニューヨークタイムズ』誌は報じた。[20] ペイジャンはただちに立ち退きが執行されるべきだという見解をふたたび表明した。
一九八〇年五月二一日、ついに、カーター大統領が再度、連邦非常事態宣言を発して、七一〇世帯が永久にラヴカナルを離れられるよう、住居の買い上げを命じた。[21]
ドロシー・ウォーバートンが科学者チームを引き連れて、染色体異常のデータについての恐怖を鎮めようとラヴカナルを訪れたのはこのころだった。「あれはとんでもない研究でした」とウォーバートンは嘆息する。「私たちは、あの研究が真実ではないということを一生懸命説き聞かせたの。話をして、安心させようとしたの。でも、彼らは安心したがってはいなかった。冷蔵庫が壊れたら、それはラヴカナルのせい、亭主が酒に溺れたら、それもラヴカナルのせい。そういう風潮だったわ」
六月、ニューヨーク州知事ヒュー・ケアリーはラヴカナルにかんするさまざまな研究を評価するために、科学者の委員会を組織した。[22]メモリアル・スローン゠ケタリング癌センターのルイス・トマス(『細胞から大宇宙へ』などの著書でも有名)が率いる委員会は、ラヴカナルの化学物質に引き起こされうる害を査定した論文と、関係した行政機関のほとんどを激しく非難した。そして、そのころすでに表面化していた染色体異常の論文への多くの批判に同意し、「しかし、むしろ、このようなお粗末なデザインの研究は、そもそも着手されるべきではなかったと痛感する」と述べた。ベヴァリー・ペイジャンについては、「一民間人として」複雑な状況を評価しようとしたのは見上げたことだと微妙なほめ方をしながら、その一方で、彼女が下院に提出した論文は「疫学の演習として合格点にはほど遠く」、「意味を汲み取ることが文字通り不可能」だと記した。「まともな疫学研究として扱うわけにはいかないが、論争の具としての迫力はあった」。ニューヨーク州保健局の流産データについては「示唆に富む、という以上の受けとめ方をすべきではない」と注意を促し、「科学的証拠——完全にそろっているわけではないが——を見るかぎり、『差し迫った危険』や『深刻な破壊的影響』といった言葉の使用を正当化するような住民被害の状況は存在しない」と結論づけた。

一九八〇年の一〇月に委員会が報告書を提出した折り、トマスはケアリー知事あてに率直な添え状を書いた。「当委員会の提言は、このような不適切な科学を生ぜしめた状況の再発を防ごうとする試みです。ラヴカナルで生じた誤りを正すには遅すぎるかもしれません。しかし、今後そのような誤りがくりかえされないようにするチャンスは残っています」

二〇〇三年、私はベヴァリー・ペイジャンに連絡をとった。彼女はメイン州バーハーバーの評判のよい研究機関、ジャクソンラボラトリーでマウスを扱う研究をしている。ラヴカナルの汚染から二〇年が経過しても、ペイジャンがトマスの委員会の批判や、ニューヨーク州によるいやがらせ（と彼女が考えているもの）から受けた傷は癒えていなかった。「容赦なく攻撃されたわ」ラヴカナル研究のせいで、ニューヨーク州からの研究助成金を打ち切られ、おまけに二〇年間なかった所得税税務調査がはいったと、ペイジャンは言う。謀略にやられたというふうな愚痴をこぼしていても、ペイジャン自身は、思慮深く、理性的な人として私の目に映った。流産をめぐる科学的問題についても、自己弁護に躍起になることはなく、むしろ知的な関心を抱きつづけているようだった。ペイジャンは私に、ラヴカナルの環境が健康に与える脅威を評価した自分の論文をひと山[23]、送ってきた。そのうちのひとつとして、流産に目を向けたものはなかった。「流産にかんするデータは、いちばんお粗末なデータなの」と彼女は認めた。

ペイジャンは調査を始める前から、あの産業廃棄物埋立地が住民の健康にとって脅威であるということを、ほぼ確信していた。「あの場所に行って空気の臭いをかぐだけで、悪いものがあるのがわかったわ」住民に対して非公式の聞き取り調査を始めてまもなく、男の子が腎不全で死んだ。埋立地のそばの小川で化学物質を含む泥にまみれて遊んだ直後のことだった。

ペイジャンはおもに、子どもにおける計測可能な問題——出生時の体重、成長率、湿疹、痙攣発作、学習障害などに焦点をあてて、ラヴカナル近辺に住むことがもたらす潜在的な危険を研究した。この地域に棲むハタネズミの健康状態まで調べた。(24) そして、これらのトピックすべてについて科学論文を発表した。「想起バイアスの影響を受けない事柄を計測することが大事なのよ」とペイジャンは言う。

想起バイアスというのは、記憶の歪みのことだ。流産についての自分の研究は想起バイアスだらけだった、とペイジャンは言う。その研究結果を論文として発表したことはない。彼女が住民に流産について聞き取り調査をした目的は、ニューヨーク州保健局を促して、独自の大規模調査をさせることだった——健康被害の目安として流産を用いる可能性を最初に口にしたのは保健局のほうだったのだ。「そういうことが目的でなかったら、流産には目を向けなかったと思うわ。こんな言い訳をするのは、科学者として決まりが悪いけれども。流産の聞き取り調査は無償でやったわ。最初は公表するつもりは全然なかったの。私は、ラヴカナルの人々の頭がおかしいのかどうか確かめたかった。聞き取り調査によって、保健局がもっと真剣に考えてくれるようになると思ったのよ」実際、その後、ペイジャンは流産をめぐる保健局との論争にうんざりし、また、流産をめぐるもめごとのせいで、ほかの研究結果を認めてもらえなくなることに嫌気がさし、記憶ではなく医療記録にもとづいた彼らの研究の方に正当性があると、率直に認めた。「私は流産の話をするのをすっぱりやめたわ。これで終わってくれるといいと思ってた」

私たちの会話が始まった時点では、ペイジャンは流産データの弱点を認めながらも、ラヴカナルが流産の増加につながったということに自信をもっていた。しかし、昔の研究結果をひとつひとつ一緒に見直していくうちに、彼女の見方ははっきりと変わった。「当時は、これでよいと思ったの」とペイジャンは言い、二五年前には、流産の発生率や原因について知られていることがいまよりずっと少なかったのだと、もっともな指摘をした。翌日、彼女は私にEメールをくれた。潔い文面だった。「お疲れ様。あなたの根気強い努力のおかげで私は、流産は環境悪化のバロメーターではないかもしれないと考えるようになりました」

ペイジャンは、以前に書いたことがある。爆弾をしかけたという脅しの電話があったら、議論の余地のない科学的証拠が出てくるのを待たずに対応すべきであるのと同じように、埋め立てられた何百種類もの化学物質が家庭や校庭に染み出てくるのを前にしたら、危険であるということが九五％確実でなくとも、行動をとるべきだと(25)。私もこれについてはペイジャンと同じ考えだ。もし、私の身内がラヴカナルに住んでいて、転居に必要な資力があったら、私は強硬に立ち退きを勧めるだろう。しかし、それはラヴカナルが流産を増やすという証拠に、影響されてのことではないだろう。

ラヴカナルの教訓

ラヴカナルのサーガは長編映画で繰り広げられる物語のように展開した。おおもとの野心的な計画、二重の意味を担った地名、罪のない幼い犠牲者、政界と産業界の小細工、延々と続く住民たちのドラマ、検出された恐るべき化学物質、もっともらしい科学的証拠、訴訟、世界のマスコミの注目、ホワイトハウスの介入など、ハリウッドがよだれを垂らしそうな材料がそろっている。しかし、テレビ映画にはなったものの、ラヴカナルは、『エリン・ブロコビッチ』や『シビル・アクション』に劇場映画化をもたらした、ある決定的な要素を欠いていた。その要素とは、まれな健康障害の群発だ。お互いに二ブロック、三ブロックしか離れていない狭い地域で、子どもの白血病が群発すれば、物語としてのアピール力は非常に強い。だが、ラヴカナルを国際的関心の集まるソープオペラにしたきっかけは流産だった。流産は本来ありふれたものなので、群発が表面化しても劇的効果が少ないだけでなく、科学的な謎の解明がはるかに難しい。「流産を環境汚染の指標に使えるかしら?」ドロシー・ウォーバートンは私に修辞的な問いを投げかけた。「環境による影響がほんとうにあるのかどうか見極めるのはすごく難しいわ」[26]
ラヴカナルで健康に対する影響を調べていた研究者たちが、流産の増加が起こっているかどうか見極めようとしたとき、どんな手順を踏んだか、ふりかえってみよう。まず、彼らは正常な流産率を決定しなくてはならない。そこで、彼らはラヴカナルの女性を、本人の過去の妊娠暦、あるいは古いウォーバートン゠フレーザー・データと比較する。ウォーバートンとフレーザーは一九五二年から一九六二年の間に聞き取り調査を行なってデータをまとめ、流産率一五%という結果を出した。一方、ウィルコックスが一九八八年に発表した、かの有名な「おしっこ」論文(ヒト絨毛性ゴナドトロピンを検知する高感度検査によるもの)は、女性の三一%が着床直後に流産することを示している。実際、妊娠判定テストの精度と多様性が増し——経膣超音波の導入もこれに含まれる——一九五〇年代なら気づかれずにすんだであろう流産がわかるようになった。ちなみにラヴカナルの流産研究のうち、もっとも適切だと思われるものによると、ラヴカナルにおける流産は二二%だった。

このことはラヴカナルの研究結果の解釈にどのような影響を与えるだろうか？　ラヴカナルの流産率についての調査結果を、自然流産についてのウォーバートンとフレーザーの古い研究結果と比較するのは何の意味もないことがわかる。女性本人の過去の妊娠との比較も、それ以上に意味がない。

ウォーバートンらは、カフェイン、タバコ、人工甘味料、マリファナ、コカインなど、流産の環境要因になりそうなものを幅広く調べ、結論を混乱させる変動要因を、精力的に排除した。彼らの綿密な研究は、分析結果に影響を与える要素として、女性の年齢や過去の流産回数を計算に入れている。可能な場合には染色体異常のある――生産の不可能な――流産を染色体の正常な流産から区別した。データのもととなった参加者ならびに検体の数は膨大だ。喫煙についてのある研究(27)では、流産をした女性六五四四人にインタビューし、二六六三の受胎産物の核型決定に成功した。彼らは流産した女性のひとりひとりと年齢、民族、教育、妊娠歴、社会的経済的背景がよく似た女性を探し出し、緻密な配慮のもとに、同数の比較対照群を用意した。

二〇〇一年五月ウォーバートンと初めて話をしたとき、私は流産の環境的原因についてどう思いますかと尋ねた。彼女の率直な答えに私は心を打たれた。「私は不運なことに、環境因子と流産の関係を見つけようとして人生の多くの時間を費やしたけれど、完全に否定的な結果しか出てこなかったわ。環境が流産を引き起こすという強力な証拠はまったくないと思うわ」
二、三年後、ラヴカナルについて話し合ったときにも、ウォーバートンは同じようなことを言った。

「ポツリポツリと出てくる、これこれが流産増加の原因だという論文に反論することで一生の大半を過ごしてしまったわ。そういう論文はあとからあとから出てくるんですもの」だが、骨の髄まで科学者である彼女は「でも、頭は柔らかく保つようにしている」と強調した。「警戒心が強すぎるせいで、大事なものを見落とすこともあるから」

氾濫する「危険因子」情報

私はレクシスネクシスのデータベースを使って、一九九八年から二〇〇三年までの間に世界の新聞に掲載された、流産を環境やライフスタイルに結びつける一五〇以上の記事を見つけた。新しい科学論文にもとづいたものが多いが、これらの記事をまとめて読んでいると、危険がどこにでも潜んでいるという、まるで恐怖映画を見ているような気分になる。コーヒー、タバコ、違法ドラッグなどのもっとも有名な容疑者たちに加えて、妊婦は塩素消毒したプールで泳いではいけない、アスピリン、イブプロフェンなどの抗炎症薬を飲んではいけない、水道水もだめ、スプレーの殺虫剤を噴霧するのもいけない。これこれのペンキを塗ってはいけない、これこれのヘアドライヤー・掃除機・シェーバーは強い電磁場を生ずるからだめと、記事は警告する。流産が群発したと報じられた場所は、ルイジアナ州プラークマインのトレーラーハウス駐車場（ダウケミカル社の工場の近く）、ボストン市のソルトンスタール・オフィスビル、ワシントン州のショールウォーターベイインディアン居留地、USAトゥデー・ニュース編集室、カリフォルニア州北部にあるミッドウェイ・ヴィレッジと呼ばれる公共住宅団地（昔のガス製造工場の近く）、ユーゴスラビアのパンチェヴォ（バルカン戦争のときにNATO軍が石油化学工場と製油所を爆撃した）など。スコットランドのある新聞はレッドブルのような、カフェインを含む高カロリー飲料について警告し、カナダでは自動車修理工と結婚した女性は流産率が多いと示唆する記事が載った。

それらの記事の多くは、生殖の専門家による但し書きがついていて、研究デザインの欠陥を指摘したり、異なった結論に達した研究を紹介したりしていた。しかし、そのような但し書きは、これらの記事が与える圧倒的な混乱と不安をやわらげるにはほとんど役立っていないように思われた。環境に存在する毒性物質と妊娠を結びつけた諸論文を概括した優れた論文が、二〇〇〇年にやや存在感の薄い専門誌『生殖医療セミナー』に掲載されているが(28)、これらの記事を書いたジャーナリストが全員、この論文を読んでいてくれたらよかったのにと思わずにはいられない。当時、ブリガム女性病院内のハーバード大学医学部反復流産クリニックの長だったジョゼフ・ヒルを執筆者のひとりとする、この論文は二五の潜在的要因を分析している。さまざまな主張を評価するポケットガイドといった側面ももっている。環境内に危険な毒性物質を発見したと主張する論文は理想的には、その物質にさらされたグループ（曝露群）の流産率が、さらされなかったグループ（非曝露群）よりも高いことを示すだけでなく、その物質の曝露量がふえると流産率が増すことを示し、説得力のある作用機序を描き出し、動物実験で同様の結果を得て、被害が生じる曝露・投与レベルを決める閾値効果を確認しなくてはならない。

この論文には五六の既知の「催奇物質（催奇因子）」（発達中の胚や胎児を害することのある物質または因

子）を並べた表が含まれている。このうち、環境汚染によって流産率の増加を引き起こしたことが明らかなものはひとつしかない。米国に原爆を投下されたあとのヒロシマ、ナガサキの放射性降下物の電離放射線だ。

水銀が胎児に害を与えることは間違いない。しかし、ヒルと共同執筆者のジェニファー・ガーデラは、女性の歯科医や歯科助手は歯の充填剤から蒸発した水銀蒸気を吸いこむため、流産の頻度が高いという論文を否定した。鉛も出生前に害を与える。一九〇〇年代前半の女性たちは鉛の丸薬を中絶薬として用いた。だが、そのような使い方はまれになり、鉛への曝露についての規制が強まった。

ヒルとガーデラは、妊娠初期のX線検査、航空機による移動、超音波、電磁場、ディスプレー端末（一九八八年の有名な論文[29]）、アスパルテーム、サッカリン、チョコレート、〔環境中の微量の〕ダイオキシン、殺虫剤、毛染め剤のいずれについても、環境曝露が流産リスクを増すという説得力ある証拠はない、ということを報告した。

同様に、父親が催奇性因子に曝露されることで流産率が増すという懸念も容赦なく退けた。ベトナム戦争で枯れ葉剤に曝露された兵士や「砂漠の嵐」作戦に参加した兵士たち、ビル管理人、消防士、電気技師、大工その他で、毒物に曝露された人たちは、精液が女性に毒物を運んだり、精子に染色体異常が起こったりする前に、まず、自分自身が死んでしまうだろう。

流産に対するタバコ（紙巻タバコ）の影響を調べた研究はたくさんあるが、結果はさまざまで互いに矛盾している。その理由のひとつは、タバコの影響をアルコールの影響から切り離すのが難しいということだ。アルコールについて配慮し、三万人以上の妊婦を対象としたある大規模研究では、一日に二パック以上のタバコを吸う妊婦にのみ有意な増加が見られた。ヒルとガーデラは参加者が総計約一〇万人にのぼる多くの研究を総合して、一日に一〇本ないし二〇本のタバコを飲む女子は流産率が一・一倍ないし一・三倍高いという結論を出した。換言すれば、影響があったとしても大した影響ではないということだ。

世界でもっとも愛好されている刺激物のひとつであるコーヒーは、流産研究者たちから厳しい目で調べられてきた。コーヒーを三杯以上飲むことと流産を関連づけた研究が複数あるが、ヒルとガーデラは、無事に月満ちて子が生まれる妊娠の場合、吐き気が強くて、コーヒーの消費が減ることが多いと指摘する。この現象は科学者が交絡因子（confounding variable）と呼ぶものであり、一日三杯のコーヒーについての発見を無効にしてしまう。齧歯類に注射や胃入射法によってカフェインを与えると、流産と胎児死亡が倍増する。しかしヒルとガーデラの指摘によれば、その投与量は人間に換算すると、一日に一ガロン〔約三・八リットル〕のコーヒーを飲むのにほぼ等しい。

妊娠中の飲酒は、胎児アルコール症候群を引き起こすことがあり、その症状には出生時の低体重、神経系の障害、学習障害、顔面奇形などが含まれる。しかし、近年一ダースほどの研究が、反対の結論に達している。大酒を飲む人は同時に喫煙、違法ドラッグの使用、粗末な食生活など、アルコール単独の影響を調べるのを難しくする要因をたくさん抱えていることが多いからだ。私が知るかぎりもっとも大規模な研究は二万人以上のデンマーク人の妊婦を対象としたもので、(30) ビール、ワイン、シュナップス〔香りをつけた蒸留酒の一種〕などを一週間に五杯以上飲む女性は流産率が三倍になると報告している。しかし、この研究は全体の流産頻度を一・八％としており、これはあまりにも現実とかけ離れた数字なので、これこれだけ増加したといわれれても信じにくい。

ウォーバートンとその同僚のジェニー・クラインその他の共同研究者たちは一九八〇年、アルコールに関連して驚くべき流産率増加を報告する論文を発表した。[31] 一週間に二回以上飲酒する女性では、二五％が流産するのに対し、一回以下の女性の流産率は一四％だというものだった。しかし、そののち、彼らは流産物を、染色体組成すなわち核型によって分けた。アルコールが重要な役割を果たしているなら、飲酒回数の多い女性の流産物の方が、染色体が正常な割合が高いはずだ。しかし、そのような差異はなかった。さらに問題をややこしくしているのは、この研究で流産とアルコールの関係が見いだされたのは、公立のクリニックや病院を利用する患者だけで、私立のクリニック・病院を利用する比較的裕福な層の患者ではそのような関係は見いだされなかったということだ。「この研究の結果から生物学的な意味を汲み取るのはとても難しいというのが結論だったわ」とウォーバートンは私に語った。ウォーバートンやクライン、そして彼らと同類の人々を、ほかの多くの研究者から際立った存在にしているのは、このような科学的厳密さだ。

塩素殺菌した水道水は、一般にはもっとも安全な飲み物だと考えられているが、流産の原因ではないかという疑惑が、何度も新聞紙上をにぎわせている。広く世に知られた一九九八年の論文は、多量の水道水を飲むことが、ある特定の場合に流産リスクを倍増させるという、カリフォルニア州保健局の研究者たちによる発見を報告したものだ。[32] リスクの増加は、この研究が対象とした五一四四人の妊婦のうち、塩素殺菌によって生じるトリハロメタンが高濃度である水道水を冷たいまま、一日コップ五杯以上飲んでいた一二一人に見られた。このグループの流産率は約一六％で、これはトリハロメタンが低濃度である水道水を冷たいままコップ五杯以上飲んでいた女性の二倍だった。この研究では染色体が異常な流産が染色体の正常な流産から区別されていないが、染色体の異常な流産は参加者全員からみると、ほんとうにわずかな部分（二％）にすぎないという点を、研究者たちは強調した。

二日続けて、『ロサンジェルスタイムズ』紙の第一面に、この研究についての記事が載った。[33]科学専門誌にほどなく掲載されることになっていた論文についてのメモが外部に流出し、同紙がスクープを打ったのだった。この記事の見出しは、すべての妊婦の背筋を凍らせたに違いない。記事のひとつの見出しはこうだった――「妊娠女性に新たな心配」。論文の筆頭著者だったシャナ・スワンは、その報道を目にして仰天したと私に語った。「私は公衆衛生の専門家なのに」とスワンは言った。「その記事は、不安におののいて解決策を渇望しているのに、それが得られないという悲惨な状況に、人々を追い込むものだったわ」

妊娠している女性は水道水を沸かして飲むといいという水道局の役人の発言に対して、スワンらは、沸かすことでトリハロメタンが濃縮されるか、気化して空気中に出て行くかはわからないと指摘した。瓶詰めの水は解決策にならない。濃度はいろいろだが、トリハロメタンを含んでいるからだ。シャワーを浴びたり、プールで泳いだりするのもトリハロメタンへの曝露を増すだろうが、この研究ではそれらの活動によってリスクが増すという結果は出ていなかった。まあ、それがせめてもの幸い、というところだった。
二、三日して『ロサンジェルスタイムズ』が出した追跡記事は、さらに恐ろしげなものだった。「ここはＵＣＬＡメディカルセンターの産婦人科待合室。二番目の子どもを身ごもっている妊娠一〇週のメリッサ・ジュリストはティッシュをもみしだきながら、どうやったらおなかの子どものために、良い飲料水を得られるか悩みに悩んでいた」もっとも、出生前の曝露が害をもたらすことに懐疑的な同センターの医師の言葉も引用されている。医師は「胎児に害を与える環境中の毒性物質の長いリストがあるとしたら、水道水はそのいちばん下に近いところに位置するだろうと強調した」という。

現在、コロンビア州ミズーリ大学の研究者であるシャナ・スワンは、水道水は生殖に関する問題を引き起こす毒性物質を含んでいるのではないかと考えていると言う。だが、それは「トリハロメタンではなさそう」だ。水処理の過程で約四〇〇の副産物が生じるため、因果関係を解明するのは至難の業だと、スワンは指摘する。「私たちはこのことについて学んでいる最中なの。もし解明に五〇年かかるとしたら、いまはきっと二五年くらいのところにいるんだわ」

流産との関連が疑われる環境因子

ドロシー・ウォーバートンは、懐疑的すぎるのも間違いの元だと助言したが、たしかに、流産をおこしうる環境因子は原爆以外にも存在する。

細菌感染、ウィルス感染の大半は胚や胎児に害をもたらさないが[34]、流産の原因になる病原体が少数ながらある。もっとも、これらのもたらす流産は全流産のうちのごく小さい部分にすぎないし、ごくまれに、たまたま起こるものであるから、反復流産において重要な役割を果たすことはありえない(病原体が死産につながることもあるが[35]、流産とは無関係なさまざまな問題が絡んでくるので[36]ここでは触れない)。

病原体が流産につながるメカニズムはさまざまだ。高熱、免疫力の衰えなどの母体の症状が胚や胎児に害を及ぼすこともあるし、感染のために胎盤や子宮の損傷や、前期破水が起こることもある。病原体の中には直接、胚や胎児を感染させるものもある。

よく知られた病気の病原体で、流産を起こすのではないかと疑われているものがある。風疹、梅毒、陰部ヘルペス、おたふくかぜ、トキソプラズマ症、マラリア、エイズなどだ。風疹とおたふくかぜはワクチンで予防できる。陰部ヘルペスとトキソプラズマ症にはワクチンはないが、ヒトは最初の曝露により、これらの病気に対する免疫をつくり、感染を制限する。したがって、妊娠前に病原体に曝露したことがあり、免疫をもっている妊婦の場合でも、これらの病気の病原体による流産の心配はない。梅毒、エイズなどの性感染症については、カップルでスクリーニングテストを受ければ、これらの感染症の有無が互いにわかり、薬物療法によってパートナー間での感染や胎児への感染のリスクを減らす（梅毒の場合は、リスクをゼロにする）ことができる。

耳慣れない響きをもつ病原体が流産に関係している可能性にも、研究者は多大の注意を払ってきた[37]。たとえば、リステリア・モノサイトゲネス、パルボウィルスB19、サイトメガロウィルス、ウレアプラズマ・ウレアリティクム。そして、ガルドネレラ・ヴァギナリスとマイコプラズマ・ホミニスと呼ばれる細菌の感染が同時に起こる場合についても、流産との関係が疑われている。リステリア菌は汚染された卵、低温殺菌していない生乳からつくる軟質チーズ、火がよく通っていない肉などによって感染が広がることから、妊婦はシーザーサラダドレッシングに生卵を入れないほうがいい、イタリア料理ではカルパッチョを避け、チーズの盛り合わせの中のブリーやカマンベールは食べないほうがよいと、勧められている。パルボウィルスの先天感染は、まれだが、胎児に水腫を生じさせ、場合によっては妊娠後期流産に至ることもある。サイトメガロウィルスはヘルペスウィルス群に属するウィルスで、米国の成人の半分以上が四〇歳までに感染する（ただし、症状は出ないのがふつうだ）。胎児や免疫力の弱っている人に害をもたらすことはあるが、流産との強い関連はない。ウレアプラズマ・ウレアリティクムが流産の原因になるとする研究がいくつかある。これは男女両性の生殖管に棲む細菌だ。非常にありふれた存在で、ヒトとの共生関係を築いていると考える科学者もいるほどだ。

ガルドネレラ・ヴァギナリスとマイコプラズマ・ホミニスは一緒になって、細菌性膣炎を起こす。細菌性膣炎では膣フローラ（細菌叢）のバランスが乱れて、生臭い帯下を生じ、前期破水を招く。細菌性膣炎の治療によって後期流産が防げるかどうかを評価した論文が数編あるが、いろいろな結果が出ている。もっとも説得力がある論文は、ロンドンの五〇〇〇人近い女性が参加した無作為化プラセボ対照二重盲検研究によるもので、後期流産（四％から一％へ）にも早期産（一二％から五％へ）にも減少が見られた。この研究で、このような深刻な問題が生じた女性の数は少なかった（後期流産した人は一二人だけだった）ので、治療法が有益かどうかについて結論を下すには、さらなる研究が必要だ。また、治療中の再感染を防ぐために、試験参加者のパートナーの男性も同時に治療すべきだという意見もある。

井戸水中の硝酸塩

二〇〇三年三月、私はインターネットの掲示板を通じて、ある女性と知り合った。私は彼女の話を聞いて、水の汚染物質のひとつである硝酸塩について、もっときちんとした科学的研究を行なうべきであること、井戸水を利用する人たち（米国だけでも一四〇〇万世帯が井戸に頼っている）に、硝酸塩についての注意を促すべきだということを確信した。高濃度の硝酸塩が井戸にはいるのは、肥やしに使われる農場の動物の糞便や下水が原因であることが多い。摂取された硝酸塩は体の中で亜硝酸塩に変わる。亜硝酸塩はヘモグロビンを変性させ、酸素を運べないようにする。乳児の場合、この現象は、命にかかわる深刻な病気である青色児症候群を引き起こす。これを恐れて、EPAは水に含まれる硝酸塩の上限を定めている（一リットルあたり一〇ミリグラムまで）。一九九九年に米国地質研究所から出た刊行物によると、家庭用の井戸のうち一〇にひとつは、この基準を超えているとのことだった。

その女性は、活字にするときはイニシャルと州名にしてほしいとの希望だったので、オレゴンのC・Sとしておこう。C・Sの妊娠歴は痛ましい。初めて妊娠したのは二七歳のときだったが、一三週で妊娠高血圧症候群を起こし、血圧が極端に高くなった。五か月の臥床安静を経た一九九九年九月の時点でも、血圧は危険なほど高いままだった。それで医師は彼女を入院させて治療にあたった。しかし、二日経っても、薬で妊娠高血圧症候群が解消できていなかったので、医師は分娩を誘発した。だが、破水してまもなく、赤ん坊がうまく降りてこないことがわかり、緊急帝王切開になった。

赤ん坊は前置血管というまれな状態になっていた。これは臍帯の血管が不適切な場所に伸びているもので、破水し、陣痛が始まると、この繊細な血管が赤ん坊よりも先に産道にはいり、出血が起こる。

赤ん坊は死んでしまうのがふつうだ。C・Sの赤ん坊は男の子で、三五週だった。医師たちは輸血と心配蘇生術を施した。しかし、赤ん坊の命を救うことはできなかった。「二年近く経っても、心の傷は癒えません」とC・Sは私に書いてよこした。「悲しみのどん底で、もう私は、子どもがもてないかもしれないとも思いました。子どもを失ったばかりで悲しくてたまらないのに、そんなことを考えるのって普通なのかしら？　もしかしたら、そのあとに起こることを予感していたのかもしれません」

二〇〇〇年七月C・Sは二度目に妊娠した。七週で受けた超音波は、胎嚢がからっぽで、心拍がないことを示していた。医師はうちのめされたC・Sに近くの病院で、解像度の高い超音波をとってもらうように言った。だが、そのとき、彼女は夫とともに飛行機でミネソタに行かなくてはならず、時間がなかった。「ミネソタに着くまで、ずっと泣いていたわ。その晩、ホテルの部屋でも泣いたわ」と彼女は私に言った。「私たちはうまくいくという希望にすがってようすを見ようと思ったの。出血もないのに、流産だなんて思いたくなかった」翌週、家にもどって、超音波検査を受けたが、結果は最初のときと同じだった。二、三日して大量の出血が始まり、結局、緊急治療室で子宮内容除去術（D&C）を受けた。最初の妊娠の陣痛のときより痛かった。「それからは、もう一度妊娠したいという気持ちが執念のようになったの」とC・Sは言う。

毎月、月経になるたびに落ちこんだ。C・Sは月経を「小さな流産」だと思っていた。二〇〇〇年一月、ふだんのような月経ではなく、少量の出血が間欠的に起こった。血液検査の結果を聞いてC・Sは愕然とした。また妊娠していたのだ。だが、その妊娠はほどなく流産に終わった。

C・Sはもしやという思いから、毎月、家庭用の妊娠判定キットを使っていた。「気にしないではいられなかったの。私は知りたがり屋で、理屈っぽいたちだから。なりゆきに任せるというのは、私の性格では無理。でも、そのために夫はいらいらして、夫婦の間に溝ができたわ。私がしじゅう妊娠のことを話しているわきで、夫はむっつりと黙りこんでいたの」

C・Sは美容専門学校に入学した。そしてその夏、自分がまた妊娠したことを知った。それで、学校で使っている薬剤や休憩室のタバコの煙のことが気になって「小パニック発作」を起こしたのだということ。C・Sはひどく取り乱し、講師が「気を鎮めなさい。さもないと、自分で流産を引き起こすことになるわよ」といさめるほどだった。同じ妊婦なのに喫煙している生徒がいて、C・Sはその女性に対してとくに怒りを感じた。最初の子を亡くしたあと知り合ったグリーフカウンセラー〔喪失体験をした人が悲しみから回復するのを手助けするカウンセラー〕が助言してくれた。パニック発作が起こったときには、乗っている馬が驚いて暴れだしたときのように対処すればいい――しっかりつかまって、最後まで乗り切るのだ、と。「その助言のおかげで、言葉で言えないぐらい助かったわ」とC・Sは回想する。「喪失の悲しみを抱いているときには、すべてがよそよそしく感じられるの。自分自身でさえ、他人のように思えることも多かったわ」その後、ほどなく三度目の流産があった。

C・Sはかかりつけの産婦人科医に血液を徹底的に検査してくれるように頼んだ。だが、一連の検査の結果、何も問題は見いだされなかった。その年の一一月、C・Sは夫の四〇回目の誕生日パーティーで四度目の流産をした。「おいしいビールを飲んではしゃいで、もう子どもはもてないかもしれないということを、頭から追い払おうとしたわ。でも、心の中では怯えていたの」

C・Sはその後、生殖内分泌学の専門医に診てもらい、子宮内視鏡検査を受けた。何の異常も発見されなかった。医師はほかの検査を受けることを勧めたが、C・Sと夫にはそうするだけの経済的余力がなかった。「私はすっかり希望を失って落ちこんでしまったの。それが結婚生活に響いて、ほんとうに危ないところまでいったのよ」とC・Sは語る。「ひと月に一度しか、セックスをしていなかったの。それも、私がこの日にお願い、と言ったときだけ。ムードもへったくれもなかったわ」だが、C・Sの職場のお客さんからホットタブ（屋外に設置し、水着を着てはいる温浴用の浴槽）をもらい、それがきっかけで、ふたりの関係はもちなおした（余談だが、研究者たちはホットタブでの温浴を流産に関連づけようと一生懸命調べているが、いまのところほとんど成果はない）。「宝くじにあたったような気がしたわ」とC・Sは言う。「私たちの結婚生活には、憩いと楽しみが必要だったのね」

子づくりにしゃかりきになるのはやめていたが、二〇〇二年九月、またもや妊娠初期の流産があった。「それで、また、やる気が起こったの」C・Sは職場を変えて収入が増えていたので、詳しく調べるための検査を受ける余裕があった。「また、モードを切り替えて、子どもをもつことに一生懸命になったの」しかし、たくさん検査を受けたものの、何も出てこず、C・Sはがっかりした。「何か医学的に見て悪いところがあればよいと願っていたの。悪いところが見つかれば、治療することができるから」妊娠のチャンスをふやすために、クロミッドを飲み、配偶者間人工授精（精液の子宮への注入）をする道を選んだ。うまく妊娠したが、一〇月のうちに早くも流産してしまった。「流産することにだんだん慣れていったわ」とC・Sは言う。「非情にならないとやっていけないのよ。でないと気が狂ってしまうから」

そのあと、夫婦のキッチンにトラブルが生じた。このことこそが、自分たちの運命を変えることになったのだと、C・Sは信じている。水漏れで傷んで、大規模なリフォームが必要になったのだ。そこで、彼らはホテルに移った。ちょうどクリスマスの時期だった。仮住まいの間に、医学の助けを得ることなく子どもを身ごもり、六週のときには心拍が確認された――失った子を妊娠していたとき以来のことだった。だが、胎嚢は成長していなかった。そのときかかっていた専門医は、自分は育つものと育たないものは見ればわかると豪語して、あなたは七五％の確率で流産する、毎週毎週心拍が弱まっていって、しまいには赤ん坊が死んでしまうだろうと予言した。

C・Sは元のかかりつけの産婦人科医のところに戻り、翌週、超音波検査を受けた。心拍は力強く、胎嚢の成長も正常に見えた。

七回流産したあと妊娠したこの子が、ほかの子たちよりもよく育っているのはなぜだろうと、C・Sは一生懸命考えた。何か変わったことをしたかしら？　夫婦の住まいには井戸があり、C・Sの母がよく、流産が続くのは水のせいかもしれないよ、と言っていた。今回妊娠したときは、台所のリフォームの最中だったので、井戸水は飲んでいなかったし、食事はみな外食だった。そういえば、最初に妊娠したときには、飲料水には逆浸透膜浄水器を使っていたのだった、とC・Sは思い出した。その後、冷水の作れる冷蔵庫を買ったので、浄水器を使うのをやめたのだった。そしてその冷蔵庫の給水装置にはフィルターがなかった。C・Sは「井戸　水　流産」というキーワードで、インターネットの検索をかけてみた。井戸水の硝酸塩の記事がたくさん出てきた。井戸水の硝酸塩が大きな問題になっているのは、厩肥を多く使う農村部だ――ちょうど、C・Sが住んでいるところのような。

それにC・Sはついこの間まで、鶏を飼っていたのだった。鶏の糞は、井戸水の硝酸銀レベルをさらにあげる原因になる。妊娠中は、瓶詰めの精製された水だけを飲もうとC・Sは決めた。

二〇〇三年九月、C・Sは三五〇〇グラムの健康な男児を産んだ。

一九六一年に、ある論文が硝酸塩はヒトの流産の原因になりうると名指しした。動物実験では硝酸塩が流産を引き起こすことはこれまで何度も証明されているが、ヒトにかんしては、一九六一年の論文のあと、科学的文献の中でこの問題が扱われることなく三五年の月日が過ぎ、ようやく、米国防疫センターが発行している『罹患率・死亡率週刊報告』(*Morbidity and Morality Weekly Report*)に流産の群発についての論文が載った(38)。

インディアナ州ラグレーンジ郡に住むある女性が、一九九一年五月から一九九二年一二月にかけて四回流産し、そのことがたまたま、同地の保健所の関心を引いた。私がラグレーンジ郡保健所の生物学者、ウィリアム・グラントから直接聞いたところによると、ある女性が電話してきて自分の井戸の硝酸塩濃度が高いようなので、一度見にきてほしいと言ったそうだ。「その女性が自分のところの状況を説明する中で、何度も続けて流産している近所の女性の話が出てきたんだ」とグラントは言う。「妙な話だと思った」調査を進めるうちに、近所に住む別のふたりの女性が、近い過去に流産していることもわかった。近隣の養豚場の井戸が一九八九年の調査で、硝酸塩による汚染を示していた。一リットルあたり五五グラム以上――EPA基準の五倍を超える高濃度だった。そこでグラントたちは、それぞれの女性の井戸の水質検査をした。検出された汚染物質は硝酸塩だけで、いずれも基準の約二倍だった。ほかに検査した近隣の五世帯の井戸は基準値以下だった。

ほどなく、四番目の興味深いケースが保健所の知るところとなった。それは子どもを五人産んだあとで二回続けて流産した三五歳の女性のケースで、この女性の井戸は基準値の三倍近い値を示した。彼女は無事に生まれた五回の妊娠のうちの四回では、この井戸を使用していなかった。

この四人の女性は全員、瓶詰めの水、または逆浸透膜浄水器の利用に切り替え、その後、健康な子どもを産んだと、論文は報告している。

これらの例だけでは、数が少なすぎて因果関係を示す証拠にはならないだろう。しかし、硝酸塩が乳児に害をなすことが証明されていることを考えると、世帯内に子どもをほしがっている人がいてもいなくても、井戸水の硝酸塩レベルを検査する（硝酸塩レベルは季節的に変動する）のは、常識の範疇にはいることだと私は考える。

ＢＰＡ

科学というのは暫定的なものだ。きょうはほんとうだと思えたことが、新しい証拠の出現によって明日はばかげてみえるかもしれない。環境内の何かが流産を引き起こすのに、科学がその有害物質を見落としたり、無視したり、誤った判断をくだしたりしてきたことを示す反論不可能な証拠が、将来の研究によって出てくるかもしれない。一九九八年に、ある実験室で起こった間違いが何をもたらしたかお話ししよう。偶然による発見が、筋金入りの懐疑主義者をもぎょっとさせるに至る場合もあることがよくおわかりになるだろう。

この年の八月、クリーヴランドのケースウェスタンリザーヴ大学の遺伝学者パトリシア・ハントは、実験に使っているメスのマウスの卵に奇妙な変化が生じていることに気づいた。理由はわからないが、卵の四〇%に染色体の異常があるようだった。それまでハントの研究室では一%ないし二%の異常しか見られなかったので、これは非常に急激な増加だった。減数分裂がひどく変になっているように思われた。減数分裂とは生殖の一過程で、卵と精子が合体して胚をつくるときに、遺伝物質を半分ずつ出しあえるように、それぞれの遺伝子を分けることだ。減数分裂や流産を専門とするハントは、技術者に実験をやり直すように言った。しかし、何度やっても同じ結果が出て、ハントは当惑した。

最初の手がかりをつかんだのは秋になってからだった。ハントはポリカーボネートと呼ばれるプラスチックでできたマウスのケージが溶けかかっているようなのに気づいた。調べてみると、助手がうっかりして、ケージを洗うのに強いアルカリ性の洗剤を用いたためだとわかった。「彼は臨時雇いだったけど、長く残る刻印を残していったわけね」とハントは冗談を言う。ハントは夫で共同研究者のテリー・ハッソールドやほかの同僚とともに、減数分裂の異常の原因は、損傷されたプラスチックのケージからもれでたビスフェノールA（BPA）という化学物質であるとつきとめた。プラスチック製造において広く使われるBPAが齧歯類の生殖系にはなはだしい損傷を与えることについてはいくつかの研究室が証明しているが、この時点では減数分裂に対する影響を証明した研究はなかった。

ハントらは二〇〇三年に論文を発表し、それによって内分泌撹乱物質〔環境ホルモン〕の論争のまっただなかに放りこまれた。(39) 一部の研究者や環境保護問題専門家は、ある種の合成化学物質は低レベルであれ、自然界に存在すると野生動物に生殖障害を引き起こす、そしておそらく人間にも引き起こすだろうと主張している。[40] エストロゲンの弱めのヴァージョンのように作用するBPAもその容疑者のひとつだ。

私はこの発見について、さまざまな流派の研究者たちと話をした。その中にテキサスA&M大学のスティーヴン・セーフがいた。彼は内分泌撹乱物質を健康問題と結ぶつけることに懐疑的な人々のリーダー的存在だ。セーフはこのデータを「非常に興味深い」と評した。ご想像がつくだろうが、BPAに有害な作用があるという説を擁護する先鋒にたつ人たちはもっと強い言葉を口にする。「これは画期的な論文だ」とミズーリ州コロンビア市にあるミズーリ大学の生殖生物学者、フレデリック・フォム・サールは言う。フォム・サールの研究室はマウスの生殖系の発生に対するBPAの影響について、数編の論文を発表している。

ハントらが初めて異変に気づいたのは、いつものように、研究に使っているマウスの減数分裂の「スナップ写真」を撮っていたときのことだった。彼女らのマウスの卵の四〇％は、染色体が適切に二分されるために必要な前段階として、染色体をきちんと紡錘体に集めるということができなかった。また、卵の約一二％に染色体の数的異常が見られた。「それを読みとったときには思わず、なんだ、こりゃ、信じられないと叫んだよ」と、現在はメイン州バーハーバーのジャクソンラボラトリーにいる生殖生物学者のジョン・エピッグは言う。

BPAが原因かもしれないと考えたハントらは事故を再現した。ポリカーボネートのケージと給水ボトルをわざと洗剤で損傷し、それらのケージのマウスを、ガラスのボトルのついた損傷していないケージのマウスと比較したのである。損傷したほうのケージで、最初に発見したのと同程度の染色体異常が見られた。ハントらはマウスの飲む水にＢＰＡを加えることによって、重度ではないが染色体異常が生じることを確認し、ＢＰＡが染色体異常の原因であることを証明した。

この研究結果には、ドロシー・ウォーバートンさえ心を動かされた。「これはおそらく、環境要因が異数性の頻度に影響を及ぼすことを示した、唯一の説得力ある論文ね」と彼女は私に言った。

「おっかない話ね」

ハントはＢＰＡとヒトの流産をはっきりと結びつける証拠はないと指摘しながらも、この問題は今後、真剣に追求していかなくてはならないと考えている。というのは、ＢＰＡは広く使われている化合物だからだ。ＢＰＡからつくられたプラスチックは、哺乳瓶、食品の缶の内張り、歯の溝を埋めるシーラントその他、ごくありふれた製品に含まれている。ドロシー・ウォーバートンは二〇〇三年に始める大規模な流産研究にＢＰＡレベルの測定を含める予定だと私に語った。


私の父方の祖母、ヨナはイエメン出身の気の毒な女性で、親同士の取り決めで結婚した夫をしだいに憎むようになった。彼女は一〇人の子どもを産んだが、そのうちの五人は病気で夭逝した。末子の父を四二歳で身ごもったとき、祖母は流産することを切実に願った。誰にも気づかれていないと思って、何度も椅子の上に立ち、床に飛び降りた。私の伯母はよくこの話をして父をからかった。祖母の胎内にいたときに受けた攻撃が父の体に損傷を残したようすはない。

胎児は私たちが思っている以上に頑丈だ。もちろん、母親が何度も椅子から飛び降りることや、Ｂ

ＰＡ、硝酸塩、ダイオキシン、タバコの副流煙、ベンゼン、コカイン、殺虫剤その他の毒性物質にさらされることから、胎児が利益を得ると言っているのではない。そんなことは起こらないほうがいいに決まっている。しかし、今日までの研究では、これらの環境中の危険因子が胚や胎児に及ぼす危険というのは、それほど確認されておらず、むしろ女性の体が子どもにとって、いかにすばらしい環境を与えるかということのほうが目立っている。子宮、羊膜、胎盤が力を合わせて、害を防ぐ。このシステムには弱点もあるが、地球上のもっとも創造的な頭脳でも、これ以上にすぐれたシステムを考えだせるとは思えない。

現在、科学によってわかっている範囲では、女性の食べるものや飲むもの、住んでいる場所、働く場所、吸っている空気などが原因で流産が起こることはまれだ。流産の半数以上は染色体に異常がある。その主な理由は、母親の卵の減数分裂が適切に行なわれないためだ。放射線曝露とマウスにおけるＢＰＡをのぞくと、環境因子が減数分裂をかき乱すことを示唆するデータを私は見たことがない。染色体が正常な、流産の残りの半数について、科学はまだ、はっきりした原因を少数しか見つけていない。それ以外のことは――とくに環境やライフスタイルについては――まだまだ論議の途上である。環境やライフスタイルの条件が流産を起こすことが証明されるまでは、そういう証拠が欠けているという事実は、流産を経験し、自分を責めている多くの女性にとってせめてもの慰めになるだろう。

10 流産専門医のケア

テンダー・ラヴィング・ケア

一九八四年、オスロの研究者たちが、「テンダー・ラヴィング・ケア（優しい愛に満ちたケア）」が流産をくりかえした経験のある妊婦に劇的な作用をすることを報告した。[1] これは、いままで流産の分野で発表されたなかで、とくに異彩を放つ論文のひとつと言えるだろう。中核的な生物医学研究者なら、ふつうは、このような感傷的な発見には顔をそむける。しかし、この研究を行なったバビル・ストライ＝ペーダシェンとスヴェッレ・ストライ＝ペーダシェンはオスロ大学の産婦人科に勤務する研究者夫婦で、学術的な信用の高い人たちだった。彼らはふたりでチームを組み、感染症と流産の関係や、羊水の異常、精子の染色体異常、細胞膜の浸透現象などを研究していた。この論文で、彼らはテンダー・ラヴィング・ケア（略してTLC）を受けた六一人の妊婦のうち、八六％が満期出産したが、ケアを受けなかったグループの満期出産率はわずか三三％だったと報告した。

この研究がどのように行なわれたかを細かく見ていくと、さらに研究結果の重みが増す。研究者たちは、連続して三回以上流産したために国立病院に来院した一九五人の女性を九年にわたって追った。

なかには一三回流産した人もおり、一九五人の女性全体が経験していた流産の件数は、臨床的に確認されたものだけで七七三件だった。研究者たちはこれらの女性たちとそのパートナーたちを徹底的に検査し、一一〇組のカップルにおいて、流産と関係があるかもしれない異常を見つけた。次いで、それらの問題のそれぞれについて積極的な治療をした。子宮の奇形を正し、筋腫を切除し、頸管無力症になりそうな人には子宮頸管縫縮術を施し、黄体機能不全に対してはヒト絨毛性ゴナドトロピンを注射し、ウレアプラズマ・ウレアリティクムやトキソプラズマ・ゴンディの感染に対して投薬した。一方、なんら異常が見られなかった八五組のカップルでは、六一人の女性が妊娠し、引き続き、TLCについての研究に参加した。

その六一人のうち、二四人は特別なケアを受けず、健診のために自分の地元の出生前クリニックに通った。TLC被験群にふりわけられた三七人は、週一回の医学的検査と「最適な心理的サポート」を受けた。TLCにはこのほか、重労働や旅行を避けるようにというアドバイスや、また、妊娠期間を二週間ごとに区切り、以前流産したことがある時期には臥床安静に服するようにというアドバイスが含まれていた。

ふたつのグループの満期出産成功率の違い――八六％と三三％――は流産研究者たちの注目の的となった。その結果は、医学的介入が功を奏したと主張するすべての研究の信頼性をぐらつかせるものだったからだ。心理的サポートと毎週の医学的検査が、満期出産するかどうかに影響を及ぼすとしたら、これらの要素によって、プロゲステロンやリンパ球免疫療法や手術による成功の率が歪められたであろうと考えられるからだ。

ストライ＝ペーダシェンのテンダー・ラヴィング・ケア研究には、方法論的弱点がある。とりわけ参加者を被験群と対照群に、無作為にふりわけなかったことは問題だ（TLCを受けたのは単純に、国立病院の近くに住んでいた女性たちだ）。しかし、七年後に、もっと注意深く管理された研究の結果がニュージーランドの研究者たちによって発表され、TLCが特別な力をもっていることを示す、さらに強力な証拠をもたらした。(2) オークランドの反復流産クリニックのヒラリー・リデル、ニール・パティスン、アンジ・ザンデリーゴが、「定型化された支援ケア」の被験群の四二人の女性と、婦人科クリニックから標準的ケアを受ける対照群に無作為にふりあてられた一〇人とを比較した研究である。双方のグループの女性は、子宮と卵管をX線撮影する子宮卵管造影法、感染症や抗リン脂質抗体の検知を初めとするさまざまな血液検査など、まったく同じ検査を受けたが、誰にも問題は見つからなかった。どちらのグループも平均流産回数は四回で、年齢的にも似たようなものだった。

被験群は毎週、理学療法のクラスに出て、リラックスするテクニックを学んだ。また、「リラクセーションテープ」を渡され、毎日かけるように指示された。そして「切迫流産の際や、以前の妊娠で流産を経験した時期などに、女性が入院を希望した場合に備えて、適切なインテリアの部屋が病棟内に設けられた」とのことである。妊娠初期が過ぎたら――あるいは、その人のもっとも最近の流産が起こった時期を過ぎたら――女性たちは、かかりつけの産婦人科医のもとにもどった。しかし、大半の人は、同時に流産クリニックとも連絡をとりつづけた。驚くべきことにオークランドの研究チームは、この研究が終わったとき、ストライ＝ペーダシェンとまったく同じ結果を得た――被験群の八六％が満期出産したのに対して、対照群の成功率は三三％だった。

オークランドの研究チームは、被験群と対照群の間に見られるこの大きな違いが「定型化された情緒的サポートの治療効果によるものである可能性は大いにある」と結論づけた。そして彼らはさらに、反復流産は、その次に女性が妊娠したときに「顕著なストレス反応」を生ぜしめると強調して、次のように記した。

「観察により、このストレス反応が次のようなさまざまな形で表れることが確認されている。性器の緊張、泣くこと、出血を発見するのを恐れてトイレに行くことや下着を見るのをいやがること、妊娠による症状が持続しているのをひっきりなしに確認すること、腹痛、分泌物、症状の変化などを少しでも感じとると極度に不安になること、ほかの妊婦を忌避したり、夫を含むほかの人と妊娠について話すのを避けたりすること、以前の妊娠で流産した時期にさしかかったときのパニック発作、ならびに、一般的な気分の落ちこみと『きっとまた流産する』という思いこみ」

私がこれを妻のシャノンに読んできかせたとき、シャノンは途中で何度も大きくうなずき、「そう。そう。そうなのよ」とくりかえし言った。
このふたつの研究に限界があるのは私にもわかる。いずれも扱っている患者の数が比較的少数だ。科学者たちと同様、私も、心理学用語満載の仮説には、居心地の悪さを感じる。クリニックにありがちな安っぽい壁紙やモーテルの部屋にあるような絵画が、流産するかどうかに影響を与えるとしたら、優れたインテリアデザイナーが少しいれば、悲嘆と絶望をかなり緩和できるはずだが、そんな話は聞いたことがない。そして、シャノンも私も、ストレスが彼女の四回の流産の引き金になったという考えに対しては強いいらだちを感じる。ライアンが生まれたときに、私の背中を叩いて、「きみたちもようやくリラックスできたんだね」と抜かしたばか者がほのめかしていたのは、そういう考えだ。シャノンが思いがけなくライアンを妊娠したときの私やシャノンの反応が、流産に終わったそれまでの妊娠への反応と違っていたと思わない。シャノンはリラクセーションテープを聴かなかったし、以前の妊娠で流産したことを思い出させる日が巡ってきても、自然に悲しみの感情が湧くにまかせていた。

しかし、世界屈指の反復流産クリニックを取材をしはじめると、TLCにかんする知見についての私の疑いは徐々に薄れていき、やがて完全に消えた。私は流産クリニックを訪れた人々が、親身に耳を傾ける医師や看護師に悲しい体験を語り、選択肢について論じ合うようすを目の当たりにして、達人のケアを受けられる、この人たちは運がいいなあと何度となく思った。私とシャノンは、そういうケアが存在することさえ、知らなかったのだ。シャノンに「そう。そう。そうなのよ」と言わせたすばらしい一節から私が学んだのは、流産をくりかえす女性がどんなつらい思いをするかではなく――そのことなら、身近にシャノンを見て、私はすでによく知っていた――この分野の臨床医が到達しうる洞察の深さだった。

達人のケアは偉大だ。達人のケアは数多くの構成要素からなり、それらが一緒になって、人々の満期出産を手助けする。テンダー・ラヴィング・ケアは達人のケアの一側面であり、数多くの構成要素のひとつを提供するにすぎない。それよりも重要なことは、達人のケアは、満期出産ができてもできなくても、人々が、自分たちの生殖上の可能性と限界を受容するのを手助けするということだ。流産は医学分野の中での変わり種だ。流産はありふれた健康上の状況なのに、真の専門家というものがほとんどいない。一般に、大学病院はあらゆる分野で最善の医療を提供していると考えられているが、ネット上で各大学の産婦人科サイトを回ってみるとよい。流産に触れているプログラムがある場合、「生殖内分泌学」や「不妊症」という見出しの下に出ているのがふつうだ。流産は、独立した専門分野ではなく、下位専門分野なのだ。「流産学」の学位を授与する大学はない。『流産研究』といった名前の定期刊行物はないし、毎年会合を催す「流産医学会」もない。流産ケアにかんする正式な合意もない（これとは対照的に、一九九二年米国議会は生殖補助医療技術を提供する生殖医療クリニックに、年度ごとの成功率を報告することを義務づける法案を可決した）。そういうわけで、流産患者にとって、最新の研究をよく知り、適切な判断をして、処方すべき医学的介入を慎重に決め、しかも真のＴＬＣを提供してくれる臨床医を見つけるのは至難の業だ。

科学的研究によって、愛が存在することを証明できないように、達人のケアが流産を防いだり、人々が自らの生殖上の運命を受け入れるのを手助けしたりすることの確固たる証拠を得るのはおそらく不可能だろうと私は思う。しかし、ある研究者が私に言った言葉を借りると、犬が話すのを自分の目で見たら、それを信じるのに対照群は必要ない。世界に散らばる三つの流産クリニックで、私は話す犬に相当するものを見た。

流産専門医

流産を専門とするクリニックを初めて訪れた日のことだ。私はボストンの雪を踏みしめて目的地に向かう途中で、かつてライイング・イン病院と呼ばれていた建物を通り過ぎ、次いで元の女性無料病院の中にはいっていった。この二つの場所は半世紀前、アーサー・ハーティグとジョン・ロックが先駆的な卵探《エッグハント》しを行ない、それまで撮られたことがなかった、卵管から子宮に旅する早期の胚のスナップ写真を撮った場所だ。それから私はフィアリング・リサーチ・ラボラトリーにはいった。この研究所はハーティグやロックの時代には町の反対側にあり、やがて忌まわしい運命をたどることになるスミス夫妻（オリーブとジョージ）のDES研究の本部として機能していた。さらに何度か曲がりながら廊下をたどって着いたところがダニー・シュストのオフィスだった。シュストは現在ハーバード大学医学部附属ブリガム女性病院と呼ばれているこの病院の反復流産クリニックの長である。

シュストはこの前年、長い間、流産クリニックのディレクターを務めたジョゼフ・ヒルが開業するために去ったあとを継いで三八歳で就任した。それまでに一〇年間を免疫系と妊娠の基礎研究に費やしていたが、反復流産の臨床試験を実施した経験はなかった。とはいえ、この分野の文献に精通していて、共同執筆者となった、着床研究についての優れた総説が『ニューイングランド医学雑誌』に掲載されたばかりだった。シュストは親切で面倒見がよく率直で、ときに辛辣だ。私と知り合ってまもなく彼は言った。「概して女性たちは、われわれならとても耐えられそうもない処置によく耐える」──われわれというのは男性のことだ。女性たちは子宮内視鏡検査、子宮卵管造影術、子宮内膜生検、子宮内人工授精、卵巣刺激、採卵などに耐える。「男から精液分析のためのサンプルを得るのは半年がかりだ。大した違いだね」

米国では、私立の病院や生殖医療クリニックで流産の専門家を擁しているところは多い。しかし、非営利機関として十分に態勢の整った流産クリニックをもっているのは、私の知るかぎり、ブリガム女性病院だけだ。英国ではロンドン、リヴァプール、リーズに反復流産クリニックがある。カナダでは、ヴァンクーヴァーとトロントにある。オーストラリアではメルボルンの近くの王立女性病院に、そして、その隣のニュージーランドではオークランドの国立女性病院にある。インターネットで調べて、インド、アイルランド、カタール、イスラエル、アラブ首長国連邦、クウェートの公立病院にも流産クリニックがあることがわかった。

私はジョゼフ・ヒルが退任する前に、流産クリニックの運営に経済的な旨みがないことについて、彼とかなり長く話をしたことがある。「産婦人科は、おもに処置のおかげでなりたっている」とヒルは言った。「処置は、診察室での相談よりも二、三倍割がいい。医師たちは患者の相手をしたがらない。苦労が多い割に、見返りが少ないからだ」

加えて、医師が流産を専門にする気持ちを殺《そ》ぐ非経済的な要素がある。「流産について、医師は挫折感を抱きやすい。それに、さまざまな偽科学的な要素によってどんどん複雑化している分野でもある。これは気がめいることだよ」

ブリガム女性病院の反復流産クリニックは、二回以上の流産を経験した女性を対象としている。そして、患者の大多数が最終的には満期出産する、とシュストは言う。私が会った流産治療専門家たちのほとんど全員がそうだったが、シュストも、自分は流産患者たちが好きだからこの仕事が好きなのだと言った。この点を明確にするために、彼は典型的な流産患者を、かつて研究員として勤めていた生殖医療クリニックで出会った患者たちと比較した。「生殖医療クリニックの患者には、パワーにあふれた人が多かった。子どもをもつのを長い間延ばして、ようやくその気になったのに、なかなか子どもができないという人たちだ。彼女たちはそれまでの人生でトライしたことすべてにおいて、成功を収めてきた。そして現にトライしている子どもをもつということも、天から与えられた権利だと思っているのに、なかなか実現しないので、ひどく腹を立てているというふうだった」流産患者には、そのような怒りは感じられない、とシュストは言った。流産患者は、たとえばガンの治療を受けている患者たちを思いださせるそうだ。「流産患者たちは藁にでもすがりたい気持ちになっている。できることは何でもやりたいと思っているし、そして不幸なことに、彼女らを使ってさまざまな方法を試してみたいと考える医師が現に大勢いるからだ」とシュストは言う。「私は人の心について、そして人がいかに耐え忍ぶかということについて、彼女たちから多くのことを学んだ」そして彼は、この人たちのめんどうを見るのが好きなのは、次に妊娠したときには、ほとんどの人が満期出産できるからでもあるとつけくわえた。三回の流産歴をもつ妊婦の三分の二以上が満期出産する、と数か所の流産クリニックが報告している。(3)

ブリガム女性病院には、毎年一五〇〇人の新患が来るが、治療するのはその半数にすぎない。「介入はなるべく、しっかりとしたデータのあるものに限るようにしている」とシュストは言う。患者の三分の一については、問題の特定にも至らないそうだ。

私は一日、クリニックにとどまり、シュストの影のようにつきまとった。数人の患者がシュストとのやりとりを観察することを私に許してくれた。患者たちが受けている医療が究極的に、彼女たちの夢を実現する助けになっているかどうか、私にはわからない。私はこのクリニックに――また、ほかのどのクリニックにも――評価を下すつもりはなかった。そうではなくて、ただ、それぞれのクリニックがどのように運営されているか――どんな人たちが来て、どんな質問をするのか、シュストその他の流産専門医が、たいていはうちひしがれている患者たち、さまざまな問題、さまざまな望みを抱えたこの人々をどのように扱うのか、その感じをつかみたかった。そしていま私は、流産専門の臨床医たちを間近に観察した私の文章が、助けを必要とする人たちにとって、達人のケアとはどういうものかを理解する手がかりになるように願っている。

達人のケア

最初の患者は、赤い表紙の聖書を抱えて、相談室にはいってきた。その聖書はこの場になにやら告解のような雰囲気をもたらした。彼女が自分の希望や不安について語りはじめると、その雰囲気はいっそう強まった。この三二歳の女性は古くからの患者で、ふたりの子どもをもち、カルテに残る流産を七回、自分の考えでは総計一二回の流産を経験していた。もともと子宮に中隔があって除去手術を受けており、また、血液凝固障害もあった。彼女の相談ごとを聞いてシュストは、私にはどうすることもできないと優しく言った。

この女性は最近、再婚し、新たに子どもをほしがっていた。夫はまだ、精液を検査してもらっていない、と彼女は率直に言った。「ここに来てサンプルを提出しようとしたのですが、うまくいかなくて」

子宮内膜症の苦痛がひどかったので、彼女はリュープロンを使用していた。リュープロンはゴナドトロピン放出ホルモンの働きを阻害するので、結果として、彼女の排卵は止まった。シュストは、新たに子どもをもちたいという彼女の希望と、膝の痛みと筋肉の衰え（いずれもリュープロンの副作用として知られている症状だ）の訴えを考えあわせ、論理的な結論として、リュープロンをやめることを勧めた。「まっすぐＩＶＦ（体外受精）に挑戦するのがいいと思います」とシュストは言った。

流産をくりかえす女性が体外受精を考えるとき、しばしば、滑稽に近い理不尽な可能性に悩まされる。体外受精では、そのうちのひとつが着床することを願って複数の胚を移植するが、その結果として、希望する以上の数の子どもをもつ可能性がある。この女性は、そういう成り行きになるのではないかとひどく心配していた。「私はとても信心深い家庭の出なのです」減胎手術に同意することは到底できないと彼女は言った。「もし、四人妊娠したりしたら、みんなになんと言われるか……」シュストは移植するのはおそらく、ふたつだけだろうと請けあった。すると、彼女はそのふたつの胚が分裂してふえるのではないかと尋ねた。「それは私たちが制御できることではありません」とシュストは言った。女性は聖書の上に落ち着きなく手を這わせた。

その日の二番目の患者も複雑な来歴の持ち主で、子どもがひとりいて、「治療的ターミネーション」――羊水穿刺や超音波の結果が良くない場合に選択した中絶を意味する婉曲表現だ――を二回、妊娠初期の流産を三回、経験していた。この女性はアフリカの出身で、子宮筋腫を切除したことがあり、最近の二回の月経周期において、クロミッドと人工授精を試していた。彼女もまた多胎の可能性についてひどく心配していた。「ふたりがいいんです。三人はいりません」彼女は私の方を向いて訴えるように言った。「ほしいのはあとひとりです。私には八歳の男の子がいます。私が計画していたのは、あとひとりです」

その次はスラブ系の国から来たカップルだった。三八歳の妻は娘をふたり産んだあと、流産を四回、経験していた。三回の流産のうちの一回も、核型検査の結果、トリソミーであったことがわかっていた。羊水穿刺でトリソミー（ひとつの染色体のコピーが三本あること）がわかったことによる中絶を一回、経験していた。三回の流産のうちの一回も、核型検査の結果、トリソミーであったことがわかっていた。そのため、夫婦は自分たちの遺伝子に、何か根本的な欠陥があるのではないかと考えはじめた。彼らの染色体を検査した結果、問題は何も発見されなかった。シュストは、二度にわたってトリソミーの子を妊娠する夫婦は多いが、たいていは、単に不運が続いただけのことだと言った。しかし夫婦は、到底信じられないという顔をした。

「反復流産については、さまざまな考え方があります」とシュストは説明した。「ひとつには、反復流産は、たくさんの異なる障害の最終的な結果だからです。そしてまた、反復流産をする人はたいてい、その後よい経過をたどるということもあります。この次、妊娠されたら、おそらく無事に生まれるでしょう」

「ほんとうですか？」驚きをあらわにして妻が言った。

シュストはその日何度もしたように、侵襲の度合いのもっとも小さいものからもっとも大きいものまで、受けることが可能な検査のすべてについて、注意深く、そして正確に説明し、効果が立証されていないものも含めて現在受けることの可能な、さまざまな医学的介入について教えた。そして、まず妻の血液検査と、子宮と卵管に閉塞がないか確かめるための子宮卵管造影術を受けてはどうかと提案した。

「患者に『もう子づくりはやめなさい』とおっしゃることはないんですか？」と妻が尋ねた。

「それは、患者さん本人が、何回なら、ジェットコースターに乗ってもいいと思っているかによります」とシュストは答えた。「二回試してみてやめる人もいますし、一〇回やってみる人もいます。それはとても難しい決断です。つらい決断です」

夫婦が帰ったあと、シュストはカルテに、二、三記入して、「私の勘ではあの人たちは大丈夫だと思うよ」と私に言った。

次もまた夫婦者だった。彼らは、リンパ球免疫療法その他の、子どもに対する母体の免疫反応を制御しようとする実験的治療法を長年にわたって推進してきた開業医、アラン・ビヤーに紹介状を書いてくれるよう、シュストに頼んだ。「私は自分の赤ちゃんを次々に殺しているのです」と妻は言った。

彼女は子どもをひとり産んだあと、八回の流産を経験した。夫の方が、前にジョゼフ・ヒルに会ったことがあるが、ヒルはビヤーを厳しく批判した、と打ち明けた。シュストは如才なく、ビヤーの用いる治療法の中にも患者によっては役立つものがあるかもしれませんね、と言った。「あなたがたが、それらの治療法から利益を得られるかどうかは、私にはわからないが」シュストは同情をこめた目で、夫婦をじっと見つめた。「ビヤーにもわからないと思いますよ」夫は私の方を向いてささやいた。「私は女房に言ったんです。もう二度と妊娠させるつもりはないって」

シュストの患者が妊娠して、経過が順調である場合は、彼のもとを離れて、かかりつけの産婦人科医のところにもどり、出産までの手助けをしてもらう。「さよならが言えるのは嬉しいことなんだ」とシュストは言う。

メアリー・スティーヴンソンの反復流産クリニックは、ヴァンクーヴァーのダウンタウンに程近い、くすんだ黄色の大きな建物の中にある。この建物は元は、第二次世界大戦からもどったカナダの退役軍人のための病院だった。旧退役軍人病院という背景は、反復流産クリニックにはいかにも似つかわしい。というのは、クリニックにくる女性の多くが退役軍人のような物腰をもっているからだ。ほかの人とは異なるレンズを通して世界を眺めている人たち、体験したことのない人には想像もつかない悲劇的な恐ろしい経験をしていて、それを人に語ることができないでいる人たちだからだ。この女性たちはひとり残らず、運命は自分の思うようにはならないことを、身にしみて知っている。そのことに宗教的な感慨を覚えて、超越的な存在への信仰を強めたり、昔もっていた信仰をよみがえらせたりする人たちもいる。一方、そのことに神聖さを感じるよりも、むしろ、もっぱら実存主義的に受け止めて、これが私の手の中にあるカードなのだ、精一杯うまく使おうと思い定める人たちもいる。いずれにしても、この女性たちは、心の中に悲しい叡智をはぐくんでいく——私の妻のシャノンがそうだったように。
ブリガム女性病院訪問のときと同じように、私はスティーヴンソンが患者と接するのを観察させてもらった。また、別の一日に、彼女のところに数年来通っている六人の患者のそれぞれと話をする機会も設けてもらった。スティーヴンソンの楽天的でお茶目な人柄は、患者たちの苦悩や不安を打ち消す働きをしているようだった。ある日、スティーヴンソンはオフィスの自分のデスクで、医学生のときの研修で、不育症の患者たちを受け持ったときに流産に興味をもった経緯を、私に語ってくれた。彼女は書類をいっぱい綴じこんだファイルを持ち上げてみせた。「医師からこういうファイルを渡されたの。典型的不育症患者のファイルね」眉をつりあげたり、晴れやかな微笑を浮かべたり、目をせばめたり、唇をつぼめたり、実に表情豊かな話しぶりだ。「原因が皆目わからない患者さんがとても多かったので、私はそのことに強い興味をもったの。前人未踏の新世界がそこに広がっていたんだもの」

スティーヴンソンは婦長のエドウィナ・ハーリハンとともに、私が会う患者を選んでくれた。ジャーナリストの訪問を受けると、多くの臨床医は所属機関の広報部門の助言のもとに、熱烈な賛辞とともに同じようなストーリー――打ちひしがれた患者が助けを求めると、明敏な医師が見事な診断を下し、万全の設備の整ったクリニックで最新の治療が施され、それが功を奏して患者は大喜び、といったふうな――を語る患者を選んで会わせる。スティーヴンソンとハーリハンはその種のことは一切しなかった。ふたりが私に紹介してくれた患者たちは、ふたりにとって家族のような存在であるように、私の目に映った。彼女らは何年にもわたって、このクリニックのケアを受け、スティーヴンソンをメアリーというファーストネームで呼び、エドウィナとおしゃべりするために子ども連れで立ち寄るような人たちだった。そのひとり、メアリー・スカーズガードはすでに書いたように、八回の流産の末に、中隔子宮を治す手術を受けた人だ。スティーヴンソンらを通して初めて会った日、彼女はクリストファー・ロビンの誕生を待ちわびていた。残念なことに、彼は三二週の時点で、胎内で死亡してしまうのだけれども。マリアン・アンダーソンという女性とも話をした。彼女はふたりの息子を産んだが、その間に四回流産をした。そのときに受けた診断は黄体機能不全と抗リン脂質抗体症候群だった。非常にさまざまな治療を受けたが、そのどれが効いたのかは誰にもわからない。私が会ったそのほかの人たちもみな、同様に複雑に入り組んだ生殖史と個人史をもっていて、それらは流産という問題の複雑さを如実に示していた。いまだ暗闇の中でトライを続けている人もいた。

その日、私はまず、隣接している病院の建物に歩いていき、患者用のラウンジで待っているジャネットと夫のデニスに会った。当時、ジャネットは妊娠三二週だった。三週間前の定期健診で、子宮口が開大しはじめていることがわかって入院したのだ。子宮口の開大は分娩の始まる兆候だ。臥床安静が早すぎる分娩を防ぐ手段として有効であるとは、正式に立証されていない。しかし、三五歳のジャネットと三三歳のデニスがためらうことなく、自宅にいる気楽さを諦めて、プライバシーのない生活と病院の給食と身体機能に対する絶え間ない監視を選んだ理由を、私はほどなく理解した。

ジャネットが四回の流産のあと、スティーヴンソンのクリニックに通いはじめたのは一九九八年の一〇月だった。「『方針を決める前に、まず何が問題なのか調べましょう。原因をつきとめましょう』とメアリーに言われて、すごくほっとしたわ」と、車椅子にすわったジャネットは回想した。デニスはどう考えたらよいのかわからなかったが、男にありがちな単純さから、自分たちの問題は「簡単に解決できるだろう」と思っていたという。子宮内視鏡検査で、ジャネットは、単角子宮であることがわかった。しかしスティーヴンソンは手術の必要を認めなかった（このミューラー管の異常は、早産と強い関連性がある）。翌年の一九九九年、なかなか妊娠できなかったジャネットはクロミッドを服用し、たちまち妊娠した——そしてたちまち流産した。ジャネットは当時の日記を開いて私に、ある文章を読み聞かせた。「何を頼ったらいいのか、全然わからない」二〇〇〇年、ジャネットはまた妊娠初期の流産をした。これで、彼女が経験した流産は総計、六回になった。「これは私の母にとってとても辛いことだったの。母自身、子どもが産めなかったから」ジャネットは養女だったのだ。

子宮内膜生検の結果、黄体機能不全が疑われ、ジャネットはプロゲステロン剤を飲みはじめた。以前抗リン脂質抗体症候群の検査を受けたことがあり、陰性とみなされたが、改めてその結果を調べなおすと、抗リン脂質抗体症候群の原因となる、あるタイプの抗体について強い陽性を示していたことがわかった。ジャネットはヘパリンの注射と低用量アスピリンの服用を開始した。そして、二〇〇〇年一二月に始まった妊娠は、痙攣性の痛み以外にはとりたてて問題なく、妊娠初期の経過は順調に見えた。「魔法に護られているかのようだった」とデニスは言う。しかし、超音波画像で、その女の胎児の後頸部が分厚くなっているのがわかった。ダウン症を示す指標だ。重大な心臓の欠損も見つかった。この悲劇的状況に、スティーヴンソンもショックを受けた。「今回は何もかも順調に見えたのに。こんなことはまったく予想していなかったわ」とスティーヴンソンはジャネットに言った。スティーヴンソンはジャネットの同意を得て、二一週でその妊娠を終わらせた。胎児は確かに二一番染色体のトリソミーをもっていた。「私たちふたりとも、ひどくうちのめされたわ」とジェネットは回想した。「こんなばかなことがあっていいのか、ひどすぎる、と言い合ったよ」とデニスも言った。「何も子どもをもつことだけが人生じゃないと自分に言い聞かせた」夫婦はいまも、その赤ん坊の遺骨を小さな袋に入れて、ドレッサーの引き出しに収めている。

夫婦は養子をとる道を探りはじめた。南米にひとつ、可能性のありそうな話があって、夫婦は期待したが、結局、深刻な法律問題に直面して、希望を失った。ジャネットはクロミッド、ヘパリン、アスピリン、プロゲステロンを再開し、二〇〇一年の秋、妊娠した。八回目の妊娠だ。「考えるのはやめようと思っても、不安がふくれあがるのをどうすることもできなかった」超音波では心拍が確認できなかった。「メアリーは言葉を失ったわ」とジャネット。このとき初めて、流産物の核型検査を行ない、染色体は正常だという結果が出た。「これでおしまいにしよう、とみんな心の中で思った」とデニスは言う。

二〇〇二年春、医学的介入もなく、計画もせずに、ジャネットは九回目の妊娠をし、早い時期に流産した。「無謀だったわ」とジャネットは言う。流産を九回も経験すると、子どもをつくるというプロセスに対する見方がすっかり変わる。

養子斡旋業者が電話をしてきて、子どもが生まれたら養子に出したいと思っている妊婦がいると言った。養子をもらうとしたら三万ドルかかる。それにまず、ジャネットとデニスがロサンジェルスのホテルで、産みの母になる女性に会わねばならなかった。夫婦はロサンジェルスに出向いてホテルにチェックインした。隣の部屋にその女性がいた。会う直前になって、ジャネットはこの話を打ち切ることに決めた。「不確定要素が多すぎたわ」と彼女は言う。「その女性は四回流産していて、そのとき、妊娠四か月だったの。同じように流産を経験している女性として、こんな賭けはできないと思った」

夫婦はスティーヴンソンのところに戻った。スティーヴンソンはジャネットの健康を考えて、トライするのはあと一度だけ、それも三六歳になる前に妊娠出産を済ませられるようにしよう、と言った。二、三か月して、ジャネットは妊娠し、毎週超音波を撮った。毎回、スキャナーで体のすべての器官を調べてほしいと彼女は頼んだ。「順調なのが当然とは思えず、いちいち確かめずにはいられなかったの」とジャネットは言う。スティーヴンソンはジェネットがこの妊娠で初めて、重いつわりを示したことを覚えている。「吐きながらとても嬉しそうだったわ」とスティーヴンソンは私に言った。

別れる前にジャネットは、きのう初めて気持ちが楽になって、何もかもうまくいくという気がしてきた、と私に言った（事実、何もかもうまくいき、私と会った一か月後、ジャネットは健康な男児を産んだ）。

流産クリニックにもどった私は、四五歳のケイティーとその夫で四一歳のデイヴィッドに会った。ケイティーは最初の結婚で二児をもうけたが、デイヴィッドと再婚してから、三度流産していた。そのうちの一回は核型が異常で、それがきっかけとなって、夫婦はスティーヴンソンに助けを求めたのだった。六年前のことだった。ケイティーはクリニックの自助グループの集まりにも参加しはじめたが、なじめなかった。「ほかの女の人たちから孤立してしまったの。だって、みんな、いいわね、あなたは二人も子どもがいてって感じだったから」

血液検査からはいかなる異常も発見されなかった。スティーヴンソンはこれ以上の検査をする必要はないだろうと言った。ケイティーはまた妊娠し、初期に流産した。このときも核型異常だった。

「流産がなぜ起こったか知って、気が楽になったわ。その子は生きられなかったのだと理解できたし、自分たちは精一杯のことをしたと思えたから」とケイティーは言う。二度起こった核型異常は、おそらくケイティー自身には根本的な流産原因はない、ということを示す証拠でもあった。

ケイティーは低用量アスピリンを飲みはじめ、翌年の一九九九年に、健康な女児を産んだ。このクリニックに来て女児を得たカップルの多くがするように、ケイティーとデイヴィッドも、子どものミドルネームをメアリーにした。「スティーンヴンソン先生のケアを受けていなかったら、この子はいなかったと思うわ」とケイティーは言う。

ケイティーは二〇〇〇年に、二度、妊娠初期の流産を経験した。いずれも異常な核型だった。翌年、ケイティーはさらに二度、流産した。流産物のサンプルから核型が判定できたのは、そのうちの一度だけだったが、これもまた、染色体に異常が見られた――染色体異常は、これで五度目だった。「もし、ケイティーが流産物の染色体を調べない医療機関にかかっていたら、ありとあらゆる検査を受けさせられていたでしょうね」とスティーヴンソンは私に言った。

ケイティーは、四五歳で子どもが三人いるのに、わざわざ反復流産クリニックに助けを求めるほど四番目が欲しい理由を率直に語ってくれた。ケイティーにもデイヴィッドにも親兄弟がおらず、ケイティーの上の子どもたちは、デイヴィッドとの間の娘とは年が離れていて一緒には育たなかった。「娘にきょうだいを与えてやりたいの」とケイティーは言った。「それに私自身の中にも、もうひとり子どもがほしいという切実な思いがあるの。それを押さえこむことはできそうにないわ」ケイティーは「生殖可能年齢層の終わり」の年齢だったが、排卵しつづけていた。しかし卵胞刺激ホルモンのレベルは急上昇しており、閉経期の始まりを告げていた。「私たちはまだ希望があると考えているの」

とケイティーは言う。「メアリーがもうやる価値がないと判断したら、そのときは、私もこの夢を捨てなくてはならないけれど」

ケイティーは娘の体に両腕を回した。この小さな女の子はさっきから私たちが話をしている部屋を出たりはいったりしていて、父親がそのあとを追っていた。「メアリーは人柄と、お医者さんとしての力量の両方で、患者の気持ちを楽にしてくれるの」とケイティーは言う。「決して、お砂糖をまぶしたような口あたりのよい言い方はしないわ。この子のときも、すごく慎重な物言いだったわ」ケイティーは娘をぎゅっと抱きしめた。「メアリーは私たちに新しい命への希望を与えてくれるの。頭がどうかしていると思われてもしかたがないけれど、これからもがんばるわ」


スティーヴンソンのもとには毎年、四〇〇人の新患が来る。彼女はそのひとりと初めて話す場に私を立ち合わせてくれた。その患者は二九歳で、原因不明の流産を二回経験していた。「ウンチまみれのおむつが欲しいんです。泣き喚く子どもが欲しいんです」と彼女は言った。スティーヴンソンは緑色のゴムサックをはめた指で、書類のページをめくり、流産のさまざまな原因と医学的介入についていねいに説明して「もう一度トライしてごらんなさい。注意深く見守ってあげますから」と締めくくった。「妊娠したら、いらっしゃい」

私はその女性がテーブル越しにスティーヴンソンに飛びつき、キスするかと思った。

「ゆうべは、『あなたにはどこにも悪いところはないわ。早く出ていってちょうだい。私の時間をむだにしないで』と言われますようにと、祈っていたんです」

「あら、時間のむだだなんてとんでもないわ」とスティーヴンソンは言った。

女性は、私が妊娠したら、きっとご迷惑をかけることになると思うと警告した。「毎日、電話しますよ。電話帳にお名前が出てないといいんだけど。もし出ていたら、きっとご自宅まで押しかけるに違いないから」スティーヴンソンは眉を吊り上げ、唇をすぼめてみせてから、大丈夫、そんなことにはならないわ、というように微笑した。

二〇〇四年の二月にヴァンクーヴァーを去り、シカゴ大学で新しいクリニックを始める予定だと話すスティーヴンソンに私は、テンダー・ラヴィング・ケアをどう思いますか、と尋ねた。「そのフレーズは大嫌いなの」とスティーヴンソンは答えた。だが、彼女は自分のクリニックが確かに、女性が満期出産にこぎつけるための助けとなる、数量化できない何かを提供していると考えている。「それは、状態をきちんと把握することと、患者が自分の気持ちをコントロールできるように手助けすることよ」とスティーヴンソンは言う。「つまり、毎日、看護師に電話したくなってもいいと感じられるようにしてあげること」


一九三八年四月二七日、バッキンガム宮殿の近衛騎馬隊の四人の隊員が、厩に緑色の尾をもつ馬がいると言って、一四歳の少女を宿舎に誘いこみ、輪姦した。ひと月後、少女は両親に連れられて医者に行き、妊娠判定検査を受けた。結果は陽性だった。医師は、その子が将来、英国の首相になる可能性もあると言い、また、「男が何かするときは、女が誘っているのだ」と言って、中絶手術をすることを拒んだ。ロンドンのセントメアリー病院——この一〇年前、アレクサンダー・フレミングのペニシリン発見の舞台となった病院だ——の高名な産婦人科医、アレック・ウィリアム・ボーンは事情を知って、(4)少女に会うことに同意した。そして二、三日少女を観察したのち、出産によって「心の傷」が生じる恐れがあり、そうなれば、「一生治らない神経症にかかって、それが原因で二次的な体の病気が起こるだろう」と結論づけた。

ボーンが中絶手術を行なった日の夜、警官がセントメアリー病院に来た（ボーン自身が通報したのかもしれない。ボーンは中絶法改正協会に属しており、裁判所と対決するための訴訟を求めていた）。警官は中絶手術をするなとボーンに警告した。ボーンは自分の患者にとって何が最善のケアであるかについて指図を受けるのは非常に不快だと述べ、いずれにせよ、中絶手術はすでに行なった、逮捕する正当な理由があると考えるなら逮捕すればよいと言った。ボーンはほどなく告発され、ボーンに終身刑が宣告される可能性をはらんだ、この裁判は非常に有名になった。陪審はボーンに対して無罪の評決を下し、この法律的決定は、その後、四〇年の間、妊娠によって女性の身体的あるいは精神的健康が危険にさらされると判断した場合には中絶を辞さない英国人医師たちを護った。

私がこの話を思い出したのは、この話が流産と中絶との奇妙な重なりあいを示しているからだ。今日、セントメアリー病院は世界最大の反復流産クリニックであり、毎年二〇〇〇人もの新患が訪れる。レスリー・レーガンのオフィスとラボはこの病院のミント・ウィング（パディントン駅に隣接する薄汚れた茶色の煉瓦の建物）にある。ここはもともと厩として造られたので、馬を二階に連れていくための傾斜路が、いまも構造に残っている。

レーガンは常に小走りで移動する。ひっきりなしに現れて彼女の時間を要求する人々に対して常に丁寧に応対しているものの、舌鋒は鋭い。とはいえ、思いやりが深く誠実な人でもあり、仕事に心血を注いでいる。レーガンのオフィスの壁には人柄をしのばせる標語がいくつも張られている。そのひとつ。「私は五一％の甘ちゃんと、四九％の意地悪女でできています。図に乗るんじゃないわよ！」ジョン・F・ケネディーの有名な警句をほんの少し変えたものもある。「私は自分の敵を許すが、名前は忘れない」そして、反復流産クリニックの患者と医師にとりわけふさわしく思われるサミュエル・ベケットのアドバイス。「それがどうしたっていうんだ。またトライして、また失敗すればよい。次はより上手に失敗しよう」

一九八〇年代前半、レーガンはケンブリッジ大学の附属病院に勤務していて、流産をした患者に大勢出会った。「みんな同じ質問をしたわ。『どうしてこうなったんでしょう』って」とレーガンは私に言った。「自然の働きです」とか「染色体異常です」といったお定まりの答えが、ほとんどの人にとって慰めにならないことに、レーガンはすぐに気づいた。「カップルの知的レベルとは関係なく、そういう答えでは納得できないのよ」レーガンは流産を引き起こす可能性のある免疫上の問題を研究し――結局、そのどれも棄てなくてはならなかったが――一九九〇年代にはいると、反復流産を専門的に研究するようになった。そして優れた論文を次々に発表し、厳密にデザインされた臨床試験を行なって、一九九〇年代が終わるころには、この問題の世界的権威のひとりになっていた。レーガンは私のお気に入りの一般向けの流産読本、『流産についてすべての女性が知っていなくてはならないこと――積極的な新アプローチ』の著者でもある。そしてまた英国のテレビ局、チャンネル4に九か月間、クリニック内での撮影を許し、比類ない二時間ドキュメンタリー『生きつづけること――流産の物語』の制作に寄与した。

メアリー・スティーヴンソンやダニー・シュストと違って、レーガンは大勢の流産専門家たちと組んで仕事をしている。このクリニックが非常に多くの患者の面倒を見ることができる理由はそこにある。二〇〇三年七月、私は一週間を費やして、レーガンと同僚たちの仕事ぶりを観察した。彼らは、三回以上の流産を経験した女性のためのクリニック、妊娠初期の患者のためのクリニック、「卒業生」たちを妊娠中期から出産まで支援する出生前クリニックを運営している。医師たちのうち数人はラボにも勤務している。また、全員がここで生み出される多くの論文の執筆に協力している。それらの論文のひとつは、テンダー・ラヴィング・ケア理論を支持する一九九七年の論文だ。(5) 支援ケアを受けた一六〇人の妊婦の七四%が満期出産したのに対して、特別のケアを受けなかった四一人の満期出産率は四九%だったというものだ。

反復流産クリニックと妊娠初期クリニックの運営を担当しているのは、国際色豊かな医師たちのチームだ。サファー・エル・ガダルはスーダンで育った。メイ・バッコスはイラク、ラージ・レイはガイアナ、ジャン・ブローセンズはベルギーだ。同じように患者たちのバックグラウンドも多様だ。待合室に置かれたパンフレットには、さまざまな検査や処置が、広東語、ベンガル語、パンジャビー語、ウルドゥー語、グジャラート語などさまざまな言語で説明されている。ある日、朝一番の患者たちを観察しようと待合室にいた私は、サリーをまとい、額に赤い点をつけたインド女性、派手な布を頭に巻いたアフリカ女性、そしてフーリガンっぽい夫をともなった金髪のイギリス女性という取り合わせに目をみはった。

医師たちが患者と会う診察室がいくつもあって、いずれも壁に時計がかかっている。だが、私がクリニックを訪れたとき、時計はみんな狂っていて、ふたつとして同じ時間を示しているものはなかった。反復流産の世界では、時計は非常に重要だ。だが、それはグリニッジ天文台に合わせて分や時間を刻む時計のことではない。重要なのは、生物学的時計だ。卵巣周期や、卵の枯渇という冷厳な事実が時間の意味を決める。

レーガンはその日の最初の患者のために診察室のドアをあける前に、実は自分も子どもをもつのを延ばしていて、一〇年前三七歳のときに初めて妊娠したのだ、と私に打ち明けた。「スタートがすごく遅かったの」と言って、身をもって経験した流産という悪魔との格闘を物語ってくれた。

妊娠六週のときに、レーガンは二十数人の研究者たちとともに、王立医学会の会合に出た。「突然、何かが脚を伝って垂れてくるのを感じたの」とレーガンは言う。「最悪の状況だったわ。気持ちの半分では助けを求めかった。でも、あとの半分では誰にも感づかれたくなかったの」レーガンは怖くて立ち上がれなかった。ほかの人にはわからないように、自分以外にひとりだけいた女性参加者と話をして、タオルをもってきてもらい、それをまとって車で帰宅した。「流産したのだという確信があったわ」

かかりつけの産婦人科医に電話をすると、明日——土曜日だった——来るようにと言われた。「行ってもむだだと思ったけど、一応行ってみたの」結論から言うと、レーガンはふたごの女の子を満期出産した。もともとは三つ子で、三人目の子を失ったときに、あの出血が起こったのではないかとレーガンは考えている（多胎児は往々にして、妊娠初期に「消失」する）[6]。「出血している人にはすごく同情しちゃうわ。だって、出血しているときは、起こっていることをコントロールすることができないから、自分の感情もコントロールできないんだもの」とレーガンは私に言った。

　夫婦者が診察室にはいってきた。レーガンは彼らを私に引き合わせた。「こちらの女性は若さ四一歳です」その女性は間欠的に、卵胞刺激ホルモン（ＦＳＨ）のレベルが高くなる。生理不順であることと考え合わせると、卵が減ってきているのだと思われた。六回流産したことがあり、クロミッドから体外受精まであらゆることを試した。レーガンはクロミッドをもう一度試してみることを提案し、ただし多胎になるかもしれないとつけ加えた。「問題はそういうことじゃなくて」とその女性は言った。「流産をなんとかしたいんです」

　レーガンは根気強く、もう少しはっきりとした説明を試みた。「現在は、妊娠するとは思えない状態なのです。排卵がないのだから。それに、いろいろなホルモンの調整をしないと、胚ができても着床しないでしょう」

　ふたりは、女性が受けたさまざまな検査について話した。話は行きつもどりつした。レーガンは終始、どういうふうに事を進めたいか、自分自身決断を下すことの大切さを強調しつづけた。やがて、わずかに苛立ちの色を見せて、レーガンは話の核心に迫った。「あなたにはあまり時間が残っていません。一二月にまたこの話をもっくり返したときに、ＦＳＨのレベルが上がりっぱなしになっている、なんてことになってほしくありません。『どうして教えてくれなかったんですか』と言われても困ります。こういうことは、大方は当てずっぽうなのです。卵巣の中にはいって卵の状態を見るわけにはいきませんから。もし私が、次の妊娠が順調に行くかどうかわかるテストを考案したら、ノーベル賞をもらえるか、大金持ちになるかですよ」レーガンはクロミッドの服用を無理強いするつもりはないが、考えてみてほしいと言って面接を打ち切った。

夫婦が部屋を出ていくと、レーガンは首をふった。「ぜひ、力になってあげたいのになあ。どうもあの人たちはお互いに対して冷淡なようね。あのご亭主も状況がよくわかっているはずなのに。彼女とこういう話をするのは三度目か四度目なのよ」

次にはいってきたのは、三回の流産を経験し、一年前にこのクリニックの門を叩いた三五歳の女性だった。徹底的な検査によって、抗リン脂質抗体のレベルが高いことがわかったので、女性は過去一〇か月、ヘパリンを注射し、アスピリンを飲んでいるが、いまのところ妊娠の兆候はない。「体外受精を試すか、排卵する卵をふやすかしたいんです」と女性は言った。彼女は髪を三つ編みにしていて年齢より若く見える。レーガンは、英国の国営医療制度の規則では三年間の不妊期間を経ないと、IVF専門家に診てもらえない、ということを説明した。プライベート医療では三〇〇〇ポンド（約五五〇〇ドル）かかる。

「三〇〇〇ポンドならもっています」と女性は言った。

「あと三、四か月は何もしないことをお勧めするわ」とレーガンは言った。「なぜ流産が起こるかについては診断がついているのだから。体外受精を受けるべきだと考える根拠は何もないわ」

ふたりは抗リン脂質抗体について、さらに細かい話をした。それからレーガンは、どうしたいか決まったかと尋ねた。

「ええ。一二月にまた来ます」

「それでいいのね？」

「ほんとうはもっと早いほうがよかったのだけど」と女性は答えた。

「自分の体を粗末にしてはいけないわ」とレーガンは言った。

ＴＬＣにはさまざまな風合いのものがあるようだ——タフなテンダー・ラヴィング・ケアも含めて。


私はラージ・レイのようすを見に行った。彼はゆったりとした物腰でＴＬＣを提供する。ひとりひとりの患者に割り当てられる時間はごく短いが、患者は世界中のすべての時間を彼と共にしている気持ちになる。私が診察室にはいっていくと、彼はひとりで、三三歳の女性のカルテを熟読していた。この女性の状況は、朝、レーガンが会った女性たちよりは幸せだが、症例としてはそれなりに複雑だ。彼女は三回の流産のあと抗リン脂質抗体症候群の診断を受け、現在は妊娠六週だ。通常ならアスピリンとヘパリン注射を処方するケースだが、彼女は癲癇と脳動脈瘤をもっている。動脈瘤というのは、血管壁が弱くなっているために、動脈が風船のように膨らむことだ。「この場合、ヘパリンが安全だとは誰も言わないだろうなあ」とレイは私に言った。血をさらさらにするヘパリンの特性が、彼女には重大な害を及ぼしかねないのだ。

その女性がパートナーをうしろに従えてはいってきた。そしてすぐにハンドバッグからアスピリンのビンを取り出した。

「誰の指示で飲みはじめたのですか？」レイは尋ねた。

「自分で考えて」と彼女は答えた。

それから彼女は葉酸のビンと妊婦用ビタミン剤のビンを取り出した。レイは微笑を浮かべてうなずいた。

レイは説明をはじめた。このクリニックの研究によると、アスピリンだけを飲んでいる抗リン脂質抗体症候群の女性の成功率は四〇％で、何も飲んでいない抗リン脂質抗体症候群の女性の成功率の四倍だ。アスピリンとヘパリンを併用した場合、成効率は七〇％になる。「けれど、あなたの場合は、リスクと利益のバランスをよく考えなくてはいけません」と彼は言った。「あなたの場合のリスクは、血管が破裂することです」

そう聞かされても、女性は動じなかった。彼女は去年、血管造影図を撮ってもらったところ、動脈瘤が自然に消えていたのだと話した。

レイの顔から翳りが去った。「ああ、それは良かった。治療がずっと容易になる」とレイは言った。「まず、ヘパリンを始めましょう。今日からでも始められますよ」ヘパリンは着床を助けるらしい、と彼は説明した。ただ、既往を考慮して、二四週でやめるのがいいでしょう、と彼は言った。そのころには着床のプロセスが終わっているからだ。

女性はため息をついた。

「ここまでのところは、おわかりですね？」レイは尋ねた。

「はい。すみません。ちょっとぴりぴりしていて」女性は答えた。

「大切なことは計画をたてることです。でも、計画は臨機応変に変えていいのです」レイは言った。

「何か、してはいけないことがありますか？　あんまり動き回ってはいけない、とか？」

「ずっとベッドに横たわっていてはいけません」レイは答えた。「偽りの希望を抱くもとになりますから」

「楽観しすぎるのはいけないという人もありますね」と女性は言った。

「肝心なことは、おふたりが支えあうことです」

「私たち、昨年はずいぶん大変な試練をくぐりぬけました」と言って、女性は泣きだした。

パートナーが女性の膝頭をなでた。「それによって、私たちは強くなったと思わないかい？」

「ちょっとショックだったんです」女性は涙をぬぐった。「ここにうかがうつもりになったのは、なかなか妊娠できなかったからなのに」

「きっとうまく行きますよ」とレイ。

「以前は流産する夢を見たものです。妊娠するたびに必ず」と女性は言った。「でも今回はいまのところ見ていません」

レイは微笑を浮かべて、すすり泣く彼女を見つめた。

「嬉しいんです、もちろん」彼女は言った。「取り乱してごめんなさい」

「今日はこの後どうしますか」レイは尋ねた。

「きっと、ひたすら動揺しています」

私がレイの診察室で見た最後の患者は一七回の流産と一回の子宮外妊娠を経験した三八歳の女性で、夫を伴っていた。夫は沖仲仕風の荒々しい風貌ながら、流産の苦しみを知り尽くした人に特有の優しい物腰をもっていた。

「おれたちの人生の物語を書くには、インクがいくらあっても足りないよ」メモをとりはじめた私に、女性の夫が言った。

レイは女性のカルテを見直し、切除できる瘢痕が見つかるかもしれないから子宮内視鏡検査を受けてはどうかと提案した。

「代理母出産を考えているのですが」と女性は言った。

「きみが本心から納得してのことならよいけれども」と夫が言った。

レイは年齢から考えて、卵の質が悪くなってきているだろうから、ほかの女性に卵を提供してもらったほうが、成功率が高まるかもしれない、と言った。

「その場合は、私の赤ちゃんじゃないんですね」と女性が言った。

「遺伝的にはね」とレイ。

「だったらやめておきます」女性はきっぱりと言った。

「あらゆる選択肢を検討してみましょう」レイは言った。「でも、自分の卵を使うと、卵に問題がある場合もあるのです」レイはおそらくあなた方には役に立たないだろうが、と前置きして、着床前診断について説明した。これは体外受精の際に用いられる比較的新しい技術だ。胚が約八細胞の段階になったとき、細胞をひとつ採り、染色体を調べる。そして染色体が正常な胚だけを母体内に移植する。

けれども、たとえば子宮内膜にも問題があるような場合には、着床前診断は役に立たないだろう、とレイは説明し、養子をとることも検討してはどうかと言った。

「つまり、女房の卵ではどうにもならない、と。そういうことですね？」

レイは落ち着いて、流産の原因になる要素を列挙し、さらに言葉を続けた。あなたの既往と年齢を考えると……。

女性がレイの言葉をさえぎった。「どうして私は、いつも一二週ないし一四週まではいくのに、そのあと流産してしまうのでしょうね？」その声には切実な響きがあった。

「人生というのはそういうもんなんだろう」と夫が言った。

レイは着床とはどういうことかご存じですか、とふたりに尋ねた。ふたりが声をそろえて「いいえ」と答えると、レイは図まで描いて、長々と生物学的説明をした。そして、「あなたの場合については、はっきりしたことは何もわからないのです」と言った。

それからレイは夫婦に、卵子提供を受けることも含めて、さまざまな選択肢をじっくり検討してほしいと言った。「親というのは誰のことでしょう？」と彼は言った。「生物学的情報を伝えた人でしょうか？　それとも実際に子どもの世話をする人でしょうか？　二〇分やそこらでは議論できない問題です」

「私たちは一九年かけてそのことを話し合ってきました」と女性が言った。

それから三人は代理母出産について話した。この話題はレイの言葉を借りると「地雷原」のようなものだ。

「つまり俺たちが自分たちの子どもをもつために、先生にできることはもう何もないということですね？」と夫が言った。

「おっしゃるとおりです」とレイが言った。

「もし先生が、俺たちの立場だったら、どうしますか？」

「代理母出産というのは、個人的には、好きじゃありません」とレイは答えた。「生殖補助医療というものは《ビジネス》……」と言いかけると、夫がさえぎった。

「あいつらはみんな泥棒だってことですね」

レイは黙りこんだ。夫はその沈黙を満たそうとするかのように、妻が初めて流産したときのことを語った。「ある夜、テレビを見ていたら、女房が流産したんです。だのに俺ときたら、『医者に行くのは、この番組が終わってからにしよう』とホザいたんですよ。どうしようもない馬鹿だよねえ」

夫婦は礼を言って立ち上がった。部屋を出て行く前に、涙目になった妻が言った。「とてもがっかりしました」


翌日、私は妊娠初期クリニックを訪れた。ここの雰囲気も不安に満ちていた。しかし当然のことながら、妊娠できるかどうかについての不安から、妊娠を維持できるかどうかについての不安へと質が変わっていた。私はサファー・エル・ガダルの傍らにすわり、彼女が次から次へと患者たちをさばくのを観察した。患者たちは胎児がダウン症のような成育可能な遺伝子異常をもっているリスクを知るための手助けを求めていた。エル・ガダルはスティーヴン・キングの愛読者で、屈託のない大声で笑い、ひとりひとりの患者と丁寧に向かいあい、専門用語抜きで話をする。リスク比のような奇妙な響きの概念を明快な日常語に翻訳するのは、エル・ガダルにとって何の造作もないことのようだ。

妊娠初期には、さまざまな血液検査によって、染色体の異常やその他の異常の可能性を示すタンパク質やホルモンを検出することができる。これらのマーカーと、超音波画像による胎児のうなじの皮下組織の分厚さ（後頸部肥厚）の測定値とを考え合わせることで、ダウン症を九〇％予測することができる。異常は母親の年齢とともに増加するので、いまではどこのクリニックも、カップルがリスクを判断するのを手助けする際に、これらの要素を考慮に入れるのが常だ。これらはいずれも、絨毛採取法や羊水穿刺のように一〇〇％近い予測力をもつものではない反面、それらの侵襲的処置とは違って、流産を引きこすリスクがない。侵襲的処置による流産リスクは一％以下にすぎないが、シャノンを含め、流産をくりかえした女性の多くが、胎児を直接的に検査する方法を避けて、間接的に異常を察知するマーカーに頼るのは無理からぬことだ。「検査の結果がシロならほっとするけれど、灰色のときは厄介なものです」エル・ガダルは、二四七分の一の確率で胎児に異常があるという結果を得た三八歳の女性に言った。

その次に診察室にはいってきたのは三九歳の女性だった。抱きついてきた二歳の息子の爪が目にはいって、眼球に傷がついたのだという。「小さい子の母親には、フルヘルメットが必需品ね」と軽口を叩きながらも、彼女は医師に処方された抗生物質の目薬のことをひどく気に病み、おなかのなかにいる一二週の胎児に害がないということをエル・ガダルに請けあってほしいと願っていた。

「心配ないわ」とエル・ガダルは言い、もっと後の時期だったら、その種の目薬の使用は避けたほうがよいけれども、とつけ加えた。

「ああ、よかった」と女性は言った。

その女性は七年前、嚢胞のために、片方の卵管の摘出手術を受けていた。その後、同じ年のうちに、流産を三回経験して、彼女も夫も子どもをもつことを断念した。「犬をたくさん飼って、スコットランドの真ん中で民宿をやることにしたの」と彼女は言う。だが、ホームドクターの紹介で訪れたセントメアリー病院流産クリニックで検査を受け、抗リン脂質抗体症候群と診断されて、彼女はもう一度トライしてみようという気になった。「この前の妊娠のときには、しょっちゅうここに来ていたの」と彼女は私に言った。「スタッフの一員みたいだったわ」彼女は息子が無事に生まれたのはここのケアのおかげだと信じている。「それがなかったら、この子は私たちのところに来なかったわ」わかりきったことだという口調だった。

「で、いま、犬は飼っているの？」とエル・ガダルが尋ねた。

「そんなこと、無理無理」と女性は答え、エル・ガダルとふたり、声をあげて笑った。

私はそれからメイ・バッコスのところで午後の残りを過ごした。
二、三日前、私はバッコスに、医師にとって流産をくりかえした女性のためのクリニックで働くのはどういう感じがするか尋ねた。「流産というつらい体験をした人ばかりを相手にするのだから、医師にも重圧がかかるわ。休日には一日、ぼうっとしているの。でも、うまく出産までこぎつけて、患者さんが大喜びすると、私たちも報われた気持ちになる」

バッコスは妊娠初期クリニックで、流産が起こったと患者に告げなければならないことがしばしばある。だが幸い、この日はなかった。「ありがたいこと！」と彼女は言った。

バッコスは落ち着いた態度で患者に接する。だが、私はこの日の最後に、見るからに教育ありげな患者とそのパートナーによって、彼女が厳しい試練を課せられるのを目にした。そのカップルはふたりとも、西洋医学とそれを提供する医師たちに強い不信感をもっていた。

「妊娠なさってますよ。おめでとう」バッコスは愛想よく言った。

「四四なんですよ、私。おめでとうというのはちょっと見当違いかも」と女性は答えた。

「心拍がありますよ」バッコスは明るく言った。「よかったですね」

この女性は抗リン脂質抗体症候群にかかっていたが、ヘパリンの注射を受ける気はまったくないと断言した。彼女は抗リン脂質抗体症候群の診断を得てから、食生活を変えた。おもに生野菜と果実を食べ、タンパク質は魚から摂り、血液をさらさらにするためにニンニクを食べ、数種のビタミン剤を飲んでいた。「ここで何度も長時間、話し合いをした末に、ヘパリンは使わないと決め、子づくりの努力をやめました」と女性は言葉を続けた。「この妊娠は予定外です。いったいどうしたらいいのか、私たちはジレンマに悩んでいます」女性は、ヘパリン療法を受けた知人の子どもが小さく生まれて、いまも発育がよくないと説明した。また、彼女はヘパリンが自分にどういう作用を及ぼすか懸念を抱いていた。「とても心配なんです」と彼女は言った。ヘパリンを使っていたら、自動車事故にあったときに、ヘパリンが体から排出されてからでないと、手術が受けられないのではないか？　ヘパリンを使っていると帝王切開しなければいけなくなり、自分の理想とする「ちゃんとしたお産」ができなくなるのではないか?

バッコスは黙っていた。

「不安なことがたくさんあるんです」と女性は言った。明らかに興奮しているようだった。

バッコスはようやく口を開いて、「ヘパリンについて話し合いたいですか?」と尋ねた。

バッコスはヘパリン分子のサイズでは胎児に移動することができないことを説明し、ヘパリンがお産の邪魔をするという考えを退けた。そして、抗リン脂質抗体症候群を治療しないでいると赤ん坊が低体重になるリスクが増すことを強調した。七〇〇人の女性にヘパリンを処方してきたが、ヘパリンが危険なほど血液をさらさらにする例は見たことがない、ということも告げた。そして「あなたのジレンマはよくわかるし、これからあなたが体験しなくてはならないことの大変さもわかります。もっとも、あなたの場合、抗リン脂質抗体によるリスクよりも染色体異常のリスクの方が大きそうですね」と言った。

バッコスはアスピリンだけを摂取したらどうかと提案した。ここでの研究で、アスピリン単独でも、抗リン脂質抗体の女性の流産率が九〇%から六〇%に下がることがわかっている。

「薬を摂取するのがとてもいやなんです」と女性は答えた。

「この妊娠がうまく出産にこぎつけたら、嬉しいでしょう?」とバッコスは尋ねた。

「もちろんです」と男性が答えた。

女性も同意した。「私たちがヘパリンを使わないことに決めても、私たちを支えてくれますか?」と彼女は尋ねた。

「もちろんです。私たちはあなたがたを支えます」とバッコス。「出産までずっと。ヘパリンを押しつけるつもりはありません。ヘパリンのことはゆっくり考えるとして、とりあえずアスピリンだけ飲んだらどうでしょう?」

女性は泣きだした。「この二〇年間、体の中に薬を入れたことはありません」と彼女は言った。

バッコスは血液サンプルをトロンボエラストグラフィーで調べてもらうことを勧めた。もしかすると抗リン脂質抗体だけが問題なのではないかもしれない、とバッコスは説明した。まだ、この考えは実験的な段階にすぎなかったが、このクリニックで、抗リン脂質抗体症候群ではない女性たちを対象として行なわれた前向き研究[7]から、(おそらくは血液凝固過程で重要な働きをする酵素、トロンビンの過剰のために)血液が血栓を生じる傾向が強すぎる場合、着床が困難になることがあると強く示唆する結果が出ていた。そして、低用量アスピリンの二倍の用量を投与することによって血栓傾向を低下させ、流産を減らすことができるかどうかを調べる新しい研究が、クリニックで実施されている最中だった。

バッコスは、「血液凝固」検査を受けてみたいかどうか、その女性に尋ねた。

「結果を教えてもらえますか?」女性が尋ねた。

「もし値が高ければ、アスピリンを飲みますか?」とバッコスは訊き返した。

「アスピリンの安全性はどうなのですか」と女性のパートナーが尋ねた。

話し合いは真摯な雰囲気のうちに終わった。なごやかでさえあった。しかし、明確な解決策は出てこなかった。

メイ・バッコスは疲れていた。この日、彼女は八人の患者を診た。前日には、反復流産クリニックで働いていた。私たちはさまざまなことを話し合った。やがてバッコスが言った。「患者さんがここで得ているいちばん大切なものはサポートだと思うわ」バッコスはこの日の最後の患者について言ったわけではなかった。だが、バッコスの言葉はあの女性にこそ、とりわけよくあてはまるように、私には思われた。

11 奇跡の子

一九三二年、メキシコの画家、フリーダ・カーロは、流産した自分の陰鬱な自画像を描いた。その絵の中で、彼女は裸でベッドに横たわっている。ベッドには「デトロイト　ヘンリー・フォード病院」と記されている。流産の起こった場所の名だ。きちんと整えられたベッドの白いシーツの上に血のしみが広がっている。彼女の左目から大粒の涙がこぼれている。正常に発育した男の赤ん坊が、彼女が手に握る赤い紐の先につながれて、風船のように上方に浮かんでいる。彼女の手から出ているもう一本の紐の先には、カタツムリが結ばれている。彼女は少なくとも二回、流産を経験しているが(1)、このカタツムリは、このときの流産が非常に進行がのろく、苦しいものだったことを象徴している。『ヘンリー・フォード病院』または『飛ぶベッド』と呼ばれるこの絵は、流産を描いた芸術作品の中で、世界一有名なものだ。この絵は胎児を発育途上で失うという悲劇をよく表していて、見る人はカーロに対して深く共感し、とりわけ女性たちは自分の身にも起こりうることだという不安をかきたてられる。私はこの絵を複数のウェブサイトで見つけ、印刷して、この本の取材と執筆をしている間、何か月も机の上に置いていた。この謎めいた絵の複雑さにも興味をもったが、それ以上に、この絵を見るたび、心の深いところが疼くのを感じ、流産を経験して私が感じた痛み、理不尽な出来事に対する混乱や、自分の無力さに対する怒りが生々しくよみがえった。

しかし、この二、三年間に私は、同じように心をかき乱す画像でありながら、流産というものが——感情面では大きなショックであっても——神の慈悲に満ちた幸運な出来事である場合もあると感じさせる画像をいくつも見た。とりわけ、カリフォルニア大学サンディエゴ校の附属病院を早朝に訪れたときに見たものは忘れがたい。

この病院の医師専用カフェテリアで二週間に一度開かれている出生前診断についての集まりに、私を誘ってくれたのは、先駆的な研究によって染色体異常と流産との関連性の確立に寄与した高名な生殖病理学者、カート・ベナーシュクだった。この集まりでは、医師たちが最近遭遇した問題のある妊娠の症例を、次々に早いペースで見直し、検討していく。最初に、ベナーシュクが二三週の胎児の解剖の際に撮った写真を見せた。「例によって、ひどく損なわれた胎児だ」と言って、ベナーシュクはその症例について説明した。次は、脚を一本欠いているトリソミーの胎児、その次は、一六週でふたごの一方(この胎児は骨盤から脚が一本も生えていなかった)を失った一四歳の母親の症例。その次は、短肋骨・多指症候群と呼ばれる致命的な異常をもつひどく小さな胎児、それから、片方がダウン症をもつふたご。

「さあ、どんどん行くぞ」とベナーシュクが言った。

ベナーシュクは四人の子をもち、「複数の」流産歴のある二八歳の母親が、胎児の頭蓋が奇形であったので、二二週で人工流産した症例を紹介した。「骨がまったくなかった」ベナーシュクは自分が撮った写真を見せて言った。解剖の際に、胎盤の中からIUD（避妊の目的で子宮内に入れる器具）が見つかった。「避妊の役には立たなかったわけだ」とベナーシュクは首をふった。討論が行なわれ、医師たちはこの女性には性腺モザイクと呼ばれる異常がある可能性があると結論を出した。卵の一部が、減数分裂が起こる前から染色体の異常なセットをもっているということだ。

医師たちがコーヒーを飲み、ドーナツを食べながら、引き続いて論じた症例には、次のものが含まれていた。トリプロイディー、ひとつの胴体から二本の手が生えている一三週の結合性双胎児、18トリソミーが疑われる胎児、胎児とほとんど同じくらい大きい過長臍帯、膀胱のない赤ん坊。会合が終わるころには、私はきょう見た症例のほぼすべてが、流産メカニズムがうまく機能しなかった例だという結論に達していた。流産メカニズムが適切に機能していたら、妊娠初期の早い時期にこれらの問題を察知して、子どもと親を多大の苦しみから救っていただろう。また、たくさんの画像を次々に見た衝撃から、めだった健康上の問題をもたずに満期で生まれる子どものひとりひとりが奇跡を体現しているのだという私の確信はいっそう深まった。

この本の取材で、私は流産を経験した女性、一〇〇人近くと話をした。シャノンを含めて、流産後に満期出産をすることができた女性の多くが、無事に生まれてきたわが子のことを「奇跡の子」と呼んだ。私も何回も流産した女性に生まれた赤ん坊について、確かに奇跡のようなものを感じる。奇跡というものは、その定義からして、自然の法則を超えたものなのだから、こんな言い方はナンセンスに聞こえるだろう。流産はたいていの場合、自然のとる手段であり、優良な胚・胎児以外のものを棄てるためにヒトが進化させてきた優れた防御装置だ。しかし同時に、流産は多くの命を早すぎる時期に、無意味に終結させもする。とくに数回の流産を経験した人（自分の流産の原因については何も知らないのがふつうだ）にとって、流産は残酷そのものに思えるだろう。夫婦はなだめがたい飢えと癒やしがたい心の傷に苦しむ――フリーダ・カーロのように。長い間、流産に苦しめられた末、偶然や医学的介入、養子縁組などのおかげで、屋根裏にしまっていたベビーベッドをようやく活用できることになった人たちが、自分たちは非常に恵まれていると感じる気持ちが私にはよくわかる。結局、私もそのひとりだからだ。

流産の世界を旅して、いろいろ見てきたなかで、とりわけ厳しい確率に挑戦して成功したいくつかの例が心に残っている。これらの例は、医学的介入がうまくいったか、いかなかったかということについては、エピソードにすぎず、何かを証明するものではない。だが、これらの体験談のいずれも、愛と同じように科学では正確に測定することのできない、ある力のもつ豊かな可能性を示しているように思われる。その力とは希望のことだ。これから紹介する四つの物語は、私に多くのことを考えさせ、多くのことを感じさせて、何が可能なのかということについて私の概念を広げてくれた。

着床前診断

一九九九年、オーストラリアのメルボルンの三六歳の女性が体外受精にトライすることを決めた。妊娠するための努力を七年間、続けた末のことだった。彼女が悩んでいた問題は流産ではなく、不妊だったが、彼女の経験は、反復流産の将来の治療法にとって、大きな意味をもっていると思われる。

というのは、染色体の異常な胚を除外することを目指す新しい戦略がそこに含まれているからだ。

医師たちは彼女の卵を夫の精子で受精させ、八個の胚を得た。これらの胚は、彼女のかかっている生殖医療クリニック、〈メルボルンＩＶＦ〉で、四回に分けて彼女の子宮に移植された。しかし、ひとつも着床しなかった。

女性はもう一度トライすることを望んだ。今回は九つの胚が得られた。クリニックは着床前診断と呼ばれる処置によって、これらの胚のひとつひとつの染色体を調べた。着床前診断は胚が囊胞性繊維腫やハンチントン病などの病気を引き起こす遺伝子を受け継いでいるかどうかを調べるために、一九九〇年代前半に開発され、世界中にひろまった技術だ――そして、デザイナーベイビーなどについて懸念を抱く倫理学者たちの批判の的でもある。いまや着床前診断は、多くの生殖医療クリニックでも実施されている。というのは、体外受精の失敗の原因が、胚の染色体の数的異常であることが多いからだ。

このメルボルンの女性の胚の染色体を評価するために、遺伝学者のリーアンダ・ウィルトンをリーダーとする科学者たちは、受精後三日の胚のそれぞれから、ひとつ細胞を採った。それから彼らは特定の染色体を探し出すためのプローブに向かい、蛍光タグで標識した。この釣りだし作業――蛍光 *in situ* ハイブリダイゼーション（fluorescence *in situ* hybridization）頭文字をとってＦＩＳＨと呼ばれる――には、重大な限界があった。技術的な理由により、それぞれの細胞の二三対の染色体のうち五対しか調べられないのだ。研究者たちは流産物においてトリソミーを生じていることがもっとも多い染色体を選んで調べた。

メルボルンＩＶＦは九つの胚のうち、染色体が正常だとわかった二つだけを移植した。どちらも着床しなかった。

女性は三回目の周期にはいった。ウィルトンは、今回は偶然に頼らず、比較ゲノムハイブリダイゼーションを行なった。これはもともとガン研究で使われていた技術で、メアリー・スティーヴンソン率いるヴァンクーヴァーのクリニックが流産物の核型検査に利用しはじめていた。比較ゲノムハイブリダイゼーションはＦＩＳＨと違って、胚の二三対の染色体をすべて調べることができる。しかし、これにも独自の技術的弱点がある。完了するまでに五日を要するのだ。つまり、クリニックは胚を冷凍し、その後、解凍しなくてはならない。冷凍と解凍の過程で、胚の少なくとも三〇％が破壊されることが、研究により証明されている。とはいえ、比較ゲノムハイブリダイゼーションはＦＩＳＨよりも多くの情報を提供する。「比較ゲノムハイブリダイゼーションを使うのがよいことは、はっきりしているわ」とウィルトンは私に言った。

ウィルトンらは一四の卵を採った。そのうち一一個がうまく受精した。ＦＩＳＨで正常と判定された二つの胚を移植したが、女性は妊娠しなかった。一方、比較ゲノムハイブリダイゼーションで調べた五つの胚のうち、正常な核型のものはひとつだけだった（興味深いことに、異常な胚のうちのひとつは、ＦＩＳＨ検査であれば正常だという結果がでるはずのものだった）。

ウィルトンは、比較ゲノムハイブリダイゼーションで正常だとわかった胚が成功につながることを、ほとんど期待していなかった。「その胚はさほどりっぱに見えなかったわ」とウィルトンは言う。「発生学者が移植したいと思うような胚ではなかったの」ところが、そのただひとつの胚を移植したところ、患者は初めて臨床的に見て成育可能な妊娠をしたのだった。二〇〇一年、ウィルトンらは『ニューイングランド医学雑誌』で、その患者が健康な女児を産んだことを報告した。(2)

比較ゲノムハイブリダイゼーションはもちろんのこと、FISHによる着床前診断もまだその価値を、流産患者を対象とする注意深くデザインされた研究で証明されたことがない。メアリー・スティーヴンソンは、これからも証明されることはないのではないかと考えるひとりである。スティーヴンソンは彼女のクリニックが二八五人の女性を対象に行なった研究を例にとって説明した。(3)三五歳以下の反復流産の女性は、流産をくりかえしたことがない対照群の女性と比べると、染色体が正常な流産の割合が多い。このサンプルが示していることは、若い年齢層では、流産をくりかえしたことのある女性の方が、集団として見た場合に、染色体異常とは関係のない原因をもっている頻度が高いということだ。染色体が正常な胚であっても、この女性たちの満期出産の可能性はさほど高まらないのだ。

三六歳以上の女性の場合は話が違う。スティーヴンソンらの研究結果では、この年齢層の反復流産女性は、染色体異常の割合が対照群と変わらない。このことが示唆しているのは、個々人に特有の正常からの逸脱よりはむしろ、年齢が高くなることが流産に関与しているということだ。論理的に言うと、この高年齢層の人々――「時の嫗《おうな》」〔時を擬人化した表現である「時の翁」のもじり〕の眼差しを常に意識しているこの人々こそ、染色体が正常な胚の移植を受けるために着床前診断を受けるのが適切であるように思われる。しかし、スティーヴンソンはその論理にも、コストと実用性と安全性の面から疑問を呈する。コストについていえば、体外受精だけで数千ドルの医療費がかかる。

着床前診断では、受精後三日の胚の通常六個ないし一〇個のうちのひとつを採取する。数編の論文によると、体外受精した胚は細胞により、遺伝子が異なることがある。いわゆるモザイク現象である。つまり、ひとつの細胞が正常な染色体をもっていて、比較ゲノムハイブリダイゼーションによってそれが確認されたとしても、胚のほかの細胞には染色体異常があるかもしれず、成長にともなってその細胞が優勢になれば、流産や異常のある子どもの出生につながるかもしれないのだ。
二〇〇〇年に、熱をさますようなふたつの論文が発表された。[4] ひとつはウィルトンのチームの論文、もうひとつはロンドン大学医学部のダガン・ウェルズとジョイ・デランティーによる論文で、ともに、染色体が正常な体外受精胚は、通常見られるものというよりは、むしろ例外的な存在だということを報告するものだった。どちらの研究でも、親から提供された「余剰」胚一二個を扱った。それらの胚は三個ないし八個の細胞からなっていた。ふたつのチームはいずれも、それぞれの胚からできるだけ多くの細胞を採って、比較ゲノムハイブリダイゼーションを行なった。両チームは合わせて二四個の胚からの計一二九個の細胞を分析した。それらの胚の三分の二近くがモザイクだとわかった。染色体が完全に正常だった胚は六個だけだった。さらに驚くべきことには、異常な胚の多くは、訓練を積んだ目にも正常に見えた――訓練を積んだ目で見分けるというのが、移植のための胚を選ぶのに、最もふつうに行なわれている方法であるのに。卵巣刺激と試験管培養がモザイク現象の引き金になりうることについては証拠が存在する。[5]
あえて安心材料を探すとすれば、着床前診断を経て生まれた子どもたちの研究において、何ら健康上の問題が浮上していないことだ。しかし、胚から細胞を取り除くことによって、私たちはまったく新しい領域にはいったのだと、スティーヴンソンは指摘する（二〇〇〇年六月の時点で、着床前診断を経た妊娠は世界中でまだ四〇〇例しかない(6)。「はたして何の害もないと言い切れるかしら？」スティーヴンソンは私に問いかけた。「ほんとうのところはわからないわ」

これらの赤信号をすべて考慮に入れても、着床前診断がこのメルボルンの女性にもたらしたものに対する私の驚嘆は変わらない。胚のスクリーニングが行なわれなくても、運が彼女に味方したかもしれないが、実のところ、その見込みは大変薄かった。ＦＩＳＨによる着床前診断で検査された計二〇個の胚のうち、正常だったのは四個だけだった。しかも、それとは別に、比較ゲノムハイブリダイゼーションによって、ＦＩＳＨでは正常と判断されたであろう染色体の数的異常をもつ胚が一個、発見されている。

胚のスクリーニングについては、この量的な議論に加えて、質的な議論もある。満期出産に至った一個の胚の移植の前に、患者は三周期分の卵巣刺激と採卵、胚移植（計一二個の胚を六回に分けて移植したが、ことごとく失敗した）に耐えなくてはならなかったのだ。

そういう事情を考えると、現在、各地の体外受精クリニックを席巻している着床前診断、とくに比較ゲノムハイブリダイゼーションに対する熱狂に対して、私はスティーヴンソンの慎重な姿勢を共有したい。とはいえ、将来性も感じてはいる。おおざっぱに言って、移植された胚一〇個のうち七個が流産する(7)。染色体の異常な卵が多くなる高年齢層では、流産率はさらにふえる。メルボルンの女性から健康な女児が生まれた事実が示唆しているのは、科学者が健康な胚を選ぶ能力を向上させることによって、体外受精は、出たとこ勝負から予測可能な処置へと変わるだろうということだ。また、論理的に言えば、着床前診断によって、移植する胚の数が少なくても高い成功率を上げられるようになり、多胎のリスクを減らすことができるだろう。

リーアンダ・ウィルトンは、上記の利点ほど明白ではないが着床前診断がもたらすであろうほかの利点も予言している。それは、染色体が正常な胚を異常な胚と区別する道具が整う[8]ことによって、健康な胚の外観についての理解が増し、侵襲的分析の必要性が減るかもしれないということだ。「私が長い目で見て期待しているのは、着床前診断がいまほど必要とされなくなるかもしれないということよ」と彼女は私に言った。ウィルトンはまた、正確な遺伝子情報が得られるようになれば、人々が自分の生殖上の運命を、より正確に把握できるようになるという点も指摘した。「患者さんがよりよい情報にもとづいて、より速やかな判断を下すのをお手伝いすることで、よりよい医療が実践できると思うの」とウィルトンは言い、二〇個の胚を分析したところ、一九個に染色体異常があった患者の話を私に語った。その患者は結局、卵を提供してもらうことに決め、すぐに妊娠して無事に子どもを産んだ。

生殖医療はものすごい勢いで変化している。実験的な処置が科学的証拠によって正当化されるずっと前に、標準的な処置となる。核型異常を見極める着床前診断は、この現象の最近の見本だと言っていいだろう。生殖補助医療を探し求める人々は、ぜひそのことを心に留めていただきたい。それでも、これらのスクリーニング技術に注目するのは理にかなったことだ。もし、これらが科学的証拠によって裏づけられたら、親になりたい人々の頼るべきところができるわけだから。

シェリー・アダムズのケース

私は流産クリニックで出会ったたくさんのカップルから、劇的で苦悩と悲劇に満ち、しかし幸福な結末をもつ物語を聞いた。その中でも自分自身、重い合併症に苦しんだシェリー・アダムズの苦闘の物語ほど、私に強い印象を残したものはない。彼女は見事な語り口で、流産というもののもつ微妙なニュアンスを表現し、「奇跡」という言葉に新しい意味を付与してくれた。

シェリー・アダムズは夫のデストリーと子どもをもつことにトライした最初の月に身ごもった。ふたりは結婚したばかりで、アダムズは三〇歳だった。一九九五年のレイバーデーに、家庭用妊娠判定テストの結果が陽性に出たことを、アダムズはよく覚えている。「つわりがあって、おっぱいが柔らかくなっていて、何もかも順調に思えたわ」ヴァンクーヴァー郊外の学区の仕入れ係をしていたアダムズは、家族や職場の人たちに妊娠を告げた。「みんなすごく喜んでくれたわ」ところが、四日経たないうちに、痙攣性の痛みが起こり、八週で出血が始まった。一三週の超音波では胎児が確認できなかった。「そういうことのひとつひとつが淡々と起こっていくの。とても不気味だったわ」とアダムズは言う。十三週の健診のとき、デストリーが仕事だったので、アダムズは自分の父親と一緒にクリニックに行った。「父も私も思いがけない成り行きにただ茫然としていたわ」

父親は彼女を車で送り、デストリーが帰るまで一緒にいようかと申し出た。「父は私のことを気づかってくれたの。でも、何と言っていいか、何をしたらいいかわからなかったみたい」とアダムズは回想する。「私は、ひとりになりたいと答えたわ」デストリーは仕事を終えたあと、彼女に花を買うために寄り道した。

父親が去るとすぐ、アダムズは出血しはじめた。九一一に電話して「出血しているんです」と言うと、すぐに気を失った。気がついたときは救急車の中だった。

それから二、三か月経って、一九六六年の前半、アダムズはふたたび妊娠した。しかしまもなく出血がはじまった。胚は七週で死んでいた。アダムズは子宮内容除去術を受けた。手術が済んで病棟にはいったのは、夕食が済んでいるぐらいの遅い時間だった。昼の勤務の看護師は、一晩いられます、と言った。ところが交代した夜勤の看護師は違う考えだった。その看護師は午前三時にアダムズを起こし、すぐに車を手配して退院してください、お泊りになるなら一五〇〇ドルいただきます、と言った。

「午前三時に、病院から追い出されるなんて信じられない」とアダムズは抗議した。「いったい誰がここにはいるのよ?」しかし、結局、アダムズは家に帰った。腸《はらわた》が煮えくり返った。

「落ちこむどころではない」くらい腹が立ったおかげで、アダムズは立ち直った。「私は何があっても動じないたちなの。波乱万丈には強いのよ」とアダムズは言う。しかし、流産は心に痛手をもたらさずにはいなかった。「こんな人生を送るつもりじゃなかった、どうして私がこんな目に会うのって、感じかな」つらいことを笑いとばし、率直にものを言うタイプの彼女にとって、自分の悲しい経験について人々が何も言わないのが辛かった。「みんな気を遣って、口をつぐむの。なんだかそういうの、冷たくていやだったわ。せめて『残念だったね』って言ってくれたら、こんなこと予想していなかったよね、という気持ちが伝わったのに」とアダムズは言う。

夫婦はまたトライした。四月、また同じストーリーが再演された。妊娠、七週での出血、そして流産。アダムズはスティーヴンソンが〈子どもと女性の健康センター〉で運営している反復流産クリニックのことを知っていた。そこに紹介してもらうための流産回数三回という条件が満たされたので、ほっとした。

一九九六年秋、アダムズはクリニックを初めて訪れた。「ようやく、何もかも理解してくれる人たちのもとにたどりつけたの」とアダムズは言う。「『月別の妊娠できごと事典』〔原題 *What to Expect When You're Expecting* 米国の妊娠・出産本のロングセラー。邦訳メディカ出版〕をもっていたけど、あの本に書いてあることは、私には関係のないことばかりだった。一度も役に立ったことがなかった」私がヴァンクーヴァーのこのクリニックで会った、ほかの患者たちの多くと同じように、アダムズはスティーヴンソンとの間に強い絆を結んだ。「私たちみんな、メアリーが大好きよ」

標準的な一連の血液検査で、抗リン脂質抗体のレベルがやや高いことがわかった。スティーヴンソンはアダムズにヘパリンと低用量アスピリンを処方した。次の春、アダムズは四度目の妊娠をし、初回の来院時に、心拍が確認された。これはアダムズにとって初めての経験だった。だが、八週の健診では、心拍が消えていた。「大ショックだったわ」ようやく、以前の流産の原因の目星がついて安心していただけに、落胆は大きかった。「でも、すぐにわかって、まだよかったし、メアリーがいてくれたし、エドウィナも心のサポートをしてくれたわ」エドウィナはスティーヴンソンのもとで働く婦長だ。このときもクリニックに連れていってくれたのは父親だった。この悪いニュースを知ったときの父の反応が、アダムズにはありがたかった。父はこう言ったのだ。「じゃあ、タバコをふかしながらコーヒーでも飲もう」

彼女の流産のうちの二回は、核型検査によって胚（男児と女児）の染色体が正常だったことがわかっている。

流産は恐怖の旋風を生じさせる。回を重ねるたびに、竜巻の勢いはいっそう激しくなる。「私は無力で、それを止めることなんかできなかった」とアダムズは言う。「流産をくりかえすたびに、あらまあ、という顔で私を見る人がふえる。何をやっているの？　おばかさんね。どうして苦しみをふやすの？　そういう目で私を見る」雑誌を見れば、穏やかな満ち足りた表情の妊婦が微笑んでいる。クソクラエだ。「悲しいのは、そういう喜びを一度も味わえないこと」とアダムズは言う。「私はマタニティードレスを買う楽しみを味わったことがなかった。大きなおなかを抱えた姿を写真に残してもらったこともなかった」

アダムズは妊娠にトライをするのをやめるどころか、反対にさらに熱心になった。「あの流産のあと私は、赤ちゃんを得るためにできることは何でもやろうと、自分に言い聞かせたの」とアダムズは言う。「一〇年後にふりかえって『どうしてあの薬を試さなかったのかしら』と後悔するのはいやだった。結局、子どもを得られないにしても、すべての可能性を試してみないで諦めるのはいやだったの」一方で、徹底的に探求したあとは、潔くトライをやめようと心に決めていた。「やめることができなくて、五五回も流産をくりかえすような種類の女性になるつもりはなかった」

アダムズが違う種類のへパリンについてのスティーヴンソンの研究に参加したのは、ほかのどの理由にもまして愛他精神からだった。このへパリンは分子量が小さいため、用量が少なくてすみ、おそらく副作用も少ないのではないかと考えられた。一九九八年秋、アダムズは妊娠し、ほどなく流産した。「例によって例のごとしよ」とアダムズは言った。ただ、このときは、心の中の旋風が吹かなかった。「ここまできたら、誰だって非情になるわ。自分の感情を麻痺させるの。でなかったら気が狂ってしまうから」と彼女は言う。「男の人はどうしたらいいかわからなくて、外野でただ黙ってそれを見ているだけ」

平静な気分は長くは続かなかった。二、三日仕事を休みたいという彼女の要求に、上司が、きみはすでに休みを取りすぎていると色をなしたのだ。「休みをとりたい理由は何だったと思う？　入院して掻爬を受けるためだったのよ！」とアダムズは私に言った。明らかに、まだ腹を立てていた。アダムズは休職し、それから退職して、父親の会社で働きはじめた。「そのころは、神経がぴりぴりしていたわ」とアダムズは言う。

六回目の妊娠は一九九九年の夏にやってきた。だが、父と一緒に仕事上のセミナーに出ていたとき、出血が始まり、結局、またもや子宮内容除去術を受けなくてはならなかった。核型検査の結果は、染色体の正常な女児だった。アダムズは三日がかりで聖書をひと息に読んだ。「石女《うまずめ》という言葉ばかりが目についたわ」

スティーヴンソンは最後の努力として、アスピリンとヘパリンの処方に、免疫グロブリン経静脈注射を加えることを提案した。抗リン脂質抗体レベルが高く、ヘパリンとアスピリンの投与を受けていても流産してしまう人に、免疫グロブリンが効くかもしれないことを示唆する研究があったからだ。アダムズは四週間に一度、八時間をクリニックで過ごし、この抗体の点滴を受けた。プロゲステロン剤の服用も始めた。「害にはならないだろうという程度の気持ちだったわ」新しいミレニアムを迎える新年に、シェリー・アダムズは七回目の妊娠をした。五年たらずの間に七回妊娠したのだった。

妊娠六週のとき、また出血が始まった。「内臓がみんな出ていってしまうかと思った」超音波で心拍が確認されたが、同時に子宮内の血腫も見つかった。「これより大きい例はひとつしか見たことがないわ」と、スティーヴンソンはアダムズに言った。

「私たちはみんな最悪を覚悟したわ」アダムズは超音波検査室からまっすぐ、分娩前病棟に行った。分娩前病棟は、陣痛が始まる前のハイリスクの妊婦を看護する病棟だ。アダムズは一週間入院した。「びくびくしていても、あそこにいると心が安らいだわ」とアダムズは回想する。「じっとしていても食事が出てくるし」重いつわりの症状を抱えたまま退院し、家でも四週間安静にしていた。

一二週になるころには、今度は大丈夫だという自信がわいていた。毎週の超音波で、胎児が育っているのが確認できたし、血腫は縮小しはじめていた。次の週、アダムズは大きな血の塊を排出した。「ぞっとしたわ。でも、すぐに行って超音波を撮ってもらったら、何でもなかった。問題があるといわれる以上に、びっくりしたわ」

一八週のとき、ベッドで寝ていると、脚の間に、ちょろちょろとしたたりを感じた。出血だと思ったが、見たところ、血のようではなかった。前期破水ではないかと心配して、デストリーとともに病院に急いだ。医師たちはその液体を綿棒で拭いとり、羊水かどうか判定するためにpHを調べた。羊水ではないという結果が出た。何でもありませんよ、家に帰ってください、と医師たちはアダムズに言った。「ほっとしたけれど、心のどこかで、そんなはずはないと叫んでいたの」液体は止まらず、アダムズは翌日また病院に行った。再度の羊水判定検査の結果は陽性だった。

「残念だけど、この赤ちゃんはおなかにとどまっていられないでしょう」と医師は言い、何もしてあげられることはないから、家に帰るようにと指示した。

こんなばかな話はないとアダムズは思った。夫婦は立ち去ることを拒否した。「一八週にもなった赤ちゃんを流産するためにうちに帰るなんて、考えられません」とアダムズは医師たちに言った。「私たちは絶対に帰らないという態度をはっきりと示したの。それでやっと病室にはいれた」胎児が生きられる可能性は五%だと言われた。

毎週超音波がとられ、赤ん坊の心臓が打ち、骨が成長しつづけているのが確認された。二九週で、アダムズは退院した。「病院食にうんざりしていたの。あと一回でも食べるのはごめんだった」だが、わずか四日のちには病院にもどり、分娩の過程にはいっていた。前期破水があったので医師が感染症を疑い、分娩を誘発したのだった。シェリー・アダムズは三日間の陣痛ののち、帝王切開手術により、一二六〇グラムの女児を出産した。「この子が生き延びられるとは誰も思っていなかったわ」とアダムズは言う。あざだらけの小さな赤ん坊は新生児集中治療室に送られ、オーブン用の鍋のようなものに入れられて、ビニールの覆いをかけられた。

夫婦は娘をカリスと名づけた。ギリシア語で「優美」という意味だ。

誰もが驚いたことに、カリスの肺は予想以上に発育していた。だが、やはり綱渡りではあった。「何事もなく一日が過ぎるたびにほっとしたわ」新生児集中治療室には八週間いた。そこを出るときには体重は二二七〇グラムになっていて、しっかりとした重みを感じさせた。二〇〇三年七月、私がシェリー・アダムズに会ったとき、カリスは三歳の誕生日を間近に控えた元気いっぱいの女の子だった。「このおちびちゃんのために大変な苦労をしたわね、とみんなは言うけど、私の考えでは、私がこの子に苦労をかけたのよ」とアダムズは笑った。

クレアとフランクのケース

私は二年以上を費やして、多くのカップルに会い、流産体験についてインタビューした。ディナーパーティーなどの席でこのプロジェクトの概略を人に話すとき、それらの体験談を紹介することがある。そのなかでもくりかえし語っているのは、クレアとフランクの物語だ。ふたりはカリフォルニア州南部に住み、専門職についている。ご本人たちの希望でミドルネームを用いる。

クレアは一〇代のころ、タンポンをしてもいつも月経血がもれるのが不思議だった。「私は海岸に住むサーファーガールで、何が起こっているのか全然わかっていなかったの」初めて話を聞いたとき、クレアはそう言った。「母親に言っても、あらそうなの、とか言うばかりで」若くて元気なクレアはめったに医者にかからなかった。大学生になってからようやく婦人科医を訪れた。医師は「私の解剖学的構造に目を丸くしたわ」とクレアは言う。

クレアの婦人科医は、クレアが重複子宮であることを発見した。ミューラー管がうまく融合しなかったため、子宮内部をふたつに分ける壁（中隔）が残り、ふたつの子宮体部、ふたつの子宮頸管ができる異常だ。さらにクレアの場合、中隔と呼ばれる筋肉組織によって隔てられたふたつの膣があった。そのときまで、クレアは膣の開口部がふたつあるということにまったく気づいていなかった。片方の膣口はもう一方よりずっと小さかった。大きな方にだけタンポンを挿入して、小さいほうの膣口から月経血がでるのを、もれていると思いこんでいたのだ。医師に勧められ、クレアはふたつの膣道を隔てる中隔を切除する手術を受けた。「あまり深く考えなかったの。タンポンが使えるようになってよかった、というぐらいで。その年頃にはまだ性的経験も浅かったから、大した問題だと思わなかったの」

一九八六年、クレアはフランクと交際を始め、三年後同棲生活にはいったが、結婚したのは一九九五年だった。クレアは三四歳、フランクは三六歳だった。その時点で、ふたりはようやく子づくりの努力を始めた。「重複子宮のことが、ちょっと気になっていたわ」とクレールは言う。このころまでに、クレアはその問題についていろいろ調べていた。子宮奇形をもつほかの女性とも知り合いになっていた。クレアは、以前の男女関係で、一度流産したのではないかと疑っていた。いつも順調な生理が、ひどく遅れたことがあったのだ。

妊娠できないまま数か月が過ぎ、クレアとフランクはクレアのかかりつけの婦人科医を訪れた。「こういうのはしょっちゅう目にします」と婦人科医は言った。「大した問題ではありません。そのうち何の問題もなくなりますよ」一回目の結婚記念日を迎えるころ、家庭用妊娠判定検査が陽性に出た。しかし、流産に終わった。「かなりショックだったけど、流産したことのある友だちがたくさんいたから」とクレアは言う。「私以上に、フランクが動転してしまったの。私は感情的な問題を前面に出さないように努力したわ。もともとタフなたちなの。前進あるのみよ。いつも作戦を練っている。AがダメならBのプラン、それもダメならCがある」

フランクはマラソンとサーフィンが好きで、タフさと優しさがいい感じにいりまじっている。フランクとクレアの場合、通常の男女の役割が逆になっていることに、私は心惹かれた。「このことについては、クレアが中心になっていた」とフランクは私に言った。「流産がカップルを結びつけるということはある程度まで言えると思う。だが、ひとりひとりが耐えなくてはならないという面もある。ぼくは自分の感情をすべてさらけだしたわけじゃない。心にしまっておいた思いもある。すでにたくさんのことに耐えているクレアによけいな負担をかけたくなかったからね」流産は夫婦の問題だと彼は言う。「女性だけの問題じゃない。ぼくやあなたのように、希望を砕かれた父親はみんな苦しむ」

一九九六年二月、クレアとフランクは、生殖医療クリニックを訪れた。ふたりの数え切れないほどの通院の始まりだった。ふたりは私に、自分たちの生殖医療記録の大半のコピーをくれた。それは一五〇枚もあり、フランクの精子の運動性からクレアの卵巣サイクルの微妙な特徴や左右の子宮頸管の長さまで、生殖能力の詳細が、医者たちの符丁でぎっしりと記されていた。治療の最初から、彼らの新しい産婦人科医はクレアの中隔をもった子宮に強い関心を示した。ほどなく超音波検査で、大きな子宮筋腫があることもわかった。血液検査の結果、抗リン脂質抗体症候群、感染、その他の異常が否定された。医師は手術を勧め、クレアは同意した。

一九九七年三月、クレアは手術を受けた。しかし予想以上の出血があったため、外科医たちは中隔を切除したものの、筋腫は切除できなかった。「クレアの体をめちゃくちゃに切り刻みやがって」とフランクは言う。何年経っても怒りが収まらないようだ。「絞め殺してやりたかった。あいつらのせいでひどい出血が起こっただけじゃない。子宮にさらに瘢痕ができてしまったんだ。それだけは避けたかったのに」

五月下旬、クレアは妊娠したのではないかと思った。医師は念のために、プロゲステロン剤を投与した。一か月後の超音波画像に映っていたのは、空っぽの胎嚢だけだった。「進行流産」医師が略記法で記している。

医師の求めで、クレアはカルテにPOC〔the products of conception（受胎産物）の略語〕と記されているものを、医師に提出した。「便器の中からすくいあげたの。灰色っぽい塊だったわ」とクレアは回想する。「胎嚢以外のものはあまりなかったわ。フランクには見せなかったの。ショックを与えたくなかったから」よくあることだが、核型検査は何の結果も示さなかった。

三度目の流産のあと、クレアは低用量アスピリンとクロミッドに加えて、プロゲステロンを飲みはじめた。一九九八年一月、クレアはまた妊娠した。最初の超音波のあとのカルテに、Prob.SAb と記されている。Probably spontaneous abortion（おそらく自然流産するであろう）の意である。その一週間後、クレアは四度目の流産をした。「流産しかけているときは、自分の体の中でホルモンが変化していくのを感じる。その妊娠が私から離れていくのがわかるの」

生殖医療専門医はリンパ球免疫療法を試してみることを勧めた。二月から、フランクは定期的に採血してもらうようになった。彼の血液からリンパ球が分離され、クレアに注射された。この治療はクレアの免疫系が、クレアとフランクが一緒につくった赤ん坊を拒否しないようにすると考えられていた。「最初から、なんだかうさんくさい感じがしたわよね」とクレア。あのときは藁にもすがりたい気持ちだったんだ、とフランクは言う。「騙されてもいいから、希望を抱きたかった」クレアが初めてリンパ球を注射されたひと月後に、リンパ球免疫療法にかんする、これまでで最大規模のもっとも優れた研究を監視していた専門家たちが臨床試験にストップをかけた。この治療法に効果がないという証拠が出たのが理由である。クレアとフランクは、そんなことがあったとは知る由もなかった。

一九九八年七月、家庭用妊娠判定検査の結果が陽性を示した。一〇日後、最初の超音波を撮りに行ったとき、すでに出血が始まっていた。一週間後、出血量が増大し、体の左側に刺すような痛みが生じた。Threatened SAb（切迫流産）と医師はカルテに書いた。

八月、フランクの祖母が亡くなり、彼は飛行機に乗って葬式に行った。クレアは家にとどまった。クレアの妊娠は国家機密と同じだった。フランクは家族にクレアについてあれこれ訊かれても、うまくかわすつもりでいた。「ぼくらは、妊娠や流産のことを人に話すと、すごく厄介なことになると知っていた」とフランクは言う。「流産のことを人に話すのは、傷口からかさぶたをはがすようなものだ。そのたびに傷口から血が出て、いつまでも治らない。年齢が高くなるにつれて、家族や友人から、子どもをもてというプレッシャーがかかるようになった。『ふたりともどこも悪くないなら、何が問題なの』って具合にね。ぼくの背中を叩いて、『空包を撃っているのかい？』と言ったばかもいる。お前は何様だ、ぼくはお前の銃にどんな弾丸《たま》がはいっているかなんて訊かないぞ、と言ってやりたかったよ」

クレアがフランクと電話で話したのは、埋葬が終わって、フランクが家族のもとを去ろうとしているときだった。「クレアは泣きながら『流産しはじめているの』と言った。ぼくはどうしたらいいかわからなかった」

二、三週間経って、クレアは子宮内容除去術を受けた。核型検査の結果、胚は正常な染色体をもっていた。「私は自然がどういうつもりでいるのか、さっぱりわからなかったわ」とクレアは言う。「どうしてそうなったのかまったく原因不明だったの」しかし、核型が正常だということで、安心した面もあった。「クレアの卵が良い卵だったということだからね——少なくともこのときについては。卵が良ければ、いつかはそれを赤ん坊に変えられるだろうと思った」とフランク。九月、クレアは医師に代理母出産を試してみたいと申し出た。彼女はそれまでに五回流産していた。「SAb（流産）をくりかえし、燃え尽きた。HSG（子宮卵管造影）、開腹手術を希望せず」と医師はカルテに記した。このころには、もう医師への信頼を失っていた、とクレアは言う。「臆病なお医者さんにかかずりあって、ずいぶん時間をむだにしてしまったの」幸い、この医師はクリニックを去り、新しく担当になった医師はクレアと相性がよかった。
二週間後、クレアの卵とフランクの精子から生じた胚を妊娠してくれる女性を探す困難な仕事が始まった。「私たちは子どもがすごく欲しかったの。私は時間をかけて自分の心を見つめたわ。私は出産がしたいのか？　それとも、子どもがほしいのか？　私の答えは子供がほしい、だったの。A、B、Cと選択肢の並んだリストの中で、養子をとるというのはF（不可。落第点）だったわ。幼なじみに養子の子がいて、私が取り組みたいと思わない問題がいろいろ出てくるのがわかっていたから。それに、私は家系というものを大切に思っているの。私の気晴らしのひとつは、一族の家系研究をすることだったの。おしまいにはメイフラワー協会にはいったぐらいよ。わが家の歴史を奴隷廃止運動にまでさかのぼったわ。そういうこともあって、遺伝子を伝える子孫を残すことがなおさら大切に思えたの」

クレアとフランクが頼んだ代理母斡旋サービスは非常に時間のかかるシステムをもっていた。それには、夫婦に対して信仰や、中絶ならびに減胎についての考えを問いただす立ち入ったインタビューも含まれており、夫婦と似た考えの女性と引き合わせてくれることになっていた。一九九九年春、クレアとフランクのどちらもが、これはと思える代理母候補に出会うことができた。クレアは人工的に卵巣を刺激し、卵子を受精に向けて用意するためのホルモン注射を受けはじめた。医師は一〇個の卵を採卵し、六つの胚をつくった。そしてそのうちの二個を代理母に移植し、残りの四個を冷凍した。最初のうちは、ヒト絨毛性ゴナドトロピン（ｈＣＧ）のレベルが上昇し、移植胚は根づいたかに見えたが、ほどなく、着床を示すこのホルモンのレベルが急激に下がった。超音波でも何も確認できなかった。翌月の一九九九年六月、再度のトライとして、凍結に耐えた二個の胚（ほかの二個はだめになっていた）が移植された。どちらも着床しなかった。代理母は「とても残念がって、『もう一度一からやりましょう』と言った」とフランクは言う。

移植胚がもうなくなっているので、一九九九年九月、医師は卵を得るために、クレアの卵巣を刺激した。「患者は攻撃的な戦略を希望」とカルテには書いてある。「卵を抱いた雌鶏のような気分だったわ」とクレアは言う。「（ホルモン療法の副作用で体調が悪くて）ほとんど動くことができなかったの」今回は一九の卵が採取された。そのうち四個が代理母に移植され、ほかの五個が冷凍された。ｈＣＧレベルが着実に上昇し、胚のうちの少なくとも一個が着床したことを示していた。

クレアは七週の超音波に立ち会った。何度か自分自身の流産を知ったのと同じ部屋だった。医師は代理母に、胚が胎内ですでに死亡していると告げた。代理母はショックを受けて気を失った。「彼女は私たちのことが好きで、私たちが子どもをもつ手伝いをすることを何よりも望んでいたの」とクレアは言う。

流産物の核型検査で、正常な女児の胚がひとつ着床していたことがわかった。「茫然としたわ」とクレアは言う。「私はこんなふうに感じたの。ああ、なんてこと。これは私のせいじゃないわ。きっと胚をつくるときに何かまずいことがあったんだわ。代理母という方法はうまくいかないんだわ」知らせを聞いて、フランクは「半狂乱」になった。「一番つらかったのは、ぼくがその胚を自分の子どもとしてみていたことだった」私にそう話しながら、フランクは涙を流した。「ぼくはその子をとても愛していた。まだこの世に存在していないものに、こんなに強い絆を感じるものかと、自分でもびっくりしたよ。だから、胚が死んでしまったとき、ぼくは自分の一部が死んだように感じた」クレアに勧められて、フランクはカウンセラーのところに行き、喪失の悲しみを乗り越える手助けを得た。

代理母はもう一度トライしたがった。成功の確率を少しでも上げるため、夫婦は凍結胚を用いたくなかった。クレアから一八個の卵が新たに採取され、二〇〇〇年二月新鮮な胚が五つ代理母に移植された。最初のうち、着床を示すhCGレベルが上がったが、結局ひとつも根づかなかった。医師たちは、夫婦がこの代理母と強い絆で結ばれているのを知っていたが、さらに代理出産を追求するなら、代理母を変えるべきだと言った。

フランクは子どもをもつことをもう諦めていた。だが、クレアはいかにも彼女らしく次の手だてを試してみることを望んでいた。数か月間の代理母探しの末、クレアの気に入る代理母が見つかった。

もっとも、フランクはその女性が気に入らなかった。二〇〇〇年八月、彼らの凍結胚のうち五個が解凍され、無事に移植された。しかし、妊娠は起こらなかった。二、三か月後、再度、予定されていた移植の直前になって代理母が、自分の子どものひとりが、母親がよその人たちの子を妊娠することを急にいやがりはじめたと言い出した。「その女性は代理出産をやめることに決めた。まあ、そのほうがぼくたちにとっても良かった」とフランクは言う。

二〇〇一年一月、フランクは自分の加入している保険会社が規約を変え、まもなく生殖医療がカバーされなくなることを知った。医師たちは急いで、クレアからもう一度採卵し、一六個の卵を得て、そのすべてを冷凍した。二、三か月後、フランクとクレアは新たな代理母候補とその家族にディズニーランドで会った。最初から馬が合い、翌月には、彼女の三人の子どものひとりの誕生日パーティーに呼ばれた。「よいカルマが積み重なっていった」とフランクは言う。

二〇〇一年六月、クリニックの手違いで、計画されていたより早く凍結胚が解凍されてしまった。知らせを聞いた代理母が飛んできて、生き残った六つの胚の移植を受けた。「みんなかんかんに怒っていたわ」とクレア。「私たちはみんな最後のチャンスがふいになったと思ったの。私の体はそれ以上の採卵には耐えられなかったし、そんなお金もなかった。経済的にも心理的にも肉体的にもぼろぼろになっていたのよ」

翌月、夫婦はかねて予定していたパリ旅行に行った。クレアの四〇回目の誕生日を祝うためだった。まさに、その誕生日に、クレアはヴォイスメールをチェックした。その中に、代理母からのメッセージがあった。妊娠したというのだった。「今度はうまく行くと直感したわ」とクレアは言う。だが、フランクをぬか喜びさせるのを恐れて、彼には黙っていることにした。

超音波で、代理母がふたごを妊娠していることが確認されたが、やがてその片方が——生殖医療の世界の言葉で言うと——「消失」した。

代理母が妊娠四か月になったころ、クレアは奇妙な感じを覚えた。「たびたび、のぼせが起こったの。更年期かと思ったわ」とクレアは回想する。「フランクは『きっと妊娠してる。それに決まっている』と言いつづけたわ」

クレアはフランクに黙って尿検査を受けた。陽性の結果が出たので、今度は血液検査を受けた。hCGレベルが高くなっていた。だが、クレアは厄介な出張が控えていたので、それが済むまでフランクには黙っていることにした。出張から戻って彼にそのニュースを伝えたのは、二〇〇一年のハロウィーン直前だった。「クレアは長いすにすわって、世の中の奥さんたちがご亭主に話したいことがあるときにする目つきをした」とフランクは回想する。

「ちょっと聞いてほしいことがあるの」とクレアは言った。

「妊娠したんだね」フランクはずばりと言った。

「うん」

「どうするつもり?」とフランクは尋ねた。

「何もしないわよ」とクレアは答えた。

「そうだね。それがいい」とフランクも言った。

最初の超音波で、医師は胚をふたつ見つけたが、心拍が確認できたのは片方だけだった。クレアの場合も、ふたごの片方は消える運命だった。

そういうわけで、いまや、代理母とクレアの両方が生育可能な妊娠をしていた。「相棒を失ったふたごがふたり、新しいペアになったというわけなの」とクレアは言う。

二度目の超音波のとき、フランクはクレアにつきそっていた。医師がドップラーで心拍を確認するとき、ふたりは最悪を覚悟した。心拍が聞こえた。医師は音量を上げた。

「あなたの産科医は？」と医師は尋ねた。

「産科医ですって？　産科医なんていりませんよ。どうせ死んじゃうんだから」とクレアは言った。

「あと一度だけ来てくださいね。そのあとは、赤ちゃんのことがよくわかる医者が必要だから」と彼女の生殖医療専門医は答えた。

三度目の受診は二〇〇一年の感謝祭の前だった。心拍は相変わらず打っていた。「クレアが妊娠するなんて夢にも思っていなかった」とフランクは言う。「ひとつには、クレアが、希望的観測を口にするとだめになってしまうと思いこんでいたせいもある。ぼくが楽観的に考えようとするとクレアはいつも水を差した」

一七週のころ、ふたりはクレアの父やその再婚相手など、クリスマスに訪れる人たちに、妊娠のことを話すかどうか、考えなくてはならなかった。「ちょっと太ったのよ、と言うつもりでいたのだけど」とクレアは言う。「だが、やっぱりばれてしまってね」とフランク。「ゾウを部屋のすみに隠してはおけないさ」

代理母にも話した。クレアと代理母は会うたびに、おなかを二つ並べて写真に収まることにした。

「すごく嬉しかった。でもね、いつも自分に言い聞かせていたの。少なくともあっちの赤ちゃんはちゃんと生まれてくるって。私のおなかの子は予想外の授かりもので、どうなるかわからなかったから、なるべく愛着をもたないように気をつけていたの」

二〇〇二年二月、代理母が破水した。クレアとフランクは車で二時間かけて、代理母が出産する郷里の町に駆けつけた。「なんだかシュールな光景だったよ。誕生したばかりのぼくらの娘のかたわらに、妊娠五か月の妻がいるというのは」とフランクは回想する。

そして六月、クレアは健康な男児を産んだ。

クレアとフランクは今日に至るまで、彼らの娘を産んだ代理母と親しい関係を保っている。人が四か月違いのふたりの子どもに興味をもって尋ねると、クレアとフランクは単に、ふたごだと答えることが多い。

ふりかえってみると、クレアとフランクは五回の流産、クレアの子宮からの五五個の卵の吸引、数え切れないほどの回数の採血とリンパ球の注射を経験した。フランクの精子で受精した計二六個の胚が、六回の処置によって三人の代理母の体内にはいった。私はクレアとフランクに、波乱万丈の生殖体験から何を学んだか尋ねた。「医者についてわかったのは、みなさん、生殖の世界のことは何でもご存じのような顔をしているが、そこで起こることで医者が予測できるのは約三分の一にすぎないということだ。約三分の一は知識にもとづいた推測。残りの約三分の一については何もわかっていない。なぜ起こったのかも、くりかえし起こるかどうかもわからない」とフランクは言う。「だが、その三分の一こそ、嬉しい魔法が起こりうる場所なんだ」こんな経験をすると最初からわかっていて、それを選んだわけではない、だが、決して後悔はしていないし、明日からまた、もう一度やってもいいぐらいだ、とフランクは言った。「ぼくらは世界でいちばん幸福な人間だと思う」

クレアの言葉には、ずっとはっきりと宗教的な色彩が感じられた。「神様が私にどういう計画を用意してくださっているのかはわからなかった。私はいつも、ひと組のトランプがあって、それがシャッフルされているような気がしていたわ。長い間、私は悪い手札と格闘していたの。でも、こうしてふたつの贈り物が与えられて——あの子たちは奇跡そのものだわ——ほんとうにすごい力が働いているのを感じるわ。神は奪い、神は与えるのね〔聖書「ヨブ記」の「神は与え、神は奪う」を逆にした言葉〕」

シャノンと私のケース、ふたたび

シャノンと私は三番目の子どもをもつ話をしたことがなかった。ライアンが生まれたあと、シャノンは避妊ピルを飲みはじめ、私の友だちの数人がしたように私もパイプカットをしてはどうかと言った。パイプカットをした友だちのひとりは私にその手術を詳しく説明し、術後二、三日は歩くのも大変だし、数週間はセックスをする気が失せたと語った。一方、いや、そんな大したことではないと言う者もいた。シャノンが子どもを得るために耐えた肉体的な苦痛を考えたら、彼女の意に逆らって、パイプカットをしたくないと言い張るつもりはなかった。しかし、私の性格の臆病な部分が男らしい部分に勝って、私は医者に予約を入れるのを都合よく忘れつづけた。

二〇〇一年のクリスマスとハヌカの祝日シーズンの直前だった。偏頭痛に悩まされていたシャノンは神経科医を受診した。私もつきそった。神経科医はピルが原因だろうと言った。シャノンは祝日の間に頭痛が起こるのを避けたかったので、ピルを飲むのをやめた。

二〇〇二年のヴァレンタインデー。私とシャノンはなんと、家庭用妊娠判定テストに一〇ドルを費やすかどうか議論していた。もうすぐ四五歳になろうとしていたシャノンの生理が、二週間遅れていたのだ。だが、シャノンはこの二、三週間、仕事が大変だったので、きょう一日は妊娠だの流産だのという厄介な問題に煩わされないで、ゆったり過ごしたいと思っていた。当時、私たちは一歳半のライアンと五月に一二歳になるエリンとの生活を楽しんでいて、何事も順調だった。二寝室一バスルームの家を取り壊し、すぐ近くに部屋を借りて、四人家族にふさわしい新しい家が建つのを待っているところだった。

翌日、私たちは「おしっこ棒」を買ってきた。そして、寝室のベッドにすわって、それが陽性を示すのを信じられない思いで見つめた。それから私たちはげらげら笑った。「そんなばかな」とシャノンが言った。「それまで何度も流産していて、子どもの数より流産の回数のほうが多かったから、今度も流産すると思いこんでいたのね」とシャノンは回想する。私もシャノンもまだ、自己防衛のために現実を否認する心理状態だったのだ。シャノンが医師の予約を入れたのは、一か月も先だった。私もシャノンも、心拍が確認されるまでは、ほんのわずかな希望も抱きたくなかった。

シャノンが受診した日、私はたまたま仕事で出張していた。シャノンは運命がわかったら、すぐに私の携帯電話に電話すると約束していた。それなのに、サンディエゴに帰る便に乗りこむまで、何の連絡もなかった。客室乗務員がドアを閉めにかかったとき、私の携帯電話が鳴った。離陸に備えて別の客室乗務員が確認のために通路を歩いてくるのが目にはいったが、私はかまわず電話に出た。「マルよ！」とシャノンが叫んでいる。「マル？」と私は聞き返した。客室乗務員が厳格な女教師のような目で私をにらんだ。「マルよ、マル。ハナマル！　九週一日ですって。何も心配はいらないわ」それを聞いて、私は「わかった。じゃあね」と言い、急いで電話を切った。「妻が妊娠したんです」私は嬉しさのあまり、思わず言った。もう感情をおさえつける必要はなかった。

妊娠は何の支障もなく進行した。シャノンは一〇月一四日の月曜の朝に、三九週で帝王切開を受ける予定だった。シャノンはおなかを開くついでに卵管を結紮してもらうことを希望していた。ところが一〇月一二日、土曜の夜に子宮が収縮しはじめ、私たちは車で病院に向かった。

真夜中近く、シャノンは車椅子で、帝王切開をする手術室に運びこまれた。私は医師たちが脊椎麻酔薬を打つまで外で待っているように言われた。ほどなく、手術室の中から悲鳴が聞こえた。陣痛・分娩病棟のどの産婦よりも大きな悲鳴だった。さらに数回悲鳴が聞こえたあと、医師が私と話すために出てきた。脊椎麻酔薬を打とうと六回試したが、どうしても注射針を十分に深く刺すことができなかったそうだ。シャノンの同意を得て全身麻酔を施すことにしたと医師は説明した。今日、全身麻酔は妊産婦にはほとんど用いられない。母親にとっても赤ん坊にとってもリスクが増すからだ。私が出産に立ち会うことはできないと言われた。シャノンが無意識になるからだ。この病院で父親の立会いが認められるのは、母親に気持ちの上でのサポートを与えられる場合に限られる。

私が望むのは、母子ともに健やかであることだけだった。

シャノンは医師たちに麻酔マスクをかぶせられるまえに、何度もくりかえして言った。

「卵管結紮を忘れないで」

私は一九四〇年代の映画のシーンのように、手術室に通じるスウィングドアの前を行ったり来たりしていた。何時間もそうしているような気がした。ようやく医師が出てきてマスクを外した。二〇〇二年一〇月一三日午前二時三六分、シャノンは三六四〇グラムの男児を産んだ。私たちはその子をエイダン・パトリックと名づけた。

「おもしろいものがありますが、ごらんになりますか?」と医師が私に尋ねた。

私の返事を待たず、彼は小さなプラスチック容器を差し出した。ピンク色の液体の中に爪楊枝ほどの組織数片がはいっていた。「卵管結紮の際に切除したものです」と医師は言った。私はじっとそれを見つめた。それは私たちの生殖可能期間の終わりを告げる終止符だった。

数分後、赤いしわくちゃの顔をした息子が、台車に乗せられて運び出された。私はその後を追って廊下をたどった。息子は短い要観察期間を過ごす新生児集中治療室にはいった。

こうして私たちの子づくりの歳月は終わった。四つの命を失ったが、三人の子どもというすばらしい授かりものが私たちの人生に加わった。それは、やはり奇跡としか言いようのないことだ。

私はシャノンに、この経験全体をどう思うか尋ねた——四回流産し、新たに子どもを得るのを断念し、妊娠して四二歳で子どもを産み、避妊し、一時的に避妊を中止したときに妊娠し、四四歳で子どもを産んだことを。「むちゃくちゃだと思うわ」

翌日、私が同じ質問をくりかえしたときのシャノンの答えには、クレアから聞いた言葉と響きあうものがあった。「物事を完全にコントロールすることはできないけど」とシャノンは言った。「でも、希望はある。専門家に、無事に子どもが産める確率は三％未満だと言われたのはとてもショックだったけど、そのあとで、無事に出産までこぎつける妊娠が二回もできて、いろんな意味で命の大切さがよくわかったわ」

流産は私の人生をひっくり返した。だが、私もまた、シャノンやクレア、そして胚や胎児を失ったほかのたくさんの人たちと同様に、コントロールすることを断念した。私もまた自分の手の中のカードを受け入れた。私もまた、自分の生殖上の限界と折り合いをつける自分なりの方法を見いだした。そして最後に運命の女神が微笑んでくれた。

謝辞

流産を経験した女性たちとそのパートナーたちの惜しみないご協力がなかったら、この本を書くことはできなかっただろう。これらの人たちは二、三の例外を除き、私の知り合いではなかった。それなのに、人生の中でも最大級の苦しくつらい経験である流産について、率直に詳しく語ってくれた。彼ら彼女らがそのようにした理由はほぼ共通している。自分の体験談が、同じように流産の迷路にとらわれたほかの人たちの助けになるようにと願ったのだ。女どうしの友情のようなものがそこに感じられる。私はもちろん彼女らのクラブには含まれない。それだけに、彼女らが私のプロジェクトを熱心に助けてくれたことをありがたく思う。紙幅の関係でお名前をあげることはできないが、この方たちに心から感謝を捧げる。そして、この本がこの方たちの思い描いた目的に役立つよう願っている。お話をうかがったが、この本には載せられなかったという場合もあるが、ひとりひとりの方のお話はいろいろな点で、私の流産に対する見方を豊かにしてくれた。本書で紹介する体験談を選ぶにあたっては、私が追求することにした科学的疑問をもっとも効果的に描きだしているものを選んだにすぎない。掲載された体験談が掲載されなかったものより重要度が高いということでは決してない。

私はこの本を、人間くさい要素と科学的な要素がからまりあった本にしたかった。それで、多くの臨床医・科学者にべったりと張りついて取材させていただいた。率直に意見を述べ、私が研究室やクリニックでのお仕事ぶりを観察することを私に許し、Eメールや電話でのしつこい質問にも嫌な顔ひとつせず答えてくれ、入手しにくい論文のコピーをわけてくれた大勢の先生方に厚くお礼を申し上げたい。臨床場面ではとくに、ボストンのブリガム女性病院での患者とのやりとりを観察させてくれたダニー・シュストに深い感謝の意を表したい。カナダのヴァンクーヴァー市のブリティッシュ・コロンビア子どもと女性の健康センター内にある流産クリニックでは、メアリー・スティーヴンソンと婦長のエドウィナ・ハーリハンがしばしば、自分たちの仕事を中断して、私を患者たちに引き合わせてくれた。同様に英国ロンドンのセントメアリー病院の反復流産クリニックのスタッフも、私が構内をうろつき、ほぼまるまる一週間をかけてこのクリニックの活動を観察することを許してくれた。私はここで数人の患者に出会い、本書で彼女らの体験談を紹介させてもらった。同クリニックの長、レスリー・レーガンは私をいつも温かく迎え、私のありあまる好奇心と無知に寛容に対応してくれた。ラージ・レイ、メイ・バッコス、ジャン・ブローセンズ、サファー・エル・ガダルも同様だった。同クリニックの事務職員の皆さん、とりわけクリニック・コーディネーターのイヴェット・フェントンにも大変お世話になった。

ほかにも多くの臨床医が、長時間にわたって自分の仕事について話をし、患者や臨床試験参加者を私に紹介する労をとってくれた。アラン・ビヤー、E・ナイジェル・ハリス、ブルース・レッスィー、キプロス・ニコライデス、アレン・ウィルコックスの各氏に感謝する。

私は生殖生物学と流産の微妙な詳細について学ぼうと努力するなかで、多くの学者の教えを請うた。本書で引用させていただいた科学者たちはすべてその範疇にはいる。ほかにも大勢の方から恩恵をこうむったが、やはり紙幅の関係ですべての方の名をあげることはできない。ここでは私のために多大の労力を費やしてくださった二、三の方たちならびに、本書のほかのところに言及されていない方たちのお名前をあげるにとどめよう。カート・ベナーシュクはこのプロジェクトの開始と同時に、私を励まし、読むべきもののリストを示し、彼自身の蔵書のうちの珍しい書籍を貸し与えてくれた。そして私の未熟な考えに対して貴重な批評を与え、彼がこの分野で貯えてきた知識の宝庫を探ることを私に許してくれた。また、講義や内輪の会議や解剖に誘ってくれた。彼の導きはほんとうに有難いものだった。心から感謝する。また、フローレンス・ヘイゼルティンにもお礼を申し上げたい。彼女は私がこの分野の旅を始める前に、地形の概略を教えてくれた。また、第一線の研究者を何人も紹介してくれた。ヴィヴィエンヌ・スーターも早くから、私が自分の考えを形成するのを手助けし、彼女の手元にあった流産についての論文のすべてをコピーさせてくれた。ウェンディー・ロビンソンは、自分が組織した遺伝子・染色体・生殖にかんする招待者だけのすばらしい会合に、私を迎え入れてくれた。私の独学を助けてくれたり、紹介の労をとってくれたりしたが、本書のほかのところに名前があがっていない方たちには次の各氏が含まれる。デボラ・アンダーソン、ジャック・コーエン、ラリー・コーリー、アン・デューア、アレン・エンダーズ、グレゴリー・エリクソン、バーニー・グレアム、マーリス・ハウク、ジョーン・ハント、マイケル・ケテル、フィリップ・ラーザー、サンティアゴ・ムニィエ、トニー・プラント、スタンリー・プロットキン、ステファニー・シャーマン、ケイコ・シミズ、キャサリン・ヴァンダヴート、リンダ・ヴァン・エルサッカー、ユーリ・ヴァーリンスキー、マーティン・ウォーカー。みなさん、ありがとう。みなさんに心から感謝する。

いくつもの組織や機関が私の手助けをしてくれた。ヨーロッパヒト生殖・発生学会は無料で年次総会への出席を許してくれた。ウェルカム医学史図書館はアレック・ボーンについてのファイルを丸ごとコピーして送ってくれた。カリフォルニア大学サンディエゴ校の生物医学図書館は医学専門誌と医学書に対する私のニーズに完璧に応えてくれた。ベビーセンター・コムは、チャットルームにプロジェクトについて説明するメッセージをアップすることを許してくれた。そのおかげで、私は興味深い流産体験談をもつ女性たちとめぐりあうことができた。

雑誌編集部の方々にもさまざまな面から支えていただいた。『サイエンス』誌のコリン・ノーマン、ローラ・ヘルマス、レスリー・ロバーツ、『アトランティック・マンスリー』誌のエイミー・ミーカー、カレン・マーフィー、『テクノロジー・レヴュー』誌のレベッカ・ザックス、アレクサンダー・ストライクマン、デイヴィッド・ローマンの各氏に感謝する。

どのような出版プロジェクトも、それまで会ったことのなかった方たちのご親切に頼るとともに、友だちや家族など身近な人々の手助けを必要とする。私の友だちや家族もさまざまな仕方で手を差し伸べてくれた。ジャック・シェイファーは私と一緒に原稿を見直して、冗長な表現やむだな部分を刈りこみ、非論理的な説明を正し、要点を明確にするのを手伝ってくれた。彼のおかげで、長期にわたる編集期間を快調に駆け抜けることができた。どうお礼を言ったらいいかわからないぐらいだ。おじのラリー・カッシン、いとこのデイヴィッド・カッシンとジェフ・ダニエルズにも感謝している。エディー・マンクにも長期にわたるサポートのお礼を言いたい。

技術的な詳細について少々ご説明せねばならない。流産というもののデリケートな性質とそれにかかわるプライバシーの問題から、私はインタビューした人たちすべてに、本の中でフルネームを使ってもかまわないかどうか尋ねた。フルネームの使用を希望しない場合には、フルネームよりは個人を特定しにくい呼称に決めた。仮名をつくりあげるのではなく、イニシャル、ミドルネーム、ニックネームなどを用い、本文中にそのことを注記した。この戦略によって、彼らの望む度合いの匿名性が得られ、かつ、正確さや真正さを保つことができたことを願う。

カート・ベナーシュクは本書のための原稿を細かくチェックして、中身の濃い批判をしてくれ、私にとってとても勉強になった。本書の推薦の辞を書いてくれたサンドラ・アン・カーソンも、顔が赤くなるような間違いをいくつも指摘してくれた。心から感謝する。言うまでもなく彼らのコメントを取り入れるかどうかは私の自由であったので、誤りがあるとすれば、それは私の責任である。

ホートン・ミフリン社の担当編集者のローラ・ヴァン・ダムは少しも揺るぎのない姿勢でこのプロジェクトに取り組み、明晰な頭脳を駆使して、本書の内容をできるだけわかりやすいものにしてくれた。彼女のてきぱきとした指示や率直な判断表明、そして忍耐強さに感謝する。およそ本の出版という仕事ほど、忍耐力を試される仕事はないだろう。ローラのアシスタントのエリカ・アヴェリーもプロの手際で、編集作業の滞りない進行を支えてくれた。校閲担当のジェイン・ヤフェ・ケンプはこの分野のプロとしてもっとも細かい櫛の目と、感度の高い検知器をもち、内容の不一致、ずさんな論理、不正確さを見つけ出してくれた。ありがとうと何度も言いたい。そして、本書をゴールインさせてくれた編集者のアマンダ・クック、ウェンディー・ラーザーのおふたりにも、ありがとうを言いたい。

私のエージェント、ゲイル・ロスは今回も、この本のアイディアが芽生え、生みの苦しみを経て、この世に現れるまで終始、賢明なアドバイスをしてくれた。

私の両親、アブシャロムとエスター・コーエンに深い感謝をささげたい。ふたりは私をこの世に送りだし、家族の意味を教えてくれただけでなく、私の野心に栄養を与えてくれた。

本の著者は自分の子どもたちに対して、その本のプロジェクトが彼らに要求した犠牲について感謝することが多いが、この本の場合は事情が異なる。エリン、ライアン、エイダンはそれとはまったく異なるレベルで、本書の誕生を可能にしてくれた。もしも私が、私たちの人生にエリンが加わったことに心からの喜びを覚えなかったら、もっと子どもがほしいと苦闘することはなかっただろう。ライアンを得るための苦労がなかったら、流産への関心が私の心に深く根づいたとは思えない。そしてエイダンが魔法のように登場しなかったら、本書の最終章がこんなふうに終わることはなかっただろう。

最後の「ありがとう」、あらゆる意味でもっとも大切な「ありがとう」は妻のシャノンに贈ろう。本書のための取材と執筆の間じゅう、シャノンは自分の体験にもとづいて私の導き手を務めてくれた。私は助言、批評、ブレーンストーミング、励まし、現実による検証をもとめて、くりかえし彼女に頼った。シャノン自身もジャーナリストだということもあって、彼女は私の原稿を何度も読み、間違いや見落としを指摘した。語りの口調やペースを適切に保つのを手助けし、再考の必要な部分には容赦なく赤線を引いた。ドクター・スース博士〔シオドア・スース・ガイゼル、米国の作家・さし絵画家（一九〇四－九一）。筆名ドクター・スース。小さい子ども向けの絵本が多数ある〕の絵本〔*'The Lorax'*〕で、ロラックス〔木の切り株から飛び出した不思議な存在〕が木々の代弁者であったように、シャノンは流産した女性たちの代弁者であり、私自身では思いつかなかったような問題を取り扱うように求めたり、彼女にとってちんぷんかんぷんな科学的詳細を刈り込むようにしむけたりした。

またシャノンは勇敢にも、彼女自身の体験を詳しく語ることを私に許した。彼女がそうしたのは、私がインタビューした人たちと同じかそれ以上の、愛他的な熱意による。流産はシャノンの体にも心にも大きな犠牲を強いた。それは男である私には体験しようのないものだ。それゆえに、そして持ち前の善良な人柄ゆえに、この本を誕生させようという情熱がシャノンの中に育っていった。そしてシャノンは、いかなる著者も配偶者から受け取ることができないほどのサポートを私に与えてくれた。そのことで、一番の親友であり、最高のパートナーであるシャノンへの私の愛と尊敬はいっそう深まった。できることならもう一度、彼女と最初から旅をしたい――赤ん坊ができようと、できまいと。

解説

わが国において反復流産（二回以上くりかえして起こる流産）の治療が本格的にされるようになってから約二〇年が経過しました。この間、夫リンパ球を用いる免疫療法、子宮奇形に対する手術療法、ヘパリンや少量アスピリンを用いる抗凝固療法など多くの治療法が試みられ、これらの治療法により、それまで治療法がないとされていた多くの患者が元気なわが子をその手に抱けるようになったのです。しかし、どうしてこれらの治療法が有効なのか、さらには、はたしてこれらの治療法が本当に有効であったのか、実際は治療しなくても同じように元気な子供が生まれてきたのではないかという迷いは、反復流産を専門とする多くの医師共通の気持でありつづけ、現在も常に心のどこかにひっかかっていることです。本書の著者コーエンは、患者の夫という立場で同じ思いを抱き、反復流産の仕組み、治療法の是非、患者の悩みを明らかにしようと考えました。

反復流産の原因と核型検査の重要性

反復流産は特殊な病気なのでしょうか。筆者は最初にこの問題について問います。反復流産に対する治療は、それが病気であるとの前提に立って行われます。しかし、流産した胚を調べると、その多くが染色体異常によるものであり、しかも両親の染色体は正常である場合が多かったのです。ふつうの流産のほとんどが胚の染色体異常が原因で起こっていることは、多くの産科医、生殖医療医が認めていることですが、それだけでなく、反復流産においても偶然の染色体異常を連続している人が半数を占めるという報告まで存在しているというのです。このことは、現在反復流産に対して行われている多くの治療が、何の異常ももたず、ただ運が悪かっただけの人に、必要のないことを行っている可能性を示しています。反復流産の治療にあたっては、実際に流産した胚の染色体核型を調べて、異常のない例に対してのみ治療すべきといえるでしょう。ただ日本においては、胚に対する染色体検査はどこの施設でも行えるものではなく、真に治療が必要な反復流産を抽出することは必ずしも容易ではありません。

夫リンパ球免疫療法

反復流産に対する夫リンパ球免疫療法はわが国において、二〇年以上にわたり、広く行われてきました。学会や論文において、この治療法が治療効果をあげたという報告や、どのようにすればさらに効率よく効果をあげられるのかという研究が数多く発表されました。しかし、この治療法の最大の問題点は、その作用機序が不明であるということであり、しかも早くからこの治療法が患者間に知れわたっていたことから、治療効果に関する無作為割り付け試験をわが国で行うことがほとんど不可能だったのも難点でした。筆者は本書で、米国で行われた無作為試験で夫リンパ球免疫療法の治療効果が証明できなかったことに触れ、この治療法を批判しています。反復流産患者は無治療でも多くの場合に生児を得られるのに、治療効果がない、あるいはむしろ悪影響があるかもしれない治療法を実施していると言って、医師を批判しているわけです。

夫リンパ球免疫療法は、次のような理論にもとづいています。すなわち、夫婦で白血球抗原（HLA）が似ていると免疫学的性質が似ているので、母体が胎児を認識できず、胎児を拒絶反応から守る特殊な免疫反応（妊娠免疫反応）を発動できず、反復流産になると考えます。そこで、夫のリンパ球で母体のリンパ球をあらかじめ教育しておくと、母体が胎児を認識できるようになって、遮断抗体などの妊娠維持免疫反応が発動されて、流産が防げる、という理論です。しかし、胎盤にはふつうのHLAのかわりに、すべての人がほとんど同じ型であるHLA-Gが発現されていることがわかり、もともと母体と胎児は免疫学的に似ていることが証明されたため、この理論はあやしくなってきています。
このことと、米国の無作為試験の結果を受けて、日本でも免疫療法を実施する施設は著しく減少しました。それでも、まったくゼロにはなっていないのは、一つには、無作為試験では大きな集団が対象とされ、個々の症例ごとの細かな違いが無視されるため、症例を選択すれば、この治療法が有効な場合があると考えられるからです。また、この方がより重要なことですが、ほかに何の治療法もない場合、患者はたとえだめでも何らかの治療を希望し、医師もそれに応えたいと考えるためでもあります。これは医学と医療の違いであり、また、無作為試験結果の受け入れに慣れている米国と日本の違いです。夫リンパ球療法は、かつてほど有効であるとは考えられなくなりましたが、いまも、日本では実施されている治療法です。

抗リン脂質抗体による流産とその治療

免疫が関与する反復流産のもう一つのタイプは、自己免疫性の抗リン脂質抗体による流産です。抗リン脂質抗体症候群と呼ばれるこのタイプの流産は、全身性エリテマトーデス（SLE）の患者が流産をくりかえしやすいことから発見されました。自己免疫異常を有する患者の多くの体内には、カルジオリピンなどのリン脂質に対する抗体（抗リン脂質抗体）が存在し、この抗体が流産を引き起こします。抗リン脂質抗体は体内で血栓症を引き起こすとされ、胎盤内に血栓ができることにより、胎盤機能が障害されて流産にいたると考えられています。

治療には、抗凝固薬であるヘパリンや低用量アスピリンが用いられます。この治療法の有効性は高く、多くの反復流産患者で生児を得られたと報告されています。しかし本書にもあるとおり、抗リン脂質抗体症候群の患者は、胎盤ができる以前の妊娠初期の流産もくりかえすことが多いとわかってきたため、最近では、流産が起こる機序として、血栓より受精卵の着床障害が考えられるようになっており、抗凝固薬がなぜ有効なのか、理由がはっきりしなくなってきています。また、日本では欧米と異なり、抗カルジオリピン抗体またはループス抗凝固因子を保有していなくても、抗フォスファチジルエタノラミン抗体や抗フォスファチジルセリン抗体といった別の抗リン脂質抗体を保有すれば、抗リン脂質抗体症候群と診断され、治療されます。このため抗リン脂質抗体症候群と診断される患者が多く、それに対する治療は、日本の反復流産に対する治療の中で、最も多く実施されているものです。現在、抗リン脂質抗体症候群に対する抗凝固療法の有効性を疑う人は少ないのですが、一方で、その作用機序が必ずしも明らかでないことから、抗凝固療法に対する評価も今後変わっていくかもしれません。

抗リン脂質抗体症候群に対するもう一つの治療法として取り上げられている免疫グロブリン療法は日本ではほとんど実施されていません。その理由の一つは本書でも指摘されているように有効性の証明がないことですが、もっと大きな理由は高額な費用がかかることにあります。免疫グロブリンは非常に高価な薬ですが、健康保険による抗リン脂質抗体症候群や反復流産に対する使用は認められていないため、患者負担が二〇〇万円に及ぶことがあります。また、免疫グロブリンは人の血液から造る血液製剤で、血液を介した感染症にかかる可能性がゼロとは言えないことも、この治療が行われない理由の一つです。日本で、免疫グロブリン療法が普及する可能性は少ないと考えてよいでしょう。

黄体機能不全

筆者はまた、黄体機能不全と反復流産についても触れています。排卵した卵胞は黄体となってプロゲステロン（黄体ホルモン）を分泌します。プロゲステロンは子宮内膜に作用し、受精卵が着床しやすい状態に変化させます。妊娠が成立しないと、排卵から約二週間で黄体は退縮し、プロゲステロンの分泌も止まり、子宮内膜ははがれ落ちて月経が訪れます。一方、妊娠すると、胚が分泌するヒト性腺刺激ホルモン（ｈＣＧ）の作用により黄体は退縮せず、むしろ活性化してプロゲステロンを出しつづけ、子宮内膜は維持されて、妊娠が継続します。黄体機能が低い黄体機能不全は反復流産の原因になるという考え方は昔から存在しており、流産防止のためにプロゲステロンを投与したり、ｈＣＧの注射をしたりすることは健康保険診療として認められていますが、反復流産に対するこのようなホルモン療法が有効であると考える医師は日本ではむしろ少数です。特に、米国において流産治療薬として広く用いられ、女児の膣腺がん等の大きな被害をもたらしたジエチルスチルベストロール（ＤＥＳ）の経験は、妊娠初期にホルモン治療をする危険性をはっきり示しており、こうした点からもホルモン療法が反復流産の治療法として日本で発展する可能性は小さいと言っていいでしょう。

子宮奇形、子宮頸管無力症とその治療

子宮奇形は反復流産の原因になりうると考えられています。胎児期に子宮が発生してくる過程で左右二本のミュラー管が正中で癒合し、一つになった場所が子宮に、二本のままの場所が卵管になります。この癒合が不十分であると、子宮が二つある重複子宮や、内腔が二つに分かれた双角子宮などの子宮奇形が生じます。本書にも書かれているとおり、左右子宮内腔を分ける中隔部分に胚が着床するとうまく発育することができず、反復流産になると考えられ、子宮奇形を治す多くの手術が行われてきました。しかし、子宮奇形があっても流産せずに健康な赤ちゃんを産むケースも多く、現在、日本においては子宮鏡を利用した経子宮頸管中隔切除のみが手術として実施され、開腹して子宮に大きな手術をする奇形修復術は、むしろ不妊症や流産の原因になるとされてほとんど行われなくなっています。

子宮収縮がないのに子宮口が開いて流産をくりかえす子宮頸管無力症は、頸管縫縮術によって予防できると考えられ、日本においても日常的にこの手術が実施されています。しかし本書にもあるとおり、この手術が本当に流産の予防につながるのか、あるいはどのような場合が有効なのか、わかっていないのが現状です。そこで現在、日本で多数の施設が参加して、頸管縫縮術が有効なのかを調べる大規模な研究が進行中で、数年後には結論が出るのではないかと期待されています。

テンダー・ラヴィング・ケア

一九八四年に報告されたテンダー・ラヴィング・ケア（ＴＬＣ）は最近日本でも注目されています。優しく愛に満ちた態度で患者に接するだけで、反復流産患者が健康な赤ちゃんを産むことができるという理論は、当初は信じられないものでしたが、うつ病患者に流産が多いことや、ストレスが妊娠に悪影

響を与えることがわかるにつれ、ＴＬＣも反復流産治療の選択肢の一つになりつつあります。患者のストレスをとるために抗うつ剤を使用する医師もいます。その場合は抗うつ剤の催奇形性が問題となりますが、一〇回以上流産をくりかえした人がＴＬＣで健児を得たという報告もあり、基礎的研究も含め、今後発展が期待される治療法です。

着床前診断

最後に、夫婦いずれかが染色体異常を有する場合の着床前診断について解説しましょう。この治療法は、体外受精で得られた受精卵の一つの細胞を採取し、その核型が正常なもの（保因者を含む）のみ子宮内に戻して、流産確率を減少させようとするものです。米国ではかなり広く実施されていますが、日本ではまだ研究段階の治療法とされ、実施にあたっては日本産科婦人科学会の審査が必要です。この治療法には、受精卵を染色体異常の有無によって選別するという倫理的な問題と、治療の有効性、つまり放置した場合の生児獲得率にくらべて、それをどれくらい向上させるのかが明らかになっていないという医学上の問題があります。また、実施にあたって高額の治療費が必要になるという問題もあります。そのため現時点では強く勧められる治療法とはいえませんが、研究の進歩により受精卵の取扱いなどの治療技術が進歩すれば、日本でもよい治療法の一つになる可能性があります。

終わりに

反復流産は、不妊内分泌学と周産期医学のはざまで長い間放置されてきた疾患です。一九八〇年頃から開始された夫リンパ球免疫療法は、そうした状態を打ち破る画期的なものでした。しかし、治療の学問的根拠がはっきりしないまま、次々と新しい治療法が試みられるようになり、結果として多くの患者が健児を得られるようになった反面、むだな治療と検査が行われている可能性も高くなってしまいました。本書は、反復流産の治療法の多くが、このように根拠が必ずしも確立したものではなく、またその有効性にも疑問符がつくものであることを示しています。本書を構成する論理は、無作為試験をベストの臨床試験ととらえ、その試験結果を重視する米国型の論理であり、わが国においてそのすべてが受け入れられるとは限りません。しかし、著者は多くの患者の心中を明らかにし、それに共感して、不確かな治療を試みることにも一定の理解を示しています。本書を読むことは、現在反復流産で悩み、また治療を受けている患者だけでなく、反復流産の治療にあたっている多くの医師にとってもきわめて得るものが大きいと思われますので、多くの方々が本書を読まれることを願っています。

二〇〇七年三月

東京大学大学院医学系研究科
生殖・発達・加齢医学専攻　産婦人科学講座　准教授
藤井　知行

訳者あとがき

本書は *Coming to Term—Uncovering the Truth about Miscarriage*（Houghton Mifflin Company, 2005）の翻訳である。著者ジョン・コーエンと妻のシャノンは二番目の子どもをなかなか得ることができず、四回の流産を経験した。そのつらい経験のさなかに、もともと科学ジャーナリストであったコーエンは流産について調べはじめ、流産をくりかえすことについての誤った考えが流布していること、流産については未解明な部分が非常に多いこと、また、科学的根拠に乏しいさまざまな療法が行なわれていることに驚く。幸いにも第二子を得たコーエンは、「自分たちが流産で苦しんだときにまさにこんな本がほしかった、と思う本を自ら書く」ことにした。科学文献を渉猟し、多くの患者、医師、研究者にインタビューして書き上げたのが本書である（執筆中に、さらに第三子に恵まれるという思いがけない展開があり、本書はこのふたりの子どもたちにささげられている）。
科学ジャーナリストであると同時に、まだ見ぬわが子を失った父親でもあるという特別な視点が、本書に独特な性格を与えている。本書はいわば、流産についての知と情の両面をカバーしているのだ。コーエンの目的は流産についての科学的事実を明らかにすることであり、その意味では情よりも知に、ずっと重きを置いている。けれどもその目的のベースには流産に悩む人々への理解と共感があり、少しでも力になりたいという真摯な願いがある。そのため本書は堅実な科学書でありながら、肌触りの温かい本になっている。

流産の多くは子の側に問題があり、不運としか言いようのないものである。反復流産の場合も、原因が特定できず、したがって確実に有効な治療法がないことが多い。治療せずともいずれは満期出産できる率は意外にも高いのだが、だからといって、いったん身ごもった命を失う悲しみが減るわけではない。流産をくりかえす女性たちは、喜びの頂上から絶望のどん底への落下を何度もくりかえす。まるでジェットコースターに乗っているかのように。その経験の中で彼女たちは、運命はコントロールできないことを悟り、やがて運命と折り合いをつける自分なりの方法を見つける。

このような人々にとって望ましい医療だとコーエンが考えているものが、本書の第一〇章「流産専門医のケア」で描きだされている。最新の研究にもとづいて正確な情報を提供し、医学的介入を慎重に決め、患者の心身をサポートする――ひと言で言えば、それは運命と折り合いをつけるのを手助けする医療だ。希望を抱いてトライしつづけるか、断念するかを患者本人が自分で決めるのを助け、どんなときにも愛に満ちたケアによって支える医療である。

科学書なのに愛や希望や運命といった言葉が散りばめられていて、しかも少しも軽薄な感じがしないのは、著者の控えめで誠実な人柄が抑制のきいた文章ににじみでているからだろう。

本書の翻訳出版は、監修者の藤井知行先生と編集者の市原加奈子さんのお力に負うところが大きい。コーエン夫妻がかつての自分たちと同じように流産に悩む人々を助けたいという愛他的な理由から伝えたいと願った情報を日本の読者に提供することに、私が参加できたのはおふたりのおかげである。

門外漢の私の素朴な質問に根気よくつきあってくださった藤井先生、常に適切なサポートをしてくださった市原さんに心からの感謝を。また、英文の読解について助言してくださったロバート・リードさんに、この場を借りてお礼を申し上げます。

二〇〇七年三月

谷垣　暁美

索　引

カ

サ

タ

ナ

ハ

マ

ヤ

ラ

ワ

原　注

第 1 章　生育不能

1. 薬は開発中には化学物質名で呼ばれ，市場に出るときは一般名（化学物質名と同じことが多い）で呼ばれ，次いでそれぞれのメーカーによって商標名を与えられる．私はクロミッドのように商標名が一般名よりもよく知られている場合をのぞき，原則として一般名を使うことにしている．ただし，同じ一般名をもつ製品間にかなりの差異がある場合には，商品名を使うこともある．（たとえば，同じヒト閉経期尿性ゴナドトロピンという名で知られる薬でも，含んでいる卵胞刺激ホルモンと黄体化ホルモンの比率が異なる場合がある）．

第 2 章　スライドガラスにとらえられた流産

1. Terry G. Baker, “A Quantitative and Cytological Study of Germ Cells in Human Ovaries,” *Proceedings of the Royal Society, Section B, Biological Sciences* 158（1963）417–33.
2. 2004年，『ネイチャー』誌はマサチューセッツ総合病院のジョナサン・ティリーに率いられたチームの論文を掲載した．この論文はマウスが若い成獣になっても卵をつくりつづけるという興味深い証拠を示して，定説に異を唱えた．科学者たちの中にはすぐさま，この論文を革命的だと讃える者もいたが，ほかの独立した研究チームがその知見を確認するまで熱狂するのは差し控えるべきだと戒める者もいた．そして，さらに重要なことは，まだだれもヒトにおいて同様な証拠を見つけていないということだった．次を参照．Joshua Johnson, Jacqueline Canning, Tomoko Kaneko, *et al.*, “Germline Stem Cells and Follicular Renewal in the Postnatal Mammalian Ovary,” *Nature* 428（March 11, 2004）145–50. ワシントンのカーネギー研究所のアラン・C・スプラッドリングが同じ号に解説を書いている（pp. 133–34）．また次を参照．Rick Weiss, “Study Casts Doubts on Limits to Fertility,” *Washington Post*, March 11, 2004, p. A1.
3. Loretta McLaughlin, *The Pill, John Rock, and the Church: The Biography of a Revolution*（Boston: Little Brown and Company, 1982）.
4. Arthur T. Hertig, John Rock, Eleanor C. Adams, and William J. Mulligan, “On the Preimplantation Stages of the Human Ovum: A Description of Four Normal and Four Abnormal Specimens Ranging from the Second to the Fifth Day of Development,” *Contributions to Embryology* 240（October 5, 1954）199–220. Arthur T. Hertig, John Rock, and Eleanor C. Adams, “A Description of 34 Human Ova within the First 17 Days of Development,” *American Journal of Anatomy* 98（May 1956）435–65.

5. Arthur Hertig, *Human Trophoblast*（Springfield, Ill.: Charles C. Thomas, 1968）.
6. ジャン・シャップスとジャン・ハスティンがこの発見をした．次を参照．Jean Hustin and Jean P. Schaaps, "Echographic and Anatomic Studies of the Maternotrophoblastic Border during the First Trimester of Pregnancy," *American Journal of Obstetrics and Gynecology* 157（1987）162–68; また次を参照．Jean P. Schaaps and Jean Hustin, "In Vivo Aspect of the Maternal-Trophoblastic Border during the First Trimester of Gestation," *Trophoblast Research* 3（1998）39–48.
7. 次を参照．Graham J. Burton, Eric Jauniaux, and Adrian L. Watson, "Maternal Arterial Connections to the Placental Intervillous Space during the First Trimester of Human Pregnancy: The Boyd Collection Revisited," *American Journal of Obstetrics and Gynecology* 181（September 1999）718–24. Graham J. Burton, Adrian L. Watson, Joanne Hempstock, *et al.*, "Uterine Glands Provide Histiotrophic Nutrition for the Human Fetus during the First Trimester of Pregnancy," *Journal of Clinical Endocrinology and Metabolism* 87（June 2002）2954–59. Natalie Greenwold, Eric Jauniaux, Beatrice Gulbis, *et al.*, "Relationship among Maternal Serum Endocrinology, Placental Karyotype, and Intervillous Circulation in Early Pregnancy Failure," *Fertility and Sterility* 79（June 2003）1373–79.
8. 実際，アーサー・ハーティグとジョン・ロックと共同研究を行なったドン・マッケイは，1958年に，受精後13日目までに，トロホブラストが栄養物をとりこみはじめると報告している．Arthur Hertig, Eleanor C. Adams, Don McKay, *et al.*, "A Thirteen-Day Human Ovum Studied Histochemically," *American Journal of Obstetrics and Gynecology* 76（1958）1025–43.
9. 興味深いことに，臨床的に診断された３回以上の連続した流産は約１％で，やはり低い値ではあるが，偶然のみによる予測される確率よりは３倍高い．そのため，多くの研究者は，レスリー・レーガンとラージ・レイが以下の論文で書いているように，「不運が重なる」だけでなく，くりかえすたびにリスクが増すカップルもいると結論づけた．"Epidemiology and the Medical Causes of Miscarriage," *Baillièreós Clinical Obstetrics and Gynaecology* 14（2000）839–54. この知見は，そのようなカップルを助けるために，積極的な介入を探し求めることをある程度正当化する．また，次のものを参照．Christine L. Cook and Dwight D. Pridham, "Recurrent Pregnancy Loss," *Current Opinion in Obstetrics and Gynecology* 7（1995）357–66.
10. 権威のある，ある推定によれば，流産は受精の70％で起こる．次を参照．Morton A. Stenchever, William Droegemueller, Arthur Herbst, and Daniel Mishell, *Comprehensive Gynecology*, 4th Edition（St. Louis: Mosby, 2001）, p. 414.
11. Allen J. Wilcox, Clarice R. Weinberg, John F. O'Connor, *et al.*, "Incidence of Early Loss of Pregnancy," *New England Journal of Medicine* 319（July 28, 1988）189–94.
12. Allen J. Wilcox, Clarice R. Weinberg, and Donna Day Baird, "Timing of Sexual Intercourse in Relation to Ovulation," *New England Journal of Medicine* 333（December 7, 1995）1517–21.
13. Allen J. Wilcox, Donna Day Baird, and Clarice R. Weinberg, "Time of Implantation of the Conceptus and Loss of Pregnancy," *New England Journal of Medicine* 340（June 10, 1999）

1796–99.

第3章　問題のある卵

1. ヒトの細胞遺伝学の詳しい歴史については次のものを参照. James A. Houghton, "Techniques for the Identification of Human Chromosomes," *Scientific Progress* 61（1974）461–72.
2. 次のものを参照. Thomas M. Clendenin and Kurt Benirschke, "Chromosome Studies on Spontaneous Abortions," *Laboratory Investigations* 12（1963）1281–92. ならびにDavid H. Carr, "Chromosome Studies in Abortuses and Stillborn Infants," *Lancet* 2（September 21, 1963）603–606. カーはほどなくこの分野の第一人者となり, 1966年までに227の自然流産の核型を調べた. David H. Carr, "Chromosome Anomalies as a Cause of Spontaneous Abortion," *American Journal of Obstetrics and Gynecology* 97（1967）283–93.
3. C. J. Roberts and C. R. Lowe, "Where Have All the Conceptions Gone?" *Lancet* 1（March 1, 1975）498–99.
4. Joëlle Boué, André Boué, and Philippe Lazar, "Retrospective and Prospective Epidemiological Studies of 1500 Karyotyped Spontaneous Human Abortions," *Teratology* 12（1975）11–26.
5. ブーエ夫妻から聞いた話だが, 最初のうちは病院から標本を譲り受けていたが, 自分たちの得た標本の多くが, 誘発された中絶（人工中絶）によるものではないかと懸念して, 産婦人科医と直接, 接触する方針に変えたそうだ. デヴィッド・カーも自分の初期のデータについて同様の懸念をもっていると私に語った. カーの説明によると, 彼がそれらの研究を行なった当時, 人工中絶は違法だったので,「中絶を望む人が流産を装って入院するのはよくあることだった」. 人工中絶はその定義からして, 持続可能な妊娠の中断であり, 染色体の異常があることはまれだ. だから, 人工中絶に由来する標本を, 染色体異常の頻度を調べる研究に含めると, 検知される異常のパーセンテージが低くなるはずだ.
6. トリソミーで無事に生まれるのは, 性染色体であるX染色体とY染色体, そして13番, 18番, 21番の染色体にかんするものだけだ. モノソミーはX0がときおり満期出産に至るほかはすべて流産する. X0が無事に生まれた場合はターナー症候群と呼ばれる生殖能力のない女性となる. トリプロイディーあるいはテトラプロイディーの胎児が流産しない場合もまれにあるが, 生後2ないし3時間以内に死亡する. このようにごく一部の染色体異常が流産せず, 満期出産に至る理由は厳密にはわからないが, その染色体に含まれている遺伝子が少なく, 胎児の発生において果たす役割の重要度が低いからかもしれない.
7. Terry Hassold, *et al.*, "A Cytogenetic Study of 1000 Spontaneous Abortions," *Annals of Human Genetics* 44（1980）151–64.
8. Patricia Jacobs and John A. Strong, "A case of human intersexuality having possible XXY sex-determining mechanism," *Nature* 2（1959）164–67.
9. Kimberly Volarcik, Leon Sheean, James Goldfarb, *et al.*, "The Meiotic Competence of In-

Vitro Matured Human Oocytes Is Influenced by Donor Age: Evidence That Folliculogenesis Is Compromised in the Reproductively Aged Ovary," *Human Reproduction*, 13（1998）154–60. もうひとつのチームが体外受精のために採集された卵について同様の研究を行なった．しかし，その女性たちは排卵を誘発するためのホルモン治療を受けていた．そのようなホルモン治療は染色体の数的異常が生じる率に影響を与える可能性がある．次を参照．David E. Battaglia, P. Goodwin, Nancy A. Klein, *et al.*, "Influence of Maternal Age on Meiotic Spindle Assembly in Oocytes from Natural Cycling Women," *Human Reproduction* 11（1996）2217–22.
10. S. Alan Henderson and Robert G. Edwards, "Chiasma Frequency and Maternal Age in Mammals," *Nature* 218（April 6, 1968）22–28.
11. Kara E. Koehler *et al.*, "Spontaneous X Chromosome MI and MII Nondisjunction Events in Drosophila melanogaster Oocytes Have Different Recombinational Histories," *Nature Genetics* 14（December 1996）406–13.
12. Neil E. Lamb *et al.*, "Susceptible Chiasmate Configurations of Chromosome 21 Predispose to Non-disjunction in Both Maternal Meiosis I and Meiosis II," *Nature Genetics* 14（December 1996）400–405.
13. 次を参照．W. Alan Hogge, A. L. Byrnes, M. C. Lanasa, *et al.*, "The Clinical Use of Karyotyping Spontaneous Abortions," *American Journal of Obstetrics and Gynecology* 189（August 2003）397–400. それよりも早い時期に，サウスカロライナ大学の研究者たちが，同じ問題を扱い，やはり費用面での利点を見出していた．Gordon C. Wolf and Edgar O. Horger, "Indications for Examination of Spontaneous Abortion Specimens: A Reassessment," *American Journal of Obstetrics and Gynecology*, 173（November 1995）1364–68.
14. U. B Knudsen, V. Hansen, S. Juul, *et al.*, "Prognosis of a New Pregnancy Following Previous Spontaneous Abortions," *European Journal of Obstetrics & Gynecology and Reproductive Biology* 39（1991）31–36.
15. Katy Clifford, Raj Rai, and Lesley Regan, "Future Pregnancy Outcome in Unexplained Recurrent First Trimester Miscarriage," *Human Reproduction* 12（February 1997）387–89.
16. リヴァプール女性病院のロイ・ファークワソンらは同病院の流産クリニックを受診した716人の患者からの患者情報を分析した．妊娠し，流産の原因となるような問題をもっていなかった226人のうち，75％は満期出産した．研究者たちは流産した女性たちをそれまでの流産回数と年齢によってグループ分けした．年齢は流産歴以上に，リスクを増す要素であることが，表にはっきりと表れた．過去に４回の流産経験のある女性が流産をする確率は，20歳では12％だが，40歳の場合には32％になる．"A Longitudinal Study of Pregnancy Outcome Following Idiopathic Recurrent Miscarriage," *Human Reproduction* 14（1999）2868–71.
17. Anne Kallioniemi, Olli-P. Kallioniemi, Damir Sudar, *et al.*, "Comparative Genomic Hybridization for Molecular Cytogenetic Analysis of Solid Tumors," *Science* 258（October 30, 1992）818–21.
18. Brenda Lomax, Steven Tang, Evica Separovic, *et al.*, "Comparative Genomic Hybridization

in Combination with Flow Cytometery Improves Results of Cytogenetic Analysis of Spontaneous Abortions," *American Journal of Human Genetics* 66 (2000) 1561–21.
19. Percy Malpas, "A Study of Abortion Sequences," *Journal of Obstetrics and Gynaecology of the British Empire* 45 (1938) 932–49.
20. 1956年，ニコラス・イーストマンは非常に広く用いられた医学教科書『ウィリアムズ産科学』[邦訳は広川書店，1979，1986] の一章を執筆し，彼自身の計算がいかにマルパスの知見を裏づけているかを示した――3回流産した女性のなんと84 %が4回目の妊娠でも流産するというのだ．マルパスとイーストマンに異議を唱えたのは，モントリオールのマギル大学のドロシー・ウォーバートンとF・クラーク・フレイザーで，先達の論理的欠陥をあばいた1961年の論文はのちに古典とみなされるようになる．次を参照．Nicholson J. Eastman, *Williams' Obstetrics*, 11th edition, Chapter 21, New York: Appleton-Century-Crofts. ならびにDorothy Warburton and F. Clarke Fraser, "On the Probability That a Woman Who Has Had a Spontaneous Abortion Will Abort in Subsequent Pregnancies," *Journal of Obstetrics and Gynaecology of the British Commonwealth* 68 (1961) 784–87.
21. Mary D. Stephenson, Khalid A. Awartani, and Wendy P. Robinson, "Cytogenetic Analysis of Miscarriages from Couples with Recurrent Miscarriage: A Case-Control Study," *Human Reproduction* 17 (February 2002) 446–51.

第4章　母体が胎児を拒絶する？

1. この医学的介入にはほかの呼び方もある．父細胞免疫療法，単核細胞免疫療法，白血球免疫療法など．
2. Peter B. Medawar, "Some Immunological and Endocrinological Problems Raised by the Evolution of Viviparity in Vertebrates," *Symposia of the Society for Experimental Biology* 7 (1953) 320–28.
3. このバーコードシステムをつくっているのは，ヒト白血球抗原（HLA）の多様性である．HLAの多様性は，1958年にフランスのジャン・ドーセットによって初めて記述された（ドーセットはこの発見によって，1980年にノーベル賞を受賞した）．次を参照．Jean Dausset, "Iso-leuco-anticorps," *Acta Hematologica* 20 (1958) 156–66, ならびに次のドーセットのノーベル賞受賞演説を参照．"The Major Histocompatibility Complex in Man," *Science* 213 (September 25, 1981) 1469–74.
4. Rupert E. Billingham, "Transplantation Immunity and the Maternal-Fetal Relation," *New England Journal of Medicine* 270 (March 26 and April 2, 1964) 667–72および720–25.
5. Alan E. Beer and Rupert E. Billingham, "Maternally Acquired Runt Disease: Immune Lymphocytes from the Maternal Blood Can Traverse the Placenta and Cause Runt Disease in the Progeny," *Science* 179 (January 19, 1973) 240–43.
6. 私が『サイエンス』のことを「審査の厳しい」雑誌と書いたのは，同じ分野の研究者の査読を経る，新しいデータを含む論文についてのことである．私は『サイエンス』のニュース部門のために執筆しており，編集者たちが非常に高い基準をもち，インパ

クトのある記事を掲載することを望んでいると確信しているが，ニュース部門の記事は研究者による査読を経ていない．
7. Alan E. Beer and Rupert E. Billingham, "The Embryo as a Transplant," *Scientific American* 230（April 1974）36–46.
8. Alan E. Beer *et al.*, "Major Histocompatibility Complex Antigens, Maternal and Paternal Immune Responses, and Chronic Habitual Abortions in Humans," *American Journal of Obstetrics and Gynecology* 141（December 15, 1981）987–99.
9. Jerry Adler *et al.*, "Learning from the Loss," *Newsweek*（March 24, 1986）66.
10. Peter Castro and Giovanna Breu, "Injection of Hope," *People*（October 28, 1996），および Bob Arnot, "The New Frontier," *Dateline NBC*（December 18, 2000）.
11. 私がこの科学的問題を深く追求しはじめると，ビヤーの態度ははっきりと変化した．私がリンパ球免疫療法について食品医薬品局（FDA）に問い合わせをしたあと，FDAがビヤーに接触したらしく，ビヤーは私が彼の仕事についてFDAに誤った情報を与えたのではないかと疑った――私はそんなことはしなかった．ビヤーは「私の法律アドバイザーから，あなたに連絡がいくだろう」と警告して，それっきり私との交流を断った．
12. ビヤーは自分のウェブサイトでも，また，彼がゲストスピーカーを務めた，国際不育症情報普及協会のチャットに参加した女性との1999年7月23日のEメールでのやりとりにおいても，自分の患者の平均像に言及した．後者の議論において，ビヤーは彼が第1カテゴリーまたは第5カテゴリーと呼ぶ問題をもち，妊娠の前に治療を受けた女性たちの成功率は86.9%だと述べた．また，自分のウェブサイトでも2001年7月に，カテゴリー1（夫婦間の遺伝的近似性が強すぎる）とカテゴリー5（ナチュラルキラー細胞と抗ホルモン抗体の過剰）の治療法は，リンパ球免疫療法だと詳しく説明している（カテゴリー5をもつ女性の一部は免疫グロブリン静注も必要だと指摘している）．ビヤーはまた，25%だけはリンパ球免疫療法をしなくても成功するとわかっていると説明した．というのは，彼がこの治療を勧めたカップルのうち数百組が，治療を始める前に妊娠したからだ．
13. ビヤーと密接なつながりをもって活動しているという，このグループのアドレスは次のとおりだ．http://health.groups.yahoo.com/group/immunologysupport（私が最後にアクセスしたのは2004年7月23日）．
14. Carole Ober *et al.*, "Human Leukocyte Antigen Matching and Fetal Loss: Results of a 10-Year Prospective Study," *Human Reproduction* 13（1998）33–38. また次を参照．Carole Ober, "HLA and Pregnancy: The Paradox of the Fetal Allograft," *American Journal of Human Genetics* 62（1998）1–5.
15. Shirley Ellis *et al.*, "Evidence for a Novel HLA Antigen Found on Human Extravillous Trophoblast and a Choriocarcinoma Cell Line," *Immunology* 59（December 1986）595–601. この「新しいHLA抗原」をHLA-Gに結びつけた最初の論文が出たのは4年後だった．次を参照．Susan Kovats *et al.*, "A Class I Antigen, HLA-G, Expressed in Human Trophoblasts," *Science* 248（April 13, 1990）220–23, ならびにShirley Ellis, M. S. Palmer, and Andrew McMichael, "Human Trophoblast and the Choriocarcinoma Cell Line BeWo,

Express a Truncated HLA Class I Molecule," *Journal of Immunology* 144（1990）731–35.
16. HLA-Gと免疫システムの間の複雑な相互作用を理解するには，次を参照．J. LeMaoult *et al.*, "Biology and Functions of Human Leukocyte Antigen-G in Health and Sickness," *Tissue Antigens* 62（2003）273–84.
17. Nathalie Rouas-Freiss *et al.*, "Direct Evidence to Support the Role of HLA-G in Protecting the Fetus from Maternal Uterine Natural Killer Cytolysis," *Proceedings of the National Academy of Sciences* 94（October 1997）11520–25. Philippe Le Bouteiller *et al.*, "Soluble HLA-G1 at the Materno-Foetal Interface ── A Review," *Trophoblast Research* 24, Supplement A（2003）S10–15.
18. Carrie Aldrich *et al.*, "HLA-G Genotypes and Pregnancy Outcome in Couples with Recurrent Miscarriage," *Molecular Human Reproduction* 7（2001）1167–72.
19. K. A. Pfeiffer *et al.*, "The HLA-G Genotype Is Potentially Associated with Idiopathic Recurrent Spontaneous Abortion," *Molecular Human Reproduction* 7（2001）373–78.
20. Beatrice Fuzzi *et al.*, "HLA-G Expression in Early Embryos Is a Fundamental Prerequisite for the Obtainment of Pregnancy," *European Journal of Immunology* 32（2002）311–15.
21. David Bainbridge, Shirley Ellis, Philippe Le Bouteiller, and Ian Sargent, "HLA-G Remains a Mystery," *Trends in Immunology* 22（October 2001）548–52. また次を参照．Radhika N. Patel *et al.*, "Expression of Membrane-bound HLA-G at the Maternal-Fetal Interface Is Not Associated with Pregnancy Maintenance among Patients with Idiopathic Recurrent Miscarriage," *Molecular Human Reproduction* 9（2003）551–57.
22. Daniel Wallace and Michael Weisman, "The Use of Etanercept and Other Tumor Necrosis Factor-a Blockers in Infertility: It's Time to Get Serious," *Journal of Rheumatology* 30（September 2003）1897–99.
23. Th1とTh2は，サイトカインと呼ばれるおびただしい数の化学メッセンジャーを分泌するTヘルパー細胞と呼ばれるリンパ球だ．DNAX研究所のティモシー・モスマン，ロバート・コフマンらがマウスにおいてTh1，Th2のふたつがあることを，初めて発見した．次を参照．Timothy Mosmann, Holly Cherwinski, Martha W. Bond, *et al.*, "Two Types of Murine Helper T Cell Clone," *Journal of Immunology* 136（April 1, 1986）2348–57. モスマンはのちに，妊娠したマウスの免疫保護を長年研究していたアルバータ大学のトーマス・ウェグマンと組み，ともにTh2免疫状態が胎児を保護するという仮説をたてた．次を参照．Thomas G. Wegmann, Hui Lin, Larry Guildbert, *et al.*, "Bidirectional Cytokine Interactions in the Maternal-Fetal Relationship: Is Successful Pregnancy a Th2 Phenomenon?" *Immunology Today* 14（1993）353–56. 次いで，数年間ボストンのブリガム女性病院の反復流産クリニックの長を務めたジョゼフ・ヒルがこの仮説を指示する数編の論文を発表した．それには次のものが含まれる．Zhigang C. Wang, Edmond J. Yunis, and Maria J. De los Santos, *et al.*, "T Helper 1-Type Immunity to Trophoblast Antigens in Women with a History of Recurrent Pregnancy Loss Is Associated with Polymorphism of the IL1B Promoter Region," *Genes and Immunity* 3（2002）38–42. しかし，この仮説に異を唱える研究もある．それらについては，次の文献の詳細な総説を参照．S. M. Laird, E. M. Tuckerman, B. A. Cork, *et al.*, "A Review of Immune Cells and Molecules

in Women with Recurrent Miscarriage," *Human Reproduction Update* 9 (2003) 163–74.

第5章　ねばねば血液と流産の関係

1. Jean-Louis Beaumont, "Syndrome Hémorragique Acquis du à un Anticoagulant Circulant," *Sang* 25 (1954) 1–15.
2. E. Nigel Harris *et al.*, "Anticardiolipin Antibodies: Detection by Radioimmunoassay and Association with Thrombosis in Systemic Lupus Erythematosus," *Lancet* 2 (November 26, 1983) 1211–14.
3. E. Nigel Harris, "Syndrome of the Black Swan," *British Journal of Rheumatology* 26 (1987) 324–26.
4. Norbert Gleicher, Andrea Vidali, and Vishvanath Karande, "The Immunological 'Wars of the Roses': Disagreements Amongst Reproductive Immunologists," *Human Reproduction* 17 (March 2002) 539–42.
5. William Kutteh, "Antiphospholipid Antibody-Associated Recurrent Pregnancy Loss: Treatment with Heparin and Low-Dose Aspirin Is Superior to Low-Dose Aspirin Alone," *American Journal of Obstetrics and Gynecology* 174 (May 1996) 1584–89. 6か月後，レスリー・レーガンのチームの論文が発表された．Raj Rai *et al.*, "Randomised Controlled Trial of Aspirin and Aspirin Plus Heparin in Pregnant Women with Recurrent Miscarriage Associated with Phospholipid Antibodies (or Antiphospholipid Antibodies)," *British Medical Journal* 314 (January 25, 1997) 253–57. 同じ号のp.245に掲載のMunther KhamashtaとCharles Mackworth-Youngによるeditorialも参照.
6. Raj S. Rai, Lesley Regan, Kathy Clifford, *et al.*, "Antiphospholipid antibodies and b2-Glycoprotein-1 in 500 Women with Recurrent Miscarriage: Results of a Comprehensive Screening Approach," *Human Reproduction* 10 (1995) 2001–2005. 流産物の染色体が正常であったという証拠がなく，3回以上連続して流産した女性だけを対象とした，これより小規模な研究では，17パーセントに抗リン脂質抗体症候群があった．次を参照. Mary Stephenson, "Frequency of Factors Associated with Habitual Abortion in 197 Couples," *Fertility and Sterility* 66 (July 1996) 24–29. リヴァプール女性病院で2回以上連続して流産した女性427人を対象とした研究者たちは，21%が抗リン脂質抗体症候群に罹患しているか，その可能性があると結論づけた．次を参照．L. Bricker and R. G. Farquharson, "Types of Pregnancy Loss in Recurrent Miscarriage: Implications for Research and Clinical Practice," *Human Reproduction* 17 (2002) 1345–50.
7. Neil J. Sebire *et al.*, "Defective Endovascular Trophoblast Invasion in Primary Antiphospholipid Antibody Syndrome-Associated Early Pregnancy Failure," *Human Reproduction* 17 (2002) 1067–71.
8. 第2章で描き出したように，着床は，トロホブラストが母体の動脈に侵入し，束の間，動脈に栓をして，その間に柔軟性のある動脈壁を，胎児に酸素を供給するのに必要な高い血圧に耐えられる堅いパイプに変えることにかかっている．このプロセスの間，胎芽や早期の胎児はほとんど酸素を必要としない．そればかりか，胎芽の中に多すぎ

る酸素があると非常にまずいことになる．
9. 論争の大筋をつかむには，レスリー・レーガンとラージ・レイ，そして彼らとは別個にウィリアム・カッテが雑誌『産科学婦人科学』（*Obstetrics & Gynecology*）の編集長に書き送った，ロイ・ファークワソンらの研究を批判する手紙（同誌2002年12月号pp.1354–56）を参照．抗リン脂質抗体と流産の関係についての懐疑的な報告は次を参照．Sophia Stone *et al.*, “Antiphospholipid Antibodies Do Not a Syndrome Make,” *Lupus* 11（2002）130–33 and Joe Simpson *et al.*, “Lack of Association Between Antiphospholipid Antibodies and First-Trimester Spontaneous Abortion: Prospective Study of Pregnancies Detected Within 21 Days of Conception,” *Fertility and Sterility* 69（May 1998）814–20. 論争の概説としては次のものが優れている．D. Ware Branch and Munther Khamashta, “Antiphospholipid Syndrome: Obstetric Diagnosis, Management and Controversies,” *Obstetrics & Gynecology* 101（June 2003）1333–44. また同様の意味で，次も参照．Caleb Kallen and Aydin Arici, “Immune Testing in Fertility Practice: Truth or Deception,” *Current Opinion in Obstetrics and Gynecology* 15（2003）225–31.
10. 第Ⅴ因子ライデン変異に加えて，アンチトロンビンⅢ欠損症，プロテインC欠損症，プロテインS欠損症，プロトロンビンG20210A突然変異，異常フィブリノーゲン血症，活性化プロテインC抵抗性，高ホモシステイン血症，第Ⅱ因子突然変異が含まれる．ズィーヴ・ブルーマンフェルド，ベンジャミン・ブレナーはこれらと流産の関係について，目配りのきいた総説論文を提供している．“Thrombophilia-Associated Pregnancy Wastage,” *Fertility and Sterility* 72（November 1999）765–74. また，次も参照．これらの異常のうちの数種と流産との関係の強さを分析している．Evelyne Rey *et al.*, “Thrombopilic Disorders and Fetal Loss: A Meta-analysis,” *Lancet* 361（March 15, 2003）901–908.
11. Raj Rai *et al.*, “Factor V Leiden and Recurrent Miscarriages — Prospective Outcome of Untreated Pregnancies,” *Human Reproduction* 17（2002）442–45. この論文ではすでに報告のあった2症例について論じている．
12. Charles W. Whitten and Philip E. Greilich, “Thromboelastography®: Past, Present, and Future,” *Anesthesiology* 92（2000）1223–25.
13. Raj Rai, Edward Tuddenham, May Backos, *et al.*, “Thromboelastography, Whole-Blood Haemostasis and Recurrent Miscarriage,” *Human Reproduction* 18（December 2003）2540–43.
14. この合併症についての信頼できる総説は次を参照．Chris Redman and Ian Sargent, “Pre-eclampsia, the Placenta and the Maternal Systemic Inflammatory Response — A Review,” *Placenta* 24, Supplement A（2003）S21–27.
15. IVIGを流産治療に用いたことを報告する最初の文献は，ドイツの研究チームによるものだった．G. Mueller-Eckhardt *et al.*, “Prevention of Recurrent Spontaneous Abortion by Intravenous Immunoglobulin,” *Vox Sang* 56（1989）151–54.
16. IVIGの適応内使用と適応外使用についての総説は次を参照．Peter D. Donofrio and Neil A. Busis, “Regulatory and Reimbursement Issues in Treating Patients with Immune-Mediated Neuropathies,” *Neurology* 59, Supplement 6（December 24, 2002）S41–45.

17. ジェームズ・スコットはこの6つの研究に，スティーヴンソンが研究を開始したあとで発表された7番目の研究を加えて，メタ分析を行なった．7つの研究の結果を合わせたが，「全体の成功率の有意な増加は見られなかった」. James R. Scott, "Immunotherapy for Recurrent Miscarriage," *Cochrane Library* 2（2004）. コクランライブラリーは「根拠にもとづいた」医療のオンラインのデータベースで，「システマティック・レビュー」と称して，メタアナリシスを呈示している．
18. IVIGのメカニズムについて提唱されている仮説の概要は，次のもののPP.628–629を参照．Mary Stephenson and Mary Ensom, "An Update on the Role of Immunotherapy in Reproductive Failure," *Immunology and Allergy Clinics of North America* 22（2002）623–42.
19. 著者名なし．"Epidemiologic Notes and Reports Outbreak of Hepatitis C Associated with Intravenous Immunoglobulin Administration — United States, October 1993–June 1994," *Morbidity and Mortality Weekly Report* 43（July 22, 1994）505–509.

第6章　生命のサイクル

1. Colin A. Finn, "Why Do Women Menstruate? Historical and Evolutionary Review," *European Journal of Obstetrics and Gynecology* 70（1996）3–8.
2. 霊長類に加えてオオコウモリ，ハネジネズミには月経がある．次を参照．"Why Do Women and Some Other Primates Menstruate?" *Perspectives in Biology and Medicine* 30（1987）566–74. コリン・A・フィン自身のこの問題についての，もっと早い時期の論文である．
3. トロホブラストの侵入と月経についての優れた総説論文としては，次のものを参照．Harvey Jon Kliman, "Uteroplacental Blood Flow," *American Journal of Pathology* 157（December 2000）1759–68.
4. *The Quarterly Review of Biology*は5年にわたって，私がここで紹介している月経にかんする議論と反論のおもなものを掲載した．最初に登場したのは，マッカーサー財団の「天才」賞の受賞者，マージー・プロフェットの病原体理論だった．Margie Profet, "Menstruation as a Defense Against Pathogens Transported by Sperm," *Quarterly Review of Biology* 68（September 1993）335–86. 西アフリカのマリのドゴン族の月経の研究で有名な人類学者，ベヴァリー・ストラスマンは代謝エネルギー保存理論を携えて反論した．Beverly I. Strassmann, "The Evolution of Endometrial Cycles and Menstruation," *Quarterly Review of Biology* 71（June 1996）181–220. そして，コリン・フィンが議論に決着をつけた．Colin A. Finn, "Menstruation: A Nonadaptive Consequence of Uterine Evolution," *Quarterly Review of Biology* 73（June 1998）163–73.
5. アレクサンダー・サイコヨスは，フィンよりも1年早く，最初にこの考えを提唱した．しかし，この分野の研究者たちは彼らの名前をひと息で言うことが多い．Alexander Psychoyos, "Hormonal Control of Ovoimplantation," *Vitamins and Hormones* 31（1973）201–56. Colin A. Finn and L. Martin, "The Control of Implantation," *Journal of Reproduction and Fertility* 39（1974）195–206.

6. トロボブラストが深く穴を掘りすぎる状態には3つの名前がある．癒着胎盤，嵌入胎盤，穿通胎盤で，あとのものほど，異常な侵入の深さが増す．
7. 激しい論争を反映して，この状態を指して医師が使う用語も多岐に及ぶ．「luteal phase defect」「luteal insufficiency」「inadequate corpus luteum」，「luteal phase inadequacy」「corpus luteum insufficiency」「corpus luteum dysfunction」．
8. カリフォルニア大学バークリー校の歴史専攻の大学院生，ジュリア・エレン・レクターは1997年の博士論文において生殖内分泌学草創期について行き届いた分析を行なった．"'The Glands of Destiny': A History of Popular, Medical and Scientific Views of the Sex Hormones in 1920s America," UMI Number 9827084. また次を参照．Jean D. Wilson, "Endocrinology: Survival as a Discipline in the 21st Century?" *Annual Review of Physiology* 62（2000）947–50.
9. ロックフェラー大学のドナルド・プファーフ，マーリーン・シュワンツェル＝フクダは初めはマウスにおいて，この驚くべき発見をし，次いでヒトの胎芽についても同じ発見をした．マウスの研究については次を参照．Marlene Schwanzel-Fukuda and Donald Pfaff, "Origin of Luteinizing Hormone-Releasing Hormone Neurons," *Nature* 338（March 9, 1989）161–64. ヒトの研究においては次を参照．Marlene Schwanzel-Fukuda, Kathryn L. Crossin, Donald W. Pfaff, *et al.*, "Migration of Luteinizing Hormone-Releasing Hormone（LHRH）Neurons in Early Human Embryos," *Journal of Comparative Neurology* 366（March 11, 1996）547–57.
10. Ernest Knobil, Tony Plant, Ludwig Wildt, *et al.*, "Control of the Rhesus Monkey Menstrual Cycle: Permissive Role of Hypothalamic Gonoadotropin-Releasing Hormone," *Science* 207（March 21, 1980）1371–73, and Ludwig Wildt, Gary Marshall, and Ernest Knobil, "Experimental Induction of Puberty in the Infantile Female Rhesus Monkey," *Science* 207（March 21, 1980）1373–75.
11. 何が性的成熟の引き金を引くのかはわかっていない．しかし，過去20年間の研究によって，いくつかの興味深い手がかりが出てきた．ゴナドトロピン放出ホルモン（GnRH）の分泌は胎児のうちから始まるが，胎盤によってつくられるホルモンが生化学的なブレーキをかけるので，GnRHは何の作用も及ぼさない．生後4，5か月になると，子どもの体自体が，GnRHの産生をとめる生化学的ブレーキを発する．何が生化学的ブレーキを取り除くのかを説明するために，華やかで魅力に富む数々の理論が生み出されたが，いままでのところ，そのどれをとっても，それを提唱した本人以外を納得させるにはほど遠い．科学者たちが性的成熟の開始と関連づけようとしたものは，骨年齢，栄養，脂肪の蓄積と体重増加など，実にさまざまだ．研究の土台をなすノービルの論文の共同執筆者のひとりによって，性的成熟の開始についての幅広い議論の概要がまとめられている．次を参照．Tony Plant, "Neurological Bases Underlying the Control of the Onset of Puberty in the Rhesus Monkey: A Representative Higher Primate," *Frontiers in Neuroendocrinology* 22（2001）107–39. 光仮説についての興味深い考察は，次を参照．Leona Zacharias and Richard Wurtman, "Blindness: Its Relation to Age of Menarche," *Science* 144（May 29, 1964）1154–55.
12. これでもややこしそうに聞こえるかも知れないが，私は排卵のプロセスを大幅に単純

化して説明している．最近の研究によって，排卵プロセスは，優勢卵胞自体が供給する成長因子〔微量で成長を促す物質〕にも大いに依存していることが示された．次を参照．Gregory F. Erickson and Shunichi Shimasaki, "The Physiology of Folliculogenesis: The Role of Novel Growth Factors," *Fertility and Sterility* 76（November 2001）943–49.
13. 黄体化ホルモンとヒト絨毛性ゴナドトロピン（hCG）は化学的構造がよく似ている．
14. Arpad Csapo, Martii O. Pulkkinen, B. Ruttner, *et al.*, "The Significance of the Human Corpus Luteum in Pregnancy Maintenance: Preliminary Studies," *American Journal of Obstetrics and Gynecology* 112（April 15, 1972）1061–67.
15. Richmal Marie Oates-Whitehead, David Haas, and Judith Carrier, "Progestogen for Preventing Miscarriage," *Cochrane Library* 4（2003）.
16. Daniel D. Carson, Errin Lagow, Amantha Thathiah, *et al.*, "Changes in Gene Expression During the Early to Mid-luteal（Receptive Phase）Transition in Human Endometrium Detected by High-Density Microarray Screening," *Molecular Human Reproduction* 8（September 2002）871–79. その後，レッシーはスタンフォード大学のリンダ・ジュディチェと共同研究を行ない，着床の失敗に関係している可能性のある遺伝子を特定した．Lee-Chuan Kao, Ariane Germeyer, Suzana Tulac, *et al.*, "Expression Profiling of Endometrium from Women with Endometriosis Reveals Candidate Genes for Disease-based Implantation Failure and Infertility," *Endocrinology* 144（July 2003）2870–81.
17. 次を参照．J. Malcom Pearce and Rosol I. Hamid, "Randomised Controlled Trial of the Use of Human Chorionic Gonadotropin in Recurrent Miscarriage Associated with Polycystic Ovaries," *British Journal of Obstetrics and Gynecology* 101（August 1994）685–88. 取り消しの告知は*the British Journal of Obstetrics and Gynecology* 102（November 1995）853に出た．ピアスのこの論文が偽造であるという主張が最初に報じられたのは，英国の日刊大衆紙『デイリーメール』の1994年11月17日の記事だった．このとき，同じ医学雑誌に掲載されたに異所妊娠についてのピアスの論文についても偽造だとする主張があった．この論文でピアスは，子宮外に着床した胚をとり出して，経膣的に正しい位置に着床させたと報告していた．次を参照．Jenny Hope and Greg Hadfield, "Baby Doctors in Hoax Probe; Cloud Over Operation that Gave Hope to Thousands of Women," *Daily Mail*, November 17, 1994, p. 1.
18. Siobhan Quenby and Roy Farquharson, "Human Chorionic Gonadotropin Supplementation in Recurring Pregnancy Loss: A Controlled Trial," *Fertility and Sterility* 62（October 1994）708–10. hCGと流産についてのほかの研究のメタ分析については次を参照．James R. Scott and Neil Pattison, "Human Chorionic Gonadotropin for Recurrent Miscarriage," *Cochrane Library* 4（2003）.
19. 卵巣の多嚢胞はガンの嚢胞とはまったく関係がない．
20. 流産クリニックにおける多嚢胞卵巣の詳細な記述は，次を参照．Raj Rai, May Backos, Frances RushworthならびにLesley Regan, "Polycystic Ovaries and Recurrent Miscarriage—A Reappraisal," *Human Reproduction* 15（2000）612–15. スティーヴン・フランクスの書いた"Polycystic Ovary Syndrome," *New England Journal of Medicine* 333（September 28, 1995）853–61 は優れた総説だ．

21. 肥満と流産の関係については次を参照. Robert J. Norman and A. M. Clark, "Obesity and Reproductive Disorders, a Review," *Reproduction, Fertility and Development* 10 (1998) 55–63. ノーマンの研究チームはとくに, 多嚢胞性卵巣症候群の女性における肥満と流産の関係も分析している. 次を参照. Jim X. Wang, Michael J. Davies, and Robert J. Norman, "Polycystic Ovarian Syndrome and the Risk of Spontaneous Abortion Following Assisted Reproduction Technology Treatment," *Human Reproduction* 16 (2001) 2606–609.
22. どちらの研究チームも, 論文の終わりで, 無作為化プラセボ比較対照研究の実現を強く求めている. 次を参照. Daniela J. Jakubowicz, Maria Iuorno, Salomon Jakubowicz, *et al.*, "Effects of Metformin on Early Pregnancy Loss in the Polycystic Ovary Syndrome," *Journal of Clinical Endocrinology and Metabolism* 87 (February 2002) 524–29. ならびに Charles J. Glueck, Ping Wang, Naila Goldenberg *et al.*, "Pregnancy Outcomes Among Women with Polycystic Ovary Syndrome Treated with Metformin," *Human Reproduction* 17 (2002) 2858–64.
23. レトロゾールのエストロゲン遮断作用にかんする研究では, トロント大学のロバート・キャスパーの研究チームがパイオニアだ. 次を参照. Stephanie A. Fisher, Robert L. Reid, Dean A. Van Vugt, and Robert F. Casper, "A Randomized Double-Blind Comparison of the Effects of Clomiphene Citrate and the Aromatase Inhibitor Letrozole on Ovulatory Function in Normal Women," *Fertility and Sterility* 78 (August 2002) 280–85. レトロゾール (商品名フェマーラ) は, 雄性ホルモンをエストロゲンに転換するアロマターゼという酵素を阻害する. レトロゾールの作用機序の詳細については, 次を参照. Mohamed Mitwally and Robert F. Casper, "Aromatase Inhibition for Ovarian Stimulation: Future Avenues for Fertility Management," *Current Opinion in Obstetrics and Gynecology* 14 (2002) 255–63.
24. "The Investigation and Treatment of Couples with Recurrent Miscarriage," Royal College of Obstetricians and Gynaecologists, Guideline No. 17, May 2003.

第7章　「流産予防薬」DESがもたらした悲劇

1. ロバート・マイヤーズは綿密な著作『DES —— 苦い薬』(*DES: The Bitter Pill*, New York: Seaview/Putnam, 1983) で, ウルフェルダーとハープストが膣の明細胞腺ガンとDESを結びつけて考えるようになった経緯を物語っている. 同書のChapter 7, pp. 93–110を参照. 私はこのくだりについてハープストと話をし, 正確さを確認した.
2. Robert Meyers, *DES: The Bitter Pill*, New York: Seaview/Putnam, 1983, p. 93.より.
3. DES薬につけられたさまざまな商品名については次を参照. Barbara Hammes and Cynthia J. Laitman, "Diethylstilbestrol (DES) Update: Recommendations for the Identification and Management of DES-Exposed Individuals," *Journal of Midwifery & Women's Health* 48 (2003) 19–29. この論文の表1を参照. ライトマンは*DES: The Complete Story*, St. Martin's Press, 1981の著者でもある.
4. 1938年, ロンドン大学のE・チャールズ・ドッズが初めて, ジエチルスチルベストロールの合成を報告した. 錠剤として飲むことのできる最初のエストロゲンだった. E.

Charles Dodds, L. Goldberg, W. Lawson, and R. Robinson, "Estrogenic Activity of Certain Synthetic Compounds," *Nature* 141（1938）247–48. DESは淋病，膣炎，更年期症状の治療薬ならびに乳汁分泌を抑制する薬として，1941年米国食品医薬品局（FDA）の承認を受けた．1947年には，妊婦に対する使用がFDAによって認められた．認可の経緯の詳細については，次を参照．Roberta J. Apfel and Susan M. Fisher, *To Do No Harm: DES and the Dilemmas of Modern Medicine*, New Haven/London: Yale University Press, 1984, pp. 19 and 20.
5. Arthur L. Herbst and Robert E. Scully, "Adenocarcinoma of the Vagina in Adolescence," *Cancer* 25（April 1970）745–57.
6. Arthur L. Herbst, Howard Ulfelder, and David C. Poskanzer, "Adenocarcinoma of the Vagina: Association of Maternal Stilbestrol Therapy with Tumor Appearance in Young Women," *New England Journal of Medicine* 284（April 22, 1971）878–81. 同じ号にラングミュアーによる解説記事がある．Alexander Langmuir, "New Environmental Factor in Congenital Disease,"［同じ号］, pp. 912–13.
7. "Hormonal Time Bomb? Treatment with Diethylstilbestrol, Cause of Vaginal Cancer," *Time* 98（August 2, 1971）, pp. 52–53. それから２週間も間を置かず，ニューヨーク州の保健局職員たちが，子宮内でのDES曝露と膣の明細胞腺ガンを関係づける自分たち自身の研究結果を発表した．Peter Greenwald, Joseph Barlow, Philip C. Nasca, *et al.*, "Vaginal Cancer after Maternal Treatment with Synthetic Estrogens," *New England Journal of Medicine* 285（August 12, 1971）390–92.
8. Olive Watkins Smith, George Van S. Smith, and David Hurwitz, "Increased Excretion of Pregnanediol in Pregnancy from Diethylstilbestrol with Special Reference to the Prevention of Late Pregnancy Accidents," *American Journal of Obstetrics and Gynecology* 51（1946）411–15.
9. オリーブ・スミスは1948年２月24日，マサチューセッツ州ボストンにおいて，ノーフォーク地区医師協会の聴衆の前で発表を行なった．この内容は，同じ年のうちに論文として専門誌に掲載された．"Diethylstilbestrol in the Prevention and Treatment of Complications of Pregnancy," *American Journal of Obstetrics and Gynecology* 56（November 1948）821–34.
10. スミス夫妻は1949年５月16–18日にヴァージニア州ホットスプリングで催された第72回米国婦人科学会年次会で発表をした．この発表の記録が活字になった際には，彼らの講演に続いてくりひろげられた長時間の討論も収録された．Olive Watkins Smith and George Van S. Smith, "The Influence of Diethylstilbestrol on the Progress and Outcome of Pregnancy as Based on a Comparison of Treated with Untreated Primigravidas," *American Journal of Obstetrics and Gynecology* 58（November 1949）994–1009.
11. 第76回米国婦人科学会年次会合は1953年６月15–17日に，ニューヨーク州レイク・プラシッドで開催された．ディークマンの発表とそれに続く討論は次を参照．William J. Dieckmann, M. E. Davis, L. M. Rynkiewicz, and R. E. Pottinger, "Does the Administration of Diethylstilbestrol during Pregnancy Have a Therapeutic Value," *American Journal of Obstetrics and Gynecology* 66（November 1953）1062–81. DESの危険が表面化したあと

でディークマンの研究の再分析が行なわれた.その結果はDES投与を受けた女性は受けていない女性の2倍近く流産率が高いことを示した. 次を参照. Yvonne Brackbill and Heinz W. Berendes, "Dangers of Diethylstilboestrol: Review of a 1953 Paper," *Lancet* 2 (September 2, 1978) 520.
12. スミス夫妻が1949年に報告した研究は, 初めて妊娠した, ほかに健康上の問題のない女性に参加者を限っていた. 一方, ディークマンの研究には糖尿病や高血圧症などの合併症をもつ人が含まれていた. また, 流産歴のある人も, すでに子どもがいる人も含まれていた. ディークマンの研究には, 今日なら厳しく問われたであろう重大な弱点がもうひとつあった. 2162人の患者が参加したのに, 1646人の結果しか得ていないのだ. この高い脱落率は, 結果の信頼性を弱めている. 研究者が得そこねたものがどういうものであったかわからないからだ. 脱落した患者たちが, 臨床試験の終わりまで参加できなかった理由はDESの評価にかかわるものだったかもしれない.
13. Arthur L. Herbst, Robert J. Kurman, and Robert E. Scully, "Vaginal and Cervical Abnormalities after Exposure to Stilbestrol in Utero," *Obstetrics & Gynecology* 40 (September 1972) 287–98.
14. この会合は産科婦人科学会の第87回年次会合 (The conference, the eighty-seventh annual meeting of the Association of Obstetricians and Gynecologists) で, 1976年9月9-11日にヴァージニア州ホットスプリングで開催された. コーフマンの発表とそれに続く討論は次を参照. Raymond H. Kaufman, Gary L. Binder, Paul Milton Gray, Jr., and Ervin Adam, "Upper Genital Tract Changes with Exposure in Utero to Diethylstilbestrol," *American Journal of Obstetrics and Gynecology* 128 (May 1, 1977) 51–59.
15. Roy M. Pitkin, "Classic Article: Vaginal and Cervical Abnormailties after Exposure to Stilbestrol in Utero," *Obstetrics & Gynecology* 102 (August 2003) 222.
16. コーフマンがこの知見を初めて報告したのは, 1983年9月7-10日にアリゾナ州フェニックスで開催された全米婦人科産科学会 (the American Gynecological and Obstetrical Society) の第2回年次会合だった. 発表とそれに続く討論は次を参照. Raymond H. Kaufman, Kenneth Noller, Ervin Adam, *et al.*, "Upper Genital Tract Abnormalities and Pregnancy Outcome in Diethylstilbestrol-exposed Progeny," *American Journal of Obstetrics and Gynecology* 148 (April 1, 1984) 973–84.
17. Raymond H. Kaufman, Ervin Adam, Elizabeth E. Hatch, *et al.*, "Continued Follow-Up of Pregnancy Outcomes in Diethylstilbestrol-exposed Offspring," *Obstetrics & Gynecology* 96 (October 2000) 483–89. 不妊についてのこのデータは上記の執筆者の多くが執筆に参加したほかの刊行物にも出てくる. 次を参照. Julie R. Palmer, Elizabeth E. Hatch, R. Sowmya Rao, *et al.*, "Infertility among Women Exposed Prenatally to Diethylstilbestrol," *American Journal of Epidemiology* 154 (2001) 316–21. とくにT字形子宮の女性に的を絞って, 妊娠の結果どういう運命をたどったかを分析した結果は, 676人のDES娘たちを扱った1984年の論文に出てくる (そのうちの327人が妊娠を経験していた). この論文の明らかな限界は, 参加者の平均年齢が30歳だったので, その後, 数年は生殖年齢だったと思われ, その間に, 妊娠し, 満期出産したかもしれないということだ.
18. Olivier Garbin, Jeanine Ohl, Karima Bettahar-Lebugle, and Pierre Dellenbach,

“Hysteroscopic Metroplasty in Diethylstilboestrol-exposed and Hypoplastic Uterus: A Report on 24 Cases,” *Human Reproduction* 13 (1998) 2751–55.
19. 米国防疫センターは2003年，DESにかんするウェブサイトを開設した．(www.cdc.gov/des)．このサイトでは，この薬のさまざまな既知の作用ならびに疑われている作用が網羅されている．
20. Anthony A. Bamigboye and J. Morris, “Oestrogen Supplementation, Mainly Diethylstilbestrol, for Preventing Miscarriages and Other Adverse Pregnancy Outcomes,” *Cochrane Library* 4 (2003).
21. DESが合成されてまもなく，数件の研究，動物実験でDESがガンを引き起こすことが示された．次を参照．Dolores Ibarreta and Shanna H. Swan, “The DES Story: Long-term Consequences of Prenatal Exposure,”，所収*Late Lessons from Early Warnings: The Precautionary Principle 1896–2000*, Environmental issue report No. 22, European Environment Agency, Luxembourg: Office for Official Publications of the European Communities, 2001の第8章．実際，DESの予想外の作用があることは，合成された当初から気づかれていた．『DES——苦い薬』(*DES: The Bitter Pill*) で，ロバート・マイヤーズはチャールズ・ドッズの共同研究者のひとりにインタビューし (p. 41)，DESが最初に合成されたとき，実験室内に粉が散り，作業員のうち数人の胸が，ズボン吊りがしにくいほど大きくなったという話を聞いた．
22. David Robinson and Landrum Shettles, “The Use of Diethylstilbestrol in Threatened Abortion,” *American Journal of Obstetrics and Gynecology* 63 (1952) 1330–33. シェトルズはのちに，これとは別な論争で注目を浴びた．彼はデイビッド・ローリックのベストセラー『男女の産み分け方——科学的証拠にもっともよく裏づけられている方法』(*Choose the sex of your baby: The Method Best Supported by Scientific Evidence*) の共著者となった．この本は1970年に初めて出版され，現在も入手可能だ（ダブルデー社，1997年)．1999年7月25日付の『ニューヨークタイムズマガジン』の記事『望みどおり女の子を得ること』(*Getting the Girl*) で，筆者のライザ・ベルキンは，医学界の主流派はシェトルズその他の産み分け理論を「ごまかしだらけ」と斬って棄てたと記した．また，体外受精のパイオニアだったシェトルズは，1978年に，その5年前に，体外受精によって得られた患者夫婦の胚を破壊したとして，訴えられた．次を参照．Judith Cummings, “Test-Tube Case Hears Evidence On Dr. Shettles,” *New York Times*, p. B2. そして1994年，ロンドンの大衆日刊紙『デイリーメイル』がマルコム・ピアスが異所性妊娠を正す方法についての論文を偽造した悪名高い事件を報道した際，シェトルズは同紙の取材を受けて「私はピアス氏が異所性妊娠の治療に成功したと信じている」と答えた．次を参照．Jenny Hope and Greg Hadfield, “Baby Doctors in Hoax Probe; Cloud Over Operation that Gave Hope to Thousands of Women,” *Daily Mail*, November 17, 1994, p. 1.

第8章　風変わりな子宮

1. レスリー・レーガンはこの話を著書の『流産——すべての女性に知っていてほしいこ

と』（*What Every Woman Needs to Know*, London: Orion Books, 2001, p. 42.）に書いている．そして，私が取材で彼女に会ったときにもこの話が出た．そういうわけで，この話についてはインタビューと本の両方から引用している．
2. Antonio Pellicer, “Shall We Operate on Müllerian Defects? An Introduction to the Debate,” *Human Reproduction* 12（1997）1371–72.
3. Grigoris F. Grimbizis, Michel Camus, Basil C. Tarlatzis, *et al.*, “Clinical Implications of Uterine Malformations and Hysteroscopic Treatment Results,” *Human Reproduction Update* 7（2001）161–74.
4. Paul C. Lin, Kunwar P. Bhatnagar, G. Stephen Nettleton, *et al.*, “Female Genital Anomalies Affecting Reproduction,” *Fertility and Sterility* 78（November 2002）899–915. For superb illustrations of each uterine anomaly, see Ibrahim Syed, “Uterus, Müllerian Duct Anomalies”: http://www.emedicine.com/radio/topic738.htm.
5. この特筆に価する報告は子宮異常を正す外科技術の中でもっとも広く用いられている方法を考案した臨床医からのものだ．E. O. Strassmann, “Fertility and Unification of a Double Uterus,” *Fertility and Sterility* 17（1966）165–76.
6. Todd R. Jenkins, “It's Time to Challenge Surgical Dogma with Evidence-based Data,” *American Journal of Obstetrics and Gynecology* 189（August 2003）423–27.
7. オックスフォード大学のEBM（根拠にもとづいた医療）センターのウェブサイトでは，EBMにかんする網羅的な総説を読むことができる．http://www.cebm.net.
8. 英国には，オックスフォード大学のものを筆頭に，10あまりのEBM（根拠にもとづいた医療）センターが存在している．米国厚生省公衆衛生局保健政策調査部（The U.S. Agency for Healthcare Research and Quality）は2002年６月の時点で，米国とカナダの大学やシンクタンクの13のEBMセンターに助成金を出していた．
9. 臥床安静にかんする文献を見直した1994年発表のある論文によると，臥床安静が妊娠初期の流産を防ぐという証拠はなく，妊娠高血圧症候群の場合を除き，臥床安静のもたらす利益は確認できない．また，不必要な入院の費用や得られなかった賃金の総額は，毎年十億ドル以上にのぼるのではないかと推算される，とのことだった．Robert L. Goldenberg, Suzanne P. Cliver, Janet Bronstein, *et al.*, “Bed Rest in Pregnancy,” *Obstetrics & Gynecology* 84（July 1994）131–36. また次を参照．Caroline Crowther, “Bed Rest for Women with Pregnancy Problems: Evidence for Efficacy Is Lacking,” *Birth* 22（1995）13–14. 臥床安静には，肉体的ならびに情緒面でのリスクもある．次を参照．Maureen Heaman and Annette Gupton, “Perceptions of Bed Rest by Women with High-Risk Pregnancies: A Comparison Between Home and Hospital,” *Birth* 25（1998）252–58.
10. 1951年，V・N・シロッカーが，フランス婦人科学会の会合で，初めて経膣的頸管縫縮手術の方法を説明した．次を参照．Sietske M. Althuisius, Gustaaf A. Dekker, and Herman P. Van Geijn, “Cervical Incompetence: A Reappraisal of an Obstetric Controversy,” *Obstetrical and Gynecological Survey* 57（2002）377–87.
11. James H. Harger, “Poor Design in Cerclage Studies,” *American Journal of Obstetrics and Gynecology* 186（March 2002）594–95.
12. James H. Harger, “Cerclage and Cervical Insufficiency: An Evidence-Based Analysis,”

Obstetrics & Gynecology 100（December 2002）1313–27.
13. 反復流産クリニックにかかっていた636人の女性を対象とするある研究で，25％の女性に妊娠中期の流産の経験があった．それらの女性たちのうち，3分の1は抗リン脂質抗体症候群の検査で陽性を示した．Andrew J. Drakeley, Siobhan Quenby, and Roy G. Farquharson, "Mid-trimester Loss — Appraisal of a Screening Program," *Human Reproduction* 13（1998）1975–80. 研究者たちが説得力のある仕方でDESを頸管無力症と関連づけた論文が数編ある．そのひとつは，Jack Ludmir, Mark B. Landon, Steven G. Gabbe, *et al.*, "Management of the Diethylstilbestrol-exposed Patient: Prospective Study," *American Journal of Obstetrics and Gynecology* 157（1987）665–69. である．考えられるほかの原因については，次を参照．Errol R. Norwitz, "Emergency Cerclage: What Do the Data Really Show?" *Contemporary OB/GYN* 10（October 1, 2002）48–66.
14. Jay D. Iams, Robert L. Goldenberg, Paul J. Meis, *et al.*, "The Length of the Cervix and the Risk of Spontaneous Premature Delivery," *New England Journal of Medicine* 334（February 29, 1996）567–72.
15. このふたつの論文は専門誌の同じ号に並んで掲載された．規模の小さいほうの研究はR. W. Rush, S.Issacs, K.McPherson, *et al.*, "A Randomized Controlled Trial of Cervical Cerclage in Women at High Risk of Spontaneous Preterm Delivery," *British Journal of Obstetrics and Gynaecology* 91（1984）724–30. 規模の大きいほうの研究はP. Lazar, S. Gueguen, J. Dreyfus, *et al.*, "Multicentered Controlled Trial of Cervical Cerclage in Women at Moderate Risk of Preterm Delivery," *British Journal of Obstetrics and Gynaecology* 91（1984）731–35.
16. Medical Research Council/Royal College of Obstetricians and Gynaecologists Working Party on Cervical Cerclage, "Final Report of the Medical Research Council/Royal College of Obstetricians and Gynaecologists Multicentre Randomized Trial of Cervical Cerclage," *British Journal of Obstetrics and Gynaecology* 100（1993）516–23.
17. Orion A. Rust, Robert O. Atlas, Kelly Jo Jones, *et al.*, "A Randomized Trial of Cerclage Versus No Cerclage among Patients with Ultrasonographically Detected Second-Trimester Preterm Dilatation of the Internal Os," *American Journal of Obstetrics and Gynecology* 183（October 2000）830–85.
18. オランダのチームの研究は13か月の間を置いて同じ専門誌に掲載された．Sietske M. Althuisius, Gustaaf A. Dekker, Pieter Hummel, *et al.*, "Final Results of the Cervical Incompetence Prevention Randomized Cerclage Trial（CIPRACT）: Therapeutic Cerclage with Bed Rest Versus Bed Rest Alone," *American Journal of Obstetrics and Gynecology* 185（November 2001）1106–12. このCIPRACT（頸管無力症予防無作為化頸管縫縮術試験）グループはのちに，頸管縫縮術と臥床安静の併用の場合は，安静のみの場合よりも頸管長が長いという証拠を示した．Sietske M. Althuisius, Gustaaf A. Dekker, Pieter Hummel, *et al.*, "Cervical Incompetence Prevention Randomized Cerclage Trial（CIPRACT）: Effect of Therapeutic Cerclage with Bed Rest vs. Bed Rest Only on Cervical Length," *Ultrasound in Obstetrics and Gynecology* 20（2002）163–67. ペンシルヴェニアチームの研究のその後の進展については次を参照．Orion A. Rust, Robert O. Atlas, James

Reed, *et al.*, "Revisiting the Short Cervix Detected by Transvaginal Ultrasound in the Second Trimester: Why Cerclage Therapy May Not Help," *American Journal of Obstetrics and Gynecology* 185 (November 2001) 1098–1105.
19. Andrew J. Drakeley, Devender Roberts, and Zarko Alfirevic, "Cervical Cerclage for Prevention of Preterm Delivery: Meta-analysis of Randomized Trials," *Obstetrics & Gynecology* 102 (September 2003) 621–27.
20. 流産分野に欠けているタイプの研究の一例として，米国国立小児保健発育研究所のフィリス・レパートによる研究のようなものをもっと見てみたいと，ハーガーは言う．レパートらはラットの実験で，線維性タンパクのコラーゲンが頸管の抗張力にどのような影響を及ぼすかを調べた．次を参照．Phyllis Leppert, Robert Kokenyesi, C. A. Klemenich, *et al.*, "Further Evidence of a Decorin-Collagen Interaction in the Disruption of Cervical Collagen Fibers during Rat Gestation," *American Journal of Obstetrics and Gynecology* 182 (2000) 805–11.
21. 死後の解剖による研究では，20%ないし50%と幅がある．次を参照．Edmund R. Novak and J. Donald Woodruff, "Myoma and Other Benign Tum- ors of the Uterus," *Gynecologic and Obstetric Pathology*, 8th Edition, Philadelphia: W. B. Saunders, 1979, pp. 260–78. 子宮摘出術によって摘出された100の子宮を調べたある研究では，77%に筋腫が見つかった．次を参照．Stewart F. Cramer and A. Patel, "The Frequency of Uterine Leiomyomas," *American Journal of Clinical Pathology* 94 (October 1990) 435–38.
22. 筋腫は，厳密にいうと平滑筋腫でありそれを取り除く手術は筋腫摘出術だ．筋腫と流産のかかわりの概要は次を参照．Nitu Bajekal and Tin-Chu Li, "Fibroids, Infertility and Pregnancy Wastage," *Human Reproduction Update* 6 (2000) 614–20. ジョンズ・ホプキンス大学の研究者たちによる後ろ向き分析によると，超音波で筋腫があると診断された女性たちは妊娠中期の流産のリスクが 8 倍高い．Erin Salvador, Jessica Bienstock, Karin J. Blakemore, and Eva Pressman, "Leiomyomata Uteri, Genetic Amniocentesis, and the Risk of Second-Trimester Spontaneous Abortion," *American Journal of Obstetrics and Gynecology* 186 (May 2002) 913–15.
23. Evan R. Myers, Matthew D. Barber, Tara Gustilo-Ashby, *et al.*, "Management of Uterine Leiomyomata: What Do We Really Know?" *Obstetrics & Gynecology* 100 (July 2002) 8–17.
24. 後ろ向き分析がもたらす混乱の度合いを知るには，次を参照．Tin-Chu Li, R. Mortimer, and Ian Douglas Cooke, "Myomectomy: A Retrospective Study to Examine Reproductive Performance Before and After Surgery," *Human Reproduction* 14 (1999) 1735–40. この論文は筋腫の外科的除去は「筋腫に関係する流産の頻度を有意に減らすようだった」と主張する．しかし，気をつけて見ると，この主張は過去に流産歴のあったわずか11人のデータにもとづくものだとわかる．これらの研究では，患者たち全体の手術前，手術後の流産率を比較する．つまり，患者たちを，患者たち自身と比較しており，対照群は患者自身なのだ．満期出産成功率の増加とみなされているものは，実は 2，3 回妊娠したことがあると，次に妊娠したときの成功率が高くなるという，すべてのグループの女性にあてはまる事実を反映しているだけかもしれない．
25. 子宮内膜症と流産の関係を評価した研究のすぐれた総説論文は，次を参照．Ellen E.

Vercammen and Thomas M. D'Hooghe, "Endometriosis and Recurrent Pregnancy Loss," *Seminars in Reproductive Medicine* 18（2000）363–68.
26. Beth Glosten, "Benefits and Pitfalls of Retrospective Studies," "Society for Obstetric Anesthesia and Perinatology Newsletter," Winter 1997.

第９章　環境因子は流産を引き起こすか？

1. "A Model Industrial City," *New York Times*, May 31, 1893, p. 12. また次のものからも替え歌の歌詞など，ラヴの計画についての詳細を採った．"Love Canal: Public Health Time Bomb," New York State Department of Health, September 1978. また，次の記事を参照．"Celebration at Niagara Falls: The Hydraulic Canal, It Is Said, Will Be Finished in a Year," *New York Times*, August 1, 1894, p. 4.
2. 1979年５月３日ニューヨーク州ナイアガラフォールズ，ナイアガラフォールズ国際会議センターでアン・ヒリスが次の諸委員会を前に行なった証言．ニューヨーク州議会上院自然保護・レリクリエーション常任委員会，下院環境保全常任委員会，上院有毒物質・化学廃棄物小委員会，下院環境保全委員会有毒物質対策部会．この証言はバッファローのニューヨーク州立大学ラヴカナルコネクションのサイトで閲覧できる．http://ublib.buffalo.edu/libraries/projects/lovecanal 同サイトの優れたアーカイヴは，ラヴカナルの歴史についての一次資料を多く含んでいる．
3. "Carter Proposes $1.6 billion Fund to Fight Chemical Waste Hazards," *New York Times*, June 14, 1979, p. A1.
4. "Love Canal: A Special Report to the Governor and Legislature," New York State Department of Health, April 1981. この入念な報告書は，毒物学的ならびに疫学的調査のひとつひとつについて詳しく説明している．
5. 次のものを参照．Eric Zuesse, "Love Canal: The Truth Seeps Out," *Reason*, February 1981, pp. 16–33.
6. "Progress Report of the Ecumenical Task Force of the Niagara Frontier, Inc.," March 20, 1979–August 1, 1980, p. xvii. ラヴカナルコネクションのウェブサイトで閲覧できる．
7. Lawrence R. Moriarty, "Chemical Waste ── Love Canal," October 18, 1977. ラヴカナルコネクションのウェブサイトで閲覧できる．
8. この通知は，米国環境保護局（EPA）固形廃棄物事務局のためにフレッド・C・ハート・アソシエーツ社が準備した1978年７月28日付の次の書類に付録としてついている．"Draft Report: Analysis of a Ground Water Contamination Incident in Niagara Falls, New York."
9. ８月20日，『ナイアガラガジェット』紙は，外国のマスコミの殺到についての記事を載せた．同紙はこの町の知名度がこんなに高まったのは，1960年にナイアガラ瀑布に落ちた７歳の少年が生還したとき以来だと皮肉っぽく書いた．次を参照．Mark Francis, "Reporters Flock to Canal Crisis," *Niagara Gazette*, August 20, 1978. ラヴカナルコネクションのウェブサイトの『ナイアガラガジェット』のアーカイブで閲覧することができる．

10. Donald G. McNeil, Jr., “Health Chief Calls Waste Site a OPerilO: Asks Pregnant Women and Children to Leave Niagara Falls Sector,” *New York Times*, August 3, 1978, p. B17. この記事は，『ニューヨークタイムズ』がラヴカナル汚染問題を報道した最初の記事だ．
11. Donald G. McNeil, Jr., “Carter Approves Emergency Help in Niagara Area,” *New York Times*, August 8, 1978, p. A1.
12. ベヴァリー・ペイジャンは1979年３月21日，公開の会合で，調査結果の詳細を米国議会下院の監視・調査小委員会に報告した．ペイジャンの証言ならびにアン・ヒリスの証言はラヴカナルコネクションのウェブサイトで閲覧できる．
13. ヒリスは公聴会で，胎児を失ったことに言及したが，詳しくは語らなかった．しかし，マスコミの取材に対しては流産のことを詳しく話した．『ナイアガラガジェット』のラヴカナル報道の中心となったマイケル・H・ブラウンは次の雑誌でヒリスに言及している．“Love Canal and the Poisoning of America,” The Atlantic Monthly, December 1979, pp. 33–47. また次のものを参照．Dudley Clendinen, “Love Canal: A Boyhood Is Poisoned,” *New York Times*, June 19, 1980, p. B1.
14. Dorothy Warburton and F. Clarke Fraser, “Spontaneous Abortion Risks in Man: Data from Reproductive Histories Collected in a Medical Genetics Unit, American Journal of *Human Genetics* 16（March 1964）1–25.
15. ラブカナル住宅所有者協会会長のロイス・M・ギブズは，1979年３月21日，下院の監督調査小委員会の前で，ペイジャンの研究の最初の結果について証言した．ギブズは1978年10月25日，保健局がこれまでのところ，「[運河から離れたところに] 住む生殖年齢層の女性たちの流産率が予想されるレベルを超えていたということを示す証拠はない」と発表したと指摘した．ギブズによると，ラヴカナル住宅所有者協会は1978年５月，まだ立ち退いていない世帯での流産率の「２倍以上の増加」を示した分析を，州保健局に差し出した．
16. Nicholas J. Vianna, Adele K. Polan, Ronald Regal, *et al*., “Adverse Pregnancy Outcomes in the Love Canal Area,” New York State Department of Public Health, Draft, April 1980. より新しい，若干異なるデータが “Love Canal: A Special Report to the Governor & Legislature,” New York State Department of Health, April 1981に掲載されている．どちらもラヴカナルコネクションのウェブサイトで見ることができる．
17. Donald G. McNeil, Jr., “100 Love Canal Families Are Urged to Leave Area,” *New York Times*, February 10, 1979, p. 21.
18. Irvin Molotsky, “Damage to Chromosome Found in Love Canal Tests,” *New York Times*, May 17, 1980, p. 1.
19. 次を参照．Josh Barbanel, “Homeowners Are Bitter and Fearful as Results of Study Are Released,” *New York Times*, May 18, 1980, p. 1. ２，３日後，EPAの職員が染色体の検査結果について話をするために，ラヴカナル住宅所有者協会の事務局を訪れたとき，300人の群衆が建物を取り囲んだ．職員たちは外に出ないでほしいと告げられた．「私たちはEPA職員を人質にとっているではありません」と同協会のロイス・ギブスは主張した．「彼らを保護しているのです．こうしないと，外の群衆に八つ裂きにされるに決まっていますから」５時間後，連邦捜査局（FBI）の捜査官が住民たちに，EPA職員たちを解

放するように命じた．次を参照．Josh Barbanel, “Homeowners at Love Canal Hold 2 Officials Until F.B.I. Intervenes,” *New York Times*, May 20, 1980, p. 1.
20. 染色体分析についての，詳細な批判的考察は次を参照．Gina Bari Kolata, “Love Canal: False Alarm Caused by Botched Study,” *Science* 208（June 13, 1980）1239–42. また，次を参照．Richard Severo, Richard Meislin, Robert Reinhold, *et al.*, “A Tangle of Science and Politics Lies Behind Study at Love Canal,” *New York Times*, May 27, 1980, p. A1.
21. Irvin Molotsky, “President Orders Emergency Help for Love Canal,” *New York Times*, May 22, 1980, p. 1.
22. “Report of the GovernorOs Panel to Review Scientific Studies and the Development of Public Policy on Problems Resulting from Hazardous Wastes,” October 8, 1980, ラヴカナルコネクションのウェッブサイトで閲覧できる．『サイエンス』誌にこの報告についての考察が掲載されたのを受けて，ベヴァリー・ペイジャンは自分自身を擁護するために，編集人に手紙を書き，自分の研究は，「決して，厳密な疫学的研究であることを意図して書かれたものではない」と説明し，しかし，妊娠に対する有害な作用についての自分の発見は，「ニューヨーク州保健局によって，そっくりそのまま再現」されたと強調した．次を参照．Beverly Paigen, Letters, *Science* 211（January 2, 1981）6 および 8 ページ．
23. これらの報告論文のいくつかを引用した論文に次のものがある．Beverly Paigen, Lynn R. Goldman, Mary M. Magnat, *et al.*, “Growth of Children Living Near the Hazardous Waste Site, Love Canal,” *Human Biology* 59（June 1987）489–508.
24. M. H. Rowley, J. J. Christian, D. K. Basu, *et al.*, “Use of Small Mammals（Voles）to Assess a Hazardous Waste Site at Love Canal, Niagara Falls, New York,” *Archives of Environmental Contamination and Toxicology* 12（1983）383–97.
25. Beverly Paigen, “Controversy at Love Canal,” *Hastings Center Report* 12（June 1982）29–37.
26. Lois Gibbs and the Love Canal, CBS, 1982.
27. Jennie Kline, Bruce Levin, Ann Kinney, *et al.*, “Cigarette Smoking and Spontaneous Abortion of Known Karyotype: Precise Data but Uncertain Inferences,” *American Journal of Epidemiology* 141（1995）417–27.
28. Jennifer R. Gardella and Joseph A. Hill III, “Environmental Toxins Associated with Recurrent Pregnancy Loss,” *Seminars in Reproductive Medicine* 18（2000）407–24.
29. Marilyn K. Goldhaber, Michael R. Polen, and Robert A. Hiatt, “The Risk of Miscarriage and Birth Defects among Women Who Use Visual Display Terminals during Pregnancy,” *American Journal of Industrial Medicine* 13（1988）695–706. この研究はマスコミに大きくとりあげられた．次を参照．Lawrence K. Altman, “Pregnant Womenós Use of VDTs Is Scrutinized,” *New York Times*, June 5, 1988, section 1, p. 22.
30. Ulrik Kesmodel, Kirsten Wisborg, Sjurdur Frodi Olsen, *et al.*, “Moderate Alcohol Intake in Pregnancy and the Risk of Spontaneous Abortion,” *Alcohol and Alcoholism* 37（2002）87–92.
31. Jennie Kline, P. Shrout, Zeta Stein, *et al.*, “Drinking during Pregnancy and Spontaneous Abortion,” *Lancet* 2（July 26, 1980）176–80.

32. Shanna Swan, Kirsten Waller, Barbara Hopkins, *et al.*, "A Prospective Study of Spontaneous Abortion: Relation to Amount and Source of Drinking Water Consumed in Early Pregnancy," *Epidemiology* 9（March 1998）126–33.
33. Jim Newton and Julie Marquis, "Tap Water Linked to Miscarriages," *Los Angeles Times*, February 10, 1998, p. 1. Jim Newton and Thomas Maugh II, "Water Officials Suggest Prudence, Not Panic," *Los Angeles Times*, February 11, 1998. Julia Scheeres and Abigail Goldman, "New Worry for Pregnant Women," *Los Angeles Times*, February 11, 1998, p. 1. 以下も参照. the follow-up story, Julie Marquis, "Caution Urged in Reacting to Tap Water Scare," *Los Angeles Times*, February 19, 1998.
34. ヒューストンのベイラー医科大学の研究者で，指折りの流産専門家であるジョー・リー・シンプソンと同僚たちは，ふたつの大規模な前向き流産研究において感染の役割を調べたが，何の影響も見出さず，「現存するデータからは，臨床的に診断された感染が妊娠初期の流産において重要な役割を果たしていることを示す証拠は出てこない」と結論づけた．次を参照．Joe Leigh Simpson, James L. Mills, H. Kim, *et al.*, "Infectious Processes: An Infrequent Cause of First-Trimester Spontaneous Abortions," *Human Reproduction* 11（March 1996）668–72. また，次を参照．Joe Leigh Simpson, Ronald H. Gray, John T. Queenan, *et al.*, "Further Evidence That Infection Is an Infrequent Cause of First-Trimester Spontaneous Abortion," *Human Reproduction* 11（September 1996）2058–60.
35. 参考文献のリストを見やすくするため，病気ごとに分類し，病名を太字にした．米国における1964年と1965年の**風疹**の大流行は「異常をもつ乳児多数をあとに残し，多くの妊娠を中絶させた」と風疹ワクチンの主導的研究者，スタンリー・プロットキンは記した．次を参照．Stanley A. Plotkin and Edward A. Mortimer, Vaccines, Philadelphia: W. B. Saunders Company, 1998, p. 235. この伝染病についての詳しい研究は次を参照．A.W. Karchmer, G. Case, *et al.*, "Epidemiology of Rubella," *American Journal of Diseases of Children* 118（1969）107–12. 私はプロットキンに連絡をとり，風疹と流産について取材した．そのとき彼は，次の文献を読むように勧めた．A Review of Prospective Studies from the Literature," *Obstetrics & Gynecology* 27（February 1966）252–56. **梅毒**についての最近の研究は次を参照．Deborah Watson-Jones, John Changalucha, Balthazar Gumodoka, *et al.*, "Syphilis in Pregnancy in Tanzania. I. Impact of Maternal Syphilis on Outcome of Pregnancy," *Journal of Infectious Diseases* 186（2002）940–47. For an authoritative genital herpes study, see Andre Nahmias, William E. Josey, Zuher M. Naib, *et al.*, "Perinatal Risk Associated with Maternal Genital Herpes Simplex Virus Infection," *American Journal of Obstetrics and Gynecology* 110（July 15, 1971）825–37. また次を参照．M. D. Libman, A. Dascal, M. S. Kramer, *et al.*, "Strategies for the Prevention of Neonatal Infection with Herpes Simplex Virus: A Decision Analysis," *Review of Infectious Diseases* 13（1991）1093–1104. **耳下腺炎**（おたふくかぜ）については次を参照．M. Siegel, "Congenital Malformations Following Chickenpox, Measles, Mumps, and Hepatitis," *Journal of the American Medical Association* 226（December 24, 1973）1521–24. **トキソプラズマ症**はヒツジその他の家畜において流産を引き起こす．しかしヒトについてのデ

ータは不明確だ．次を参照．Patrick Hohlfeld, Fernand Daffos, Jean-Marc Costa, *et al.*, "Prenatal Diagnosis of Congenital Toxoplasmosis with a Polymerase-Chain-Reaction Test on Amniotic Fluid," *New England Journal of Medicine* 331（September 15, 1994）695–99. **マラリア**の流産への影響を調べるのは非常に困難だ．というのは，この病気は主として，妊婦が妊娠中のケアをあまり受けない国々で起こるので，誰も流産を把握していないからだ．マラリアを起こす原虫の系統によって，妊婦に対する影響が異なるように思われる．流産の引き金になることがあると思われる系統も，そうでない系統もある．次を参照．Francis Nosten, R. McGready, J. A. Simpson, *et al.*, "Effects of Plasmodium vivax Malaria in Pregnancy," *Lancet* 354（August 14, 1999）546–49. 熱帯熱マラリア原虫（Plasmodium falciparum）については，次を参照．Robert D. Newman, Monica E. Parise, Laurence Slutsker, *et al.*, *Tropical Medicine & International Health* 8（June 2003）488–506. **HIV／エイズ**にかんして２つある大規模研究――ひとつは後ろ向き，もうひとつは前向き――は，この感染が流産率を増加させるかどうかについて，異なる結論を出している．次を参照．Carlo DóUbaldo, Patrizio Pezzotti, Giovanni Rezza, *et al.*, "Association Between HIV-1 Infection and Miscarriage: A Retrospective Study," *AIDS* 12（1998）1087–93. ならびBirgit H. B. van Benthem, Isabelle de Vincenzi, Marie-Christine Delmas, *et al.*, "Pregnancies Before and After HIV Diagnosis in a European Cohort of HIV-Infected Women," *AIDS* 14（2000）2171–78. また，ベイラーのウィリアム・シアラーの研究チームはHIVの胸腺と免疫系への影響を含む，興味深い流産メカニズムを提唱した．William Shearer, C. Langston, D. E. Lewis, *et al.*, "Early Spontaneous Abortions and Fetal Thymic Abnormalities in Maternal-to-Fetal HIV Infection," *Acta Paediatrics* 421 Supplement（1997）60–64.
36. 死産は，通常，少なくとも妊娠20週を経過した胎児の死亡と定義され，流産と重なりあう部分がある．しかし，このふたつの問題には，それぞれ独自の原因と医学的介入があるので，本書では常にこのふたつを切り離すよう心がけた．感染と死産の関係についての徹底的考察は次を参照．Robert L. Goldenberg and Cortney Thompson, "The Infectious Origins of Stillbirth," *American Journal of Obstetrics and Gynecology* 189（September 2003）861–73.
37. ここでも病気ごとにわけ，太字で示すことにする．**リステリア・モノサイトゲネス**が家畜に流産を引き起こすことは間違いないが，ヒトのデータは明らかに，ずっと散発的だ．次を参照．Helayne M. Silver, "Listeriosis During Pregnancy," *Obstetrical & Gynecological Survey* 53（December 1998）737–40. **パルボウィルスB19**についての検討は，次を参照．Roni Levy, Ariel Weissman, Gary Blomberg, *et al.*, "Infection by Parvovirus B 19 During Pregnancy," *Obstetrical and Gynecological Survey* 52（April 1997）254–59. パルボウィルスB19はとくに，妊娠中期の流産と関係しているようだ．次を参照．Public Health Laboratory Service Working Party of Fifth Disease, "Prospective Study of Human Parvovirus（B19）Infection in Pregnancy," *British Medical Journal* 300（May 5, 1990）1166–70. **サイトメガロウィルス**と流産との間に明確な関係があるとするには，証拠が不十分である．このウィルスがあまりにもどこにでもある存在になったことがその原因のひとつだ．次を参照．L. C. Spano, P. R. M. Vargasa, F. S. Ribeirob, *et al.*,

"Cytomegalovirus in Human Abortion in Esprĺto Santo, Brazil," *Journal of Clinical Virology* 25 Supplement 2（August 2002）173–78. **ウレアプラズマ・ウレアリティクム**も同様にありふれた存在で，だからこそ，流産の原因になると断定するのは難しい．次を参照．"Relationship of Bacterial Vaginosis and Mycoplasmas to the Risk of Spontaneous Abortion," *American Journal of Obstetrics and Gynecology* 183（August 2000）431–37. **ガルドネレラ・ヴァギナリス**と**マイコプラズマ・ホミニス**を取り扱った研究の概要は次を参照．S. G. Ralph, A. J. Rutherford, and J. D. Wilson, "Influence of Bacterial Vaginosis on Conception and Miscarriage in the First Trimester," *British Medical Journal* 319（1999）220–23.
38. "Spontaneous Abortions Possibly Related to Ingestion of Nitrate-Contaminated Well Water — LaGrange County, Indiana, 1991–1994," *Morbidity and Mortality Weekly Report* 45（July 5, 1996）569–72.
39. Patricia A. Hunt, Kara E. Koehler, Martha Susiarjo, *et al.*, "Bisphenol A Exposure Causes Meiotic Aneuploidy in the Female Mouse," *Current Biology* 13（April 1, 2003）546–53. See also Kara E. Koehler, S. Thomas, Bruce Lamb, *et al.*, "When Disaster Strikes: Rethinking Caging Materials," *Lab Animal* 32（April 2003）32–35も参照.
40. これに関する行き届いた総説として以下を参照．Wade V. Welshons, Kristina A. Thayer, Barbara M. Judy, *et al.*, "Large Effects from Small Exposures. I. Mechanisms for Endocrine-Disrupting Chemicals with Estrogenic Activity," *Environmental Health Perspectives* 111（June 2003）994–1006.

第10章　流産専門医のケア

1. Babill Stray-Pedersen and Sverre Stray-Pedersen, "Etiologic Factors and Subsequent Reproductive Performance in 195 Couples with a Prior History of Habitual Abortion," *American Journal of Obstetrics and Gynecology* 148（1984）140–46.
2. Hilary S. Liddell, Neil Pattison, and Angi Zanderigo, "Recurrent Miscarriage — Outcome after Supportive Care in Early Pregnancy," *Australian and New Zealand Journal of Obstetrics and Gynaecology* 31（1991）320–22.
3. 反復流産の定義は3回以上の流産とするのがふつうだが，2回以上とする研究者もいる．1999年，リヴァプール女性病院の研究者たちは，以前の流産の原因が特定できなかった226人の女性（その4分の1は，過去の流産回数が2回だけだった）のうち，75%がテンダー・ラヴィング・ケア以外の治療を受けることなく満期出産したと報告した．S. A. Brigham, C. Conlon, and R. G. Farquharson, "A Longitudinal Study of Pregnancy Outcome Following Idiopathic Recurrent Miscarriage," *Human Reproduction* 14（1999）2868–71. セントメアリー病院反復流産クリニックは，3回以上の流産歴のある201人の妊婦のうち，69%が医学的介入なしに満期出産したと報告した．Katy Clifford, Raj Rai, and Lesley Regan, "Future Pregnancy Outcome in Unexplained Recurrent First-Trimester Miscarriage," *Human Reproduction* 12（February 1997）387–89. これらのテンダー・ラヴィング・ケア研究の被験群と対照群のデータを合わせた結果の成功率は，ノ

ルウェーの研究では66パーセント，ニュージーランドの研究では77パーセントだった．
4. 医学史研究の世界的な拠点であるロンドンのウェルカム図書館には，アレック・ウィリアム・ボーンについての豊富な資料がある（GC / 150）．とくに次のものを参照．Rex v. Bourne, Statement of Dr. A. W. Bourne; a paper by Bourneós daughter, Joan Ostry; ならびに*Rex v. Bourne and the Medicalisation of Abortion* by Barbara Brookes and Paul Roth.
5. 次を参照．Katy Clifford *et al.*, "Future Pregnancy Outcome."
6. 次を参照．Helain J. Landy and L. G. Keith, "The Vanishing Twin: A Review," *Human Reproduction Update* 4（1998）177–83.
7. トロンボエラストグラフィーならびに，当該論文については第5章で詳述した．

第11章　奇跡の子

1. フリーダ・カーロは，18歳のときメキシコシティーで，乗っていたバスが路面電車に衝突する事故にあった．骨盤を含めて多くの骨が折れ，腹部に突き刺さった手すりの棒が膣から出るという大怪我を負った．この事故の後遺症は彼女を死ぬまで苦しめた．伝記作者たちが推測するように，のちの流産と関係していることも大いに考えられる．次を参照．Hayden Herrera, *Frida: A Biography of Frida Kahlo*（New York: Harper and Row, 1983）.
2. Leeanda Wilton, Robert Williamson, John McBain, *et al.*, "Birth of a Healthy Infant after Preimplantation Confirmation of Euploidy by Comparative Genomic Hybridization," *New England Journal of Medicine* 345（November 22, 2001）1537–41. また同じ号の配慮のSherman Eliasによる行き届いた解説を参照，pp. 1569–71.
3. Mary D. Stephenson, Khalid A. Awartani, and Wendy P. Robinson, "Cytogenetic Analysis of Miscarriages from Couples with Recurrent Miscarriage: A Case-Control Study," *Human Reproduction* 17（February 2002）446–51. この研究については本書の第3章でもふれている．
4. ウィルトンのチームの研究については次を参照．Lucille Voullaire, Howard Slater, Robert Williamson, *et al.*, "Chromosome Analysis of Blastomeres from Human Embryos by Using Comparative Genomic Hybridization," *Human Genetics* 106（2000）210–17. もうひとつの研究については次を参照．Dagan Wells and Joy D. A. Delhanty, "Comprehensive Chromosomal Analysis of Human Preimplantation Embryos Using Whole Genome Amplification and Single Cell Comparative Genomic Hybridization," *Molecular Human Reproduction* 6（2000）1055–62.
5. Santiago Munné, M. Christina Magli, Alexis Adler, *et al.*, "Treatment-related Chromosome Abnormalities in Human Embryos," *Human Reproduction* 12（1997）780–84.
6. "Tenth Anniversary of Preimplantation Genetic Diagnosis," *Journal of Assisted Reproduction and Genetics* 18（2001）64–70.
7. 生殖補助技術協会と米国生殖医学会の協力を得て，米国国立防疫センターは，生殖補助技術の成功率を監視し，国内のほとんどの生殖医療クリニックがデータを提供した．2001年に米国のクリニックは女性本人の卵からつくった65,000の新鮮な胚を移植した．

そのうち無事なお産につながったのは22,000足らずで，失敗率は69％だった．次を参照．“2001 Assisted Reproductive Technology Success Rates,” U.S. Centers for Disease Control and Prevention, U.S. Department of Health and Human Services, December 2003.
8. 比較ゲノムハイブリダイゼーションやFISHは近い将来，マイクロアレイ技術によって，スピードアップされそうだ．マイクロアレイ技術では，DNAの鋳型をシリコンチップの上に載せる．次を参照．Heinz-Ulli G. Weier, Santiago Munné, Robert A. Lersch, *et al.*, “Towards a Full Karyotype Screening of Interphase Cells: ‘FISH and Chip’ Technology,” *Molecular and Cellular Endocrinology* 183（2001）S41–45. また次を参照．Dagan Wells and Brynn Levy, “Cytogenetics in Reproductive Medicine: The Contribution of Comparative Genomic Hybridization（CGH）,” *BioEssays* 25（2003）289–300.

用 語 集

【ア】

Rh因子 Rh factor　アカゲザルにおいて最初に発見された赤血球タンパク質（Rhはアカゲザルの英名のrhesus monkeyに由来する）で，ヒトの大部分が有するが，もたないヒトもいる．このタンパク質をもたない女性が，もっている男性によって受胎し，Rh因子を有する胎児ができた場合，母体が胎児に対して危険な免疫反応をする場合がある．
異数性 aneuploidy　異常な数の染色体をもつ状態．
黄体 corpus luteum　排卵後の卵胞によって形成される組織で，プロゲステロンを分泌する．
黄体期 luteal phase　卵巣周期の中の一期間で，排卵に始まり月経の発来で終わる．
黄体機能不全 luteal phase defect　黄体からのエストロゲンとプロゲステロンの分泌不全により，子宮内膜の分泌期変化が正常に起こらず，また黄体期の短縮や不正出血が起こる病態．基礎体温測定，黄体期の性ステロイドホルモン測定や子宮内膜組織診により診断される．

【カ】

クロミッド〔商品名〕 Chromid　エストロゲンの作用を阻害することによって排卵を誘発する薬．化学物質名はクエン酸クロミフェン．
血栓症 thrombosis　血管内で血液が凝固し，血流を妨げること．
減数分裂 meiosis　卵子と精子の形成過程でのみ起こる，染色体数を半分にする細胞分裂（ヒトの場合は，46から23になる）．
抗体 antibody　抗原 antigenと結合して，その作用を阻害するY字形のタンパク質．
抗リン脂質抗体症候群 antiphospholipid syndrome 抗カルジオリピン抗体とループス抗凝固因子が上昇し，血栓，心臓病，関節痛その他の症状を引き起こす自己免疫異常．
枯死卵 blighted ovum　超音波で子宮内に胎嚢のみが認められ，胎芽が認められない初期胚．

【サ】

子宮鏡検査 hysteroscopy　内視鏡を，膣と子宮頸管を通して子宮内に挿入し，内部の異常がないか調べる検査．

子宮筋腫／フィブロイド　fibloid　子宮内に生じる良性の腫瘍（平滑筋種）.
子宮頸管縫縮術　cerclage　流早産を防ぐために，主として，縫合糸やサージカルテープを用いて，頸管口を閉じる手術.
子宮頸管無力症　incompetent cervix　陣痛がないのに，満期に至る前に開大してしまう子宮頸管.
子宮頸部　cervix　子宮下部の入り口に近い部分（↔子宮体部）．子宮口の意味で用いることもある.
子宮内膜　endometrium　子宮の内張りの上皮.
子宮内膜症　endometriosis　子宮内膜組織が子宮の内面以外の場所に発生する異常.
子宮内容除去術　dilation and curettage（D and C）　子宮頚管を拡張し，子宮内の胚や胎児を除去すること.
子宮卵管造影法　hysterosalpingogram　子宮と卵管のX線写真．子宮や卵管の内部がはっきりわかるように造影剤を注入する.
死産　stillbirth　妊娠22週以後の胎児死亡.
絨毛間腔　intervillous space　胎盤絨毛間の隙間で，母体血液が流入している場所．胎児血と絨毛間腔の母体血は，絨毛性トロホブラストと絨毛内の胎児毛細血管壁により隔てられており，この隔壁を通して酸素や栄養などの母児間物質交換が行なわれる.
絨毛生検　chorionic villi sampling（CVS）　腹壁に針を刺して，あるいは子宮頸管にカテーテルを通して，遺伝子検査のために胎盤組織を採取する手法.
受胎産物　conceptus　誕生までの発生のすべての段階について，受胎によって生じるあらゆる産物を包括的に指す語.
静注用免疫グロブリン　intravenous immunoglobulin（IVIG）　数人の人から採取され，集められた抗体の製剤．点滴注射によって静脈に注入される.
人工妊娠中絶　induced abortion　abortion（妊娠中絶）の項を参照のこと.
生殖医療クリニック　fertility clinic　妊娠成立と維持のための医療を専門とするクリニック．欧米では，不妊症と不育症の両方を扱うことが多いが，日本では不妊症のみを対象とするクリニックが大半を占めている.
接合子　zygote　受精卵.
切迫流産　threatened miscarriage　妊娠の早い時期の出血や痙攣性の痛み.
染色体　chromosomes　細胞の核の中にある，遺伝情報を担うDNAの連なり.
染色体核型　karyotype　染色体の数と構造の型.

【タ】

体外受精　in vitro fertilization（IVF）　ラボで卵子と精子を一緒に培養して受精させ，胚を育てる操作.
胎児　fetus　受精後8週目以降誕生までの受胎産物.

胎盤 placenta 胚由来のトロホブラストと，妊娠性の変化をした子宮内膜（脱落膜）の両者により形成され，母児間の物質交換やホルモン産生を行って妊娠を維持するための組織．子宮内壁に付着し，臍帯で胎児と結合している．
多囊胞性卵巣症候群 polycystic ovary syndrome（PCOS） 卵巣が腫れ，超音波断層法で見ると「真珠のネックレス」に取り囲まれているようにみえる〔小さな未成熟卵胞が卵巣周辺に観察される〕ことを特徴とするホルモン異常．症状は，不妊・生理不順・肥満・男性ホルモンの過剰とそれに伴う多毛など．
着床前診断 preimplantation genetic diagnosis（PGD） 体外受精で女性の子宮に胚を移植する前に，その遺伝子や染色体の異常を調べる検査．
中隔子宮 septate uterus 胎児の発育過程で，ミューラー管が適切に癒合しなかったために生じる子宮奇形の一つで，子宮内部に隔壁があるもの．この隔壁を中隔という．
超音波 ultrasound 可聴域より周波数の高い音波を用いて胚や胎児を映像化する診断装置．またはその画像．音波を発する探触子は腹部にあてられるか，膣内に挿入される（経膣超音波）．
帝王切開 cesarean section（C-section） 腹部を切開して胎児を娩出する手術．
トロホブラスト trophoblast 胎盤を構成する細胞のうち，胚由来の細胞．絨毛を形成して母児間物質交換などの胎盤機能を担う絨毛性トロホブラストと，子宮内膜に浸潤して胎盤形成を担う絨毛外トロホブラストがある．

【ナ】

妊娠週数 gestational age 最後月経の開始日から「満」で数えた受胎産物の経た時間．

【ハ】

胚／胎芽 embryo まだヒトとして認識できる形をなしていない，受精後最初の 8 週間の間の受胎産物．受精卵からはヒトになる胎芽と，胎盤が形成される．「胚」は胎芽と胎盤に分かれる前の初期胚，あるいは胎芽，いずれの意味にも用いられる．
胚盤胞 blastocyst 受精卵の卵割が進行し，将来，胎盤になる外胚細胞と，胚になる内胚細胞に分かれている初期胚．
反復流産 recurrent miscarriage 流産を反復すること．日本では「流産を 3 回以上連続する」ことを「習慣流産」と定義している．しかし，実際は 2 回連続流産で産婦人科を受診する患者が多いため，「 2 回以上連続流産」を「反復流産」と呼んで診療している．ただ，この言葉は明確な定義がないため，「 2 回のみ連続流産」の意味で用いられることも多い．また「不育症」は22週以降の死産既往がある場合も含んで，「妊娠しても生児

を得られない状態」を表す，より広い意味の言葉である．
比較ゲノムハイブリダイゼーション comparative genomic hybridization　遺伝子診断方法の一つ．細胞内に含まれる遺伝子コピー数の過多あるいは過少を検出する方法．FISHと異なって，染色体の異常部分の場所がわからなくても検査できるという利点がある．
異なる蛍光色素で正常細胞のDNA（例えば緑）と異常細胞のDNA（例えば赤）を標識し，両者を混ぜた上で正常染色体と結合反応（ハイブリダイゼーション）させ，蛍光顕微鏡で観察する．異常細胞のDNAに問題がなければ，染色体は黄色にみえるが，異常細胞の特定の遺伝子コピー数が多い（例えば特定の染色体部分が3本分ある）時は，その遺伝子が存在する染色体の部分が赤く染まり，少ない時は緑色に染まる．非常に多種類の正常遺伝子を結合させたプレートと混合DNAを反応させ，どの遺伝子コピー数が異常か判定する方法もある．
ヒト絨毛性ゴナドトロピン human chorionic gonadotropin（hCG）　着床時に胎盤から分泌されるホルモン．その有無が尿による妊娠検査の鍵となる．
FISH（蛍光 *in situ* ハイブリダイゼーション） fluorescence *in situ* hybridization　遺伝子診断の手法の一つ．診断対象とする遺伝子に特異的に結合する遺伝子プローブを蛍光標識し，細胞と反応させる．人間は同じ染色体を1対有しているため，正常であれば，細胞内に2個の蛍光点が認められる．片方の染色体上の遺伝子に異常があればプローブと結合できないため，蛍光点は1個だけ認められ，染色体が3本あればその染色体上の遺伝子に対応するプローブでは蛍光点が3個認められる．
不妊症　infertility　生殖年齢の男女が妊娠を希望し，ある一定期間性生活を行っているにもかかわらず妊娠しない状態．一定期間というのは，1年～3年を言うが，2年というのが一般的．
米国国立衛生研究所　National Institute of Health（NIH）　米国厚生省に属する機関で，30近くの研究所・センターからなる．米国の生物医学的研究の第一の出資者である．
米国食品医薬品局　Food and Drug Administration（FDA）　医薬品・医療機器を規制する米国政府の局．

【マ】

ミューラー管　müllerian ducts　胚における2本の管で，女性の場合，左右のミューラー管が一部癒合して，膣の上部，子宮頸管，子宮を形成し，癒合しない部分が卵管を形成する．
無作為化試験　randomized trials　ある医学的介入（薬剤投与や手術など）が有効であるかどうかを調べる臨床試験の一つ．介入を行なう集団と行なわない集団とを，

あらかじめくじ引きなどにより無作為に作成し，その後の介入の有無による違いを比較観察する（前方視的観察）．介入者の予断が入らない最も客観的な結論が可能と考えられ，その結論は根拠に基づく医学(Evidence-based medicine)の中で最高位（レベル 1 ）の根拠とされる．特に欧米において臨床指針を決定する際の基準としてよく用いられる．しかし，無作為化試験は，集団に対する統計判断によって結論を得るため，個々の症例ごとの違いが考慮されないという問題を有する．また，日本では文化的な違いから無作為化臨床試験がほとんど実施されず，欧米の試験結果が人種や生活習慣が異なるわが国においてそのまま適用できるかどうかという問題もある．
モザイク　mosaicism　単一の胚，胎児，子ども，あるいは成人において，一部の細胞がほかの細胞と異なる染色体を含んでいる状態．

【ヤ】

羊水穿刺　amniocenthesis　'aminio' とも呼ばれる．遺伝子や染色体の検査のために，子宮壁を通して羊膜腔内（aminiotic sac）に針を刺し，羊水を吸引する手法．

【ラ】

らせん動脈　spiral arteries　子宮を栄養する動脈の最末端に位置するらせん状の動脈．子宮内膜の中層と内腔側に存在し，月経周期に伴う子宮内膜の肥厚に一致して発達する．血管壁は性ステロイドホルモンにより調節され，血管収縮により月経発来に関与している．また，妊娠においては，胎盤のトロホブラストがらせん動脈内に進入することで，胎盤血管系が形成される．
卵管／ファロピウス管　fallopian tubes　卵子が卵巣から子宮へと移動する経路となる 2 本の管．
卵胞　follicle　成熟途中の卵子を排卵の時点までとりかこんでいる，細胞で形成された袋．
流産クリニック　abortion clinic　2 回以上の流産を繰り返す反復流産（習慣流産を含む）の治療を専門とするクリニック．流産だけでなく，死産も含む不育症も対象とすることが多い．日本では単独のクリニックとしては存在しない．
流産　miscarriage / abortion　胚または胎児が早期（妊娠22週未満）に排出されること．自然流産と人工流産（人工妊娠中絶）がある．日本では「流産」は通常，「自然流産」（‘spontaneous abortion’）のこと．「切迫」流産（’threatened’ abortion）は妊娠中の膣からの少量の出血や痙攣性の痛みを指し，典型的には妊娠12週以前に起こる．
流産物　abortus　流産で排出された胚や胎児．受胎産物 conceptus の項も参照．
リンパ球　lymphocyte　白血球を構成する血液細胞の一種．免疫反応を担う．

著者略歴

(Jon Cohen)

アメリカ科学振興協会の科学専門誌，*Science*の記者．妻とともに四度の連続流産を経験したのち，本書を執筆した．エイズ研究の最前線をレポートした前著 ***Shots in the Dark: The Wayward Search for an AIDS Vaccine***（W. W. Norton & Company, 2001)は，National Association of Science WritersのScience in Society Awardを受賞している．*Atlantic Monthly, The New Yorker, the New York Times* 等にも記事の掲載実績のあるベテラン科学ジャーナリスト．

監修者略歴

藤井知行〈ふじい・ともゆき〉 医学博士．日本産科婦人科学会専門医．東京大学大学院医学系研究科産婦人科学講座准教授．専門臨床分野は周産期医療，とくに不育症，血栓症合併妊娠，妊娠高血圧症候群の治療．生殖免疫学を中心に，胎盤形成メカニズムの正常と異常を研究している．刊行著作物として，専門的医学論文多数の他，一般読者を対象とした『流産』（監修，東京図書，2003），『妊娠を考えているあなたへ，そして妊娠したあなたへ』（監修，東京図書，2004）がある．

訳者略歴

谷垣暁美〈たにがき・あけみ〉 翻訳者．訳書に，ルドルフ・E・タンジ，アン・B・パーソン『痴呆の謎を解く――アルツハイマー病遺伝子の発見』（文一総合出版，2002），ジョゼフ・ルドゥー『シナプスが人格をつくる』(2004)，デイヴィッド・ヒーリー『抗うつ薬の功罪』（2005）（ともに，みすず書房），アーシュラ・K・ル＝グウィン『なつかしく謎めいて』(2005)，『ギフト』（2006）（ともに河出書房新社）ほか．

ジョン・コーエン
流産の医学
仕組み、治療法、最善のケア
藤井知行監修
谷垣暁美訳

2007年5月11日　印刷
2007年5月23日　発行

発行所 株式会社 みすず書房
〒113-0033 東京都文京区本郷5丁目32-21
電話 03-3814-0131(営業)　03-3815-9181(編集)
http://www.msz.co.jp

本文印刷所 シナノ
扉・表紙・カバー印刷所 栗田印刷
製本所 青木製本所

Printed in Japan
ISBN 978-4-622-07301-7